健康全景面面观

——生命应呈现的状态

杨海峰　张克俭　编著

陕西新华出版传媒集团

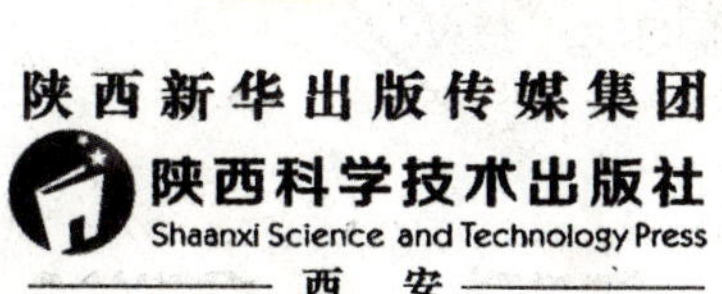

西　安

图书在版编目（CIP）数据

健康全景面面观 / 杨海峰，张克俭编著. — 西安 ：陕西科学技术出版社，2020.6

ISBN 978-7-5369-7784-6

Ⅰ. ①健… Ⅱ. ①杨… ②张… Ⅲ. ①保健—基本知识 Ⅳ. ①R161

中国版本图书馆 CIP 数据核字(2020)第 069009 号

健康全景面面观

——生命应呈现的状态

杨海峰　张克俭　**编著**

策　　划　宋宇虎

责任编辑　高　曼　孙雨来

封面设计　张　娟

出 版 者　陕西新华出版传媒集团　陕西科学技术出版社

西安市曲江新区登高路 1388 号陕西新华出版传媒产业大厦 B 座

电话（029）81205187　传真（029）81205155　邮编 710061

http://www.snstp.com

发 行 者　陕西新华出版传媒集团　陕西科学技术出版社

电话（029）81205180 81206809

印　　刷　宝鸡世纪彩虹印务有限公司

规　　格　710mm×1000mm　1/16

印　　张　23.5

字　　数　250 千字

版　　次　2020 年 6 月第 1 版

2020 年 6 月第 1 次印刷

书　　号　ISBN 978-7-5369-7784-6

定　　价　60.00 元

作者简介

杨海峰　主任医师，宝鸡市疾病预防控制中心副主任，曾参加2008年四川抗震救灾，2010年参与甘肃舟曲特大泥石流的抗洪救灾。从事疾病预防控制与健康教育促进30多年，陕西省首批健康教育专家库成员及职业卫生评审专家库成员，获陕西省预防医学发展贡献奖。获宝鸡市有突出贡献拔尖人才称号。

张克俭　主任技师，宝鸡市疾病预防控制中心主任，宝鸡市预防医学会会长，曾赴西藏那曲援藏一年，参加2008年四川抗震救灾，从事疾病预防控制与健康教育促进30多年。获得多项市级科技进步奖，获得多项省市先进个人。获授宝鸡市有突出贡献拔尖人才称号，“宝鸡市五一劳动奖章”。

主审简介

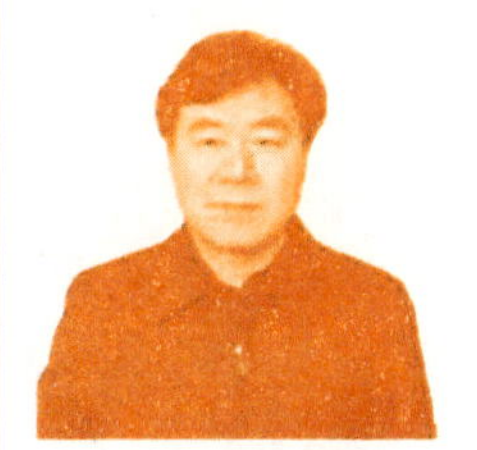

梁晓峰　主任医师，硕士生导师。中华预防医学会专职副会长兼秘书长。北京大学、西安交通大学、山西医科大学客座教授。兼任世界卫生组织病毒性肝炎防控委员会委员。承担传染病防治科技重大专项“乙型肝炎病毒免疫预防新策略的研究”。作为第一作者和责任作者，分别在新英格兰杂志、柳叶刀和疫苗杂志发表多篇学术论文。获得了国务院特殊津贴和卫生部有突出贡献中青年专家称号。2013年获得“吴阶平杨森医学药学奖”。2014年，“我国首次对甲型H1N1流感大流行有效防控及集成创新性研究”获得国家科技进步一等奖。多次组织并参与国内突发公共卫生事件和全国性疫苗接种及群体事件处置，2008年曾赴汶川地震灾区组织实施应急接种，2014年带队赴西非赛拉立昂援助处置埃博拉疫情。

序 1

悠悠民生，健康唯大。党的十八大以来，以习近平同志为核心的党中央坚持以人民为中心的发展思想，做出“推进健康中国建设”的重大部署。省委、省政府把维护人民健康作为实施“五新”战略的重要内容，将健康陕西建设上升到全省战略。全省卫生健康系统认真贯彻落实新时代卫生健康工作方针，坚持预防为主、防治结合，从健康影响因素的广泛性、社会性、整体性出发，实施健康陕西行动，开展健康机关、健康医院、健康学校、健康企业、健康社区、健康村庄、健康家庭、健康军营 8 类健康细胞示范建设，努力把健康融入所有政策，促进人民共建共享。在全省各级党委、政府及各部门单位的大力支持下，在广大干部群众的广泛参与下，我省健康细胞示范建设正如火如荼，引领着三秦大地健康生活新风尚。

健康细胞建设涉及社会的方方面面、各个角落，健康陕西行动包含重点人群、重大疾病，覆盖了全生命周期健康。相关专家编写的《健康全景面面观》一书从专业的角度论述健康全景、健康概念、健康理论、健康知识等，重点阐述了心理健康、饮食健康、运动健康、音乐艺术与健康、激活健康潜能最大化生命意义及合理就医等内容，对健康细胞建设、实施健康陕西行动具有很好的技术支撑和业务指导意义。

我真心希望有幸得到本书的三秦儿女能认真阅读，将书中的理论和知识转变为实践和行动，把“每个人是自己健康第一责任人”的理念落到实处，把健康的金钥匙交到每个人的手里，不断提升人民群众健康素养，为推进健康陕西、健康中国建设奠定坚实基础。

陕西省卫生健康委员会主任 刘宝琴

2020 年 3 月 20 日

序 2

健康是人生中一个永恒的话题。世界卫生组织早在 1948 年成立之初的《宪章》中就指出："健康不仅指一个人身体没有出现疾病或虚弱现象，还指一个人生理上、心理上和社会上的完好状态。"70 多年过去了，较完整地将三维健康及全生命周期生命轨迹全面展示的书籍还较少，《健康全景面面观》则系统地展示了这一切，为人们追求健康描绘了蓝图和方向。

当前人们已摆脱以前模糊的健康与疾病成因理论，将大脑、神经及感知觉系统管控健康，化学物质调控情绪，用比例关系阐明健康在和谐，用健康导航器、健康隐形翅膀、健康地线把意识、专注力、安全感对健康的作用及影响通俗地描述出来，让人们对健康有了更全面深入的了解和认识。心理健康、饮食健康、职业健康、家庭健康、人际关系和谐等一切都互融互促在生理、心理健康之中，任何单一的努力都不能实现真正意义的健康。运动、艺术促进健康，激活健康潜能，最大化生命意义是实现健康的手段，又是健康的社会价值体现。

本书介绍了健康领域的主要研究成果，讨论了健康、疾病发生发展机理，全面展示了生命周期健康、亚健康、疾病的动态变化规律，全面介绍了追求健康、疾病康复的各种手段和方法，认真阅读后，每个人都能找到适合自己的那一条健康之路。更为可贵的是，相比其他晦涩的医学专科书籍，这是一本面向大众的书。作者通过各种生动的比喻和健康咨询案例，将复杂的健康疾病机理直观地带到读者面前，即使没有医学及心理学背景的人也能从中一窥健康全景的端倪。

本书的编著者既熟谙医学、预防专业知识，又精于心理学，并都有从事30多年疾病预防控制、健康教育与健康促进工作的实践经验。正因为有多方面专业知识和相关实践经验，才能集大成于一书。事实上，不论你是一位医疗卫生工作者，还是一位探寻健康、追寻健康的普通大众，抑或是一位正在寻求康复的患者和家属，我都强烈推荐阅读此书。对于临床工作者而言，本书几乎可媲美疾病治疗康复导论教科书，从病理到疗法一应俱全，虽然行文中流露出作者的主观偏好，临床指导上也有相当的选择性，但书中所述原则、所列数据，几乎都是当代健康促进的金科玉律和研究精华，可以说是现代健康干预的基础，不可不知。

但愿本书能成为健康科普的畅销书，专业健康科普书籍畅销定是广大人民群众的健康福音。

中华预防医学会副会长、秘书长 [signature]

2020年3月

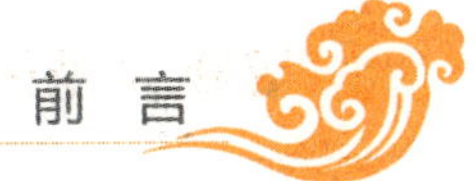

前 言

多年来，在进行了近百场健康讲座及近千人健康咨询与辅导后，上万名听众与服务对象对健康的渴求目光鞭策着我认真研究健康规律，对听众的健康需求提出更好的解决办法。为了实现这一目标，我们选择了国家最高科技奖获得者群体和最懂健康的国医大师群体探寻健康规律。

研究发现，国家最高科技奖获得者和国医大师这两个群体对人们追求健康有如下启迪：一是健康是事业的保障，爱岗、敬业、乐业，职业有所成就，事业有所建树是健康长寿的真正意义和作用所在；二是人生必须专注于热爱的事业，在事业的奋斗中会使生命的活力得以延续，达到健康长寿；三是养成良好的生活习惯和行为方式，形成良好的人际关系，真诚的合作团队是事业顺利得以开展，也是健康的根本保障；四是诚信、友善使他们能终身保持平和心态，正确的目标导向使他们事业少走弯路，也确保健康。

这些共同特质和健康启迪与健康全景高度一致，结合目前国内外健康研究科学观点和结论，我们提出健康全景图——生理健康、心理健康、社会适应良好三维度，各维度要求力度和弹性都要强，坚持做到健康四大基石的三维两度四基石的健康全景图。编写本书的过程中所形成的观点、做法及道理都深深触动我，我常常激动自己掌握了这些知识，并把它们融入我的生活、工作、学习等一切活动之中，促进了健康，更重要的是提升了工作能力，使各种人际关系更加和谐了。还值得庆幸的是那些受到健康辅导和咨询的人们也收到同样的健康效应。

正在本书将要出版时，新型冠状病毒肺炎疫情发生了，新冠肺炎疫情是由冠状病毒变异导致的新病毒引起的新发传染病，在整个抗疫过程中健康显得弥足珍贵。这场没有硝烟的战斗，带给人们生理、心理、社会生活等多方面的问题和冲击，也把生命健康的重要性推到高点。在这场“战疫”中，本书中的许多观点和方法都能派上用场，经受了疫情的洗礼、考验，也在应对疫情中不断完善和提升。在新冠肺炎疫情后，本书仍对指导人们健康生活有所帮助。

在我国社会主义初级阶段特定历史条件下，人们关注和熟悉追求生理健康。新时代，温饱问题解决后，需要实现生理健康、心理健康、社会适应良好的全健康，追求心理健康、社会和谐健康将提到重要议事日程。过往追求生理健康的方法和理念远不能适应全健康实现的诉求，有些追求生理健康的方法和理念可能成为实现心理健康、社会适应良好的健康阻碍。新时代，发达的媒体里，还充斥着许多健康谣言和错误的健康观点，对广大人民群众追求健康、防治疾病造成严重的不良影响。作为专业人员，必须从根本上把科学的健康理念、正确的健康知识传播出去，让广大人民在追求健康方面有所收获，在健康道路上行稳致远。这就是我们编写本书的主要目的。

本书全面介绍了健康及如何追求健康。第一部分概要描述健康全景；展示生命健康轨迹，介绍了健康疾病动态变化，健康的异常状态，人的正常寿命，如何长寿等；介绍了新时代的健康全景与幸福互融互促。第二部分系统介绍了健康的根基，为正确理解健康全景打下基础。通过生命健康导航器、健康的隐形翅膀、健康的地线、体内化学物质控制情绪、健康要素比例合适等内容使人们对健康有了全面深刻的认识和理解，为树立健康理念及正确追求健康打下坚实的基础。第三部分健康之路是本书的重点，有心理健康、饮食健康、职业健康、家庭健康、运动健康、艺术与健康、激活健康潜能最大化生命意义等内容。这些内容虽独立成章，但涉及生理健康、心理健康内容相互融合，互相贯通，也充分体现健康全景的立体化和整体性。把实现全面健康完整而活灵活现地呈现出来供大家学习。第四部分合理就医讲述了身体健康提示，在医疗手段的选择上除常规医疗手段外，还有许多非常规医疗手段可供选择，增加康复机会。

本书编写过程中，我们一直注意通俗易懂，由于医学科学较强的专业性，在健康的根基部分还使用了一些专业词汇，但只要专注于健康，认真读也是能理解的。实在不能理解也可以跳过这部分，其他部分有其独立性，阅读后对促进健康也有较大帮助。本书名确定为《健康全景面面观》是因为书的内容涉及健康的方方面面，加上书的篇幅所限，内容不能讲得太深、太细。如有想了解某方面更多内容的诉求，请大家参考其他有关方面的专著。健康、疾病发生与康复有着较大的个体差异，对本书中的观点、方法要正确理解，合理利用。但愿本书对人们用科学健康理念、正确健康知识武装自己，践行良好的健康生活方式，实现健康全景倡导的良好健康状态有所帮助，实现真正意义上的做自己健康的主人。

本书在编写过程中得到许多领导和专家的帮助和支持，我们表示衷心的感谢。特别要感谢陕西省卫生健康委党组成员、陕西省中医药管理局局长马光辉对本书修改和出版提出的许多宝贵意见；感谢陕西科学技术出版社副总编辑宋宇虎编审对本书出版付出的大量心血和汗水，感谢责任编辑高曼对书稿的加工修改；感谢许多专家在健康领域的研究成果，开阔了我们编写者的思路；感谢许多健康热心人提出的健康感受和建议，完善了本书的内容。由于我们的水平所限，编写还有许多不足之处，在未来的工作中将进一步完善。

编著者

2020 年 3 月

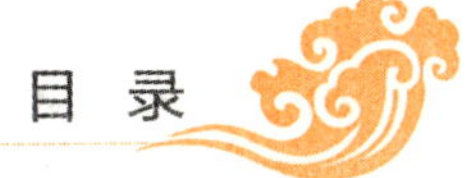

目录 >> contents

第一部分 健康全景

第二部分 健康的根基

第三部分 健康之路

第四部分 合理就医

第一部分 健康全景

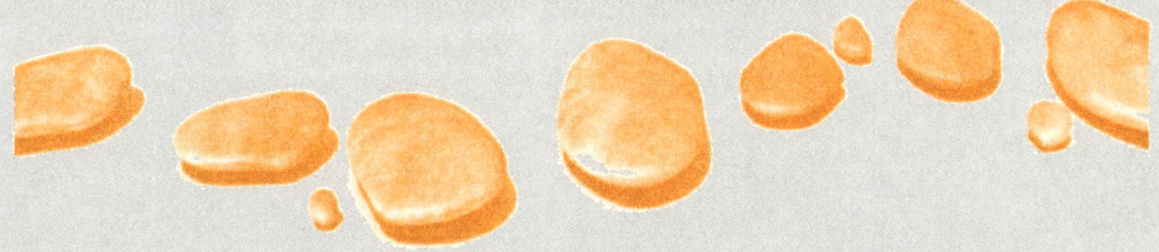

把牢健康金钥匙，需从全面认识健康开始。全面健康要求生理健康、心理健康、社会适应良好的立体健康全景。充分认识到健康是动态变化的，健康与幸福互融互促，正确引导人们培育各自根深叶茂干粗壮、硕果累累的健康大树，支撑幸福愉悦人生。

一、健康全景概要

（一）健康要素

关于健康是什么，以及健康由哪几部分组成，各有各的说法，各有各的理解，很难有一个统一标准。在追求健康的道路上，必须有一个方向性的引领，才能使每个人有一个科学的健康蓝图，对这一健康蓝图理解得越全面、越深入、截止细致，人们的健康就越有保障。按世界卫生组织提出的“健康是一种个人躯体、心理与社会和谐融合的完美状态，并非是仅仅没有疾病或虚弱”的健康概念，设立从三个维度建立健康全景的思维模式（如下图所示），来实现全生命周期健康的大健康观。

在个人躯体、心理与社会和谐融合三个维度追求健康的基础上，不仅要求有一定的力度，同时要求各维度的弹性度相协调，只有这样，才能全面实现抵御各种健康危害因素，达到真正

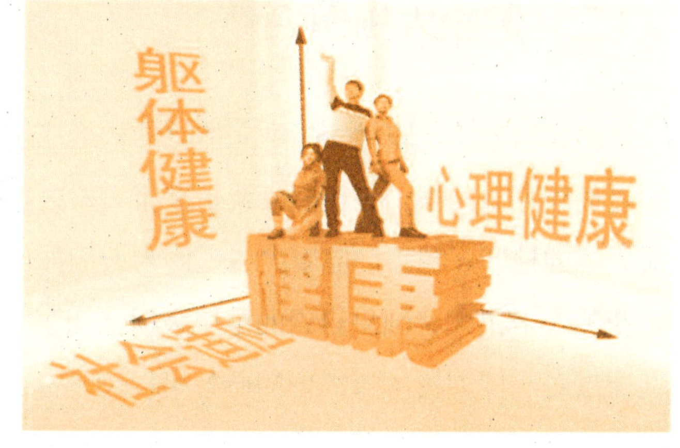

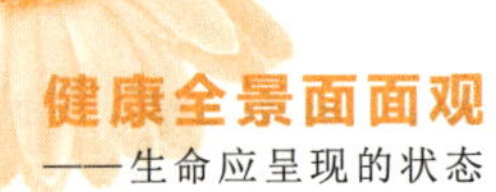

的健康。

心理及情绪弹性表示人们从激动不安恢复稳定的速度。富有弹性的人可以很快复原，富有弹性的人的大脑左前额叶区的活跃程度，是缺少弹性的人的30倍，这是心理弹性的生理基础。心理富有弹性的人，人格包容度也会很高，耐挫能力等也都较强。

社会弹性乃稳定之基，又是个人安全感的基础。一个富有社会弹性的社会治理体系能增强人们的安全感。我国社会结构正在发生剧变，而社会的刚性和弹性则决定着社会的稳定程度。建设一个自治的、网格化的弹性社会生态系统，也是一个可行的努力方向，一个社会越有弹性，越能化解戾气并维持稳定。一个生机勃勃的、有着物质竞逐以外多元价值追求的市民社会，能够更好地织就“精神安全网”，能够及时提供社会扶助，能够更好地吸纳社会张力，其效力将大大优于网格化高压维稳的刚性社会体系，而这一建设需要“顶层设计”“中间变革”和“底层运动”三者齐头并进才能得以实现。

（二）健康大树理论

健康大树理论，即健康三维立体化结构组成了健康的大树。心理健康是健康大树的根，生理健康就是健康大树之躯干，社会和谐则是健康大树的枝叶、花果。健康大树理论为人们如何培养一棵根深、叶茂、花美、干粗大、硕果累累的健康大树指明了方向。

通过对一棵大树成长经历的研究可以发现，要成为一棵大树，需

要具备五个条件，大树理论启发健康大树建设。

成为一棵大树的第一个条件是时间。树苗在岁月中刻画的年轮，一圈圈往外长，经历风雨的洗礼，坚持不懈，最终成功！

启示：要想实现全面健康，一定要给自己时间。健康知识的学习积累，心智的锻炼成长都要有一个过程，时间就成了影响体验的关键因素。

成为一棵大树的第二个条件是不动。要成为一棵大树，一定是千百年来经风霜，历雨雪，屹立不动。正是经历了无数次的风霜雨雪，最终才能成为大树。

启示：要想实现全健康，一定要坚守信念，坚定遵守人们在成长过程中形成的科学的健康意识，专注内功，才能终成正果！

成为一棵大树的第三个条件是根基。树有千百万条根，粗根、细根、微根，深入地底，忙碌而不停地吸收营养，不断成长。绝对没有一棵大树没有根。

启示：三维健康相互作用和影响，心理健康如大树的根一样深深影响着人们的健康。安全感、专注力、韧劲、耐心等因素无时无刻不在影响着人们的健康。要想健康，一定要不断学习。不断充实自己，扎好健康根基，健康大树才能生长茂盛。

成为一棵大树的第四个条件是向上长。没有一棵大树只向旁边长，长胖不长高；一定是先长主干再长细枝，一直向上长。

启示：人间正道是沧桑，人们无时无刻不在与健康危险因素作斗争。要想健康，我们不仅要有健壮的臂膀和肢体，还要有宽阔的胸怀。

这样人们才能闯过一道道人生难关，实现人生价值和意义。

成为一棵大树的第五个条件是向阳。没有一棵大树是长在躲避光明的黑暗地方。阳光，是树木生长的希望所在，大树知道必须为自己争取更多的阳光，才有希望长得更高。

启示：要想健康，一定要保持积极乐观的态度，心向光明！所有挫折都是成长的良机！所有不如意都能被善意解释！每当人们感到怀才不遇的时候，抬头仰望一下大树，感受一下它的伟岸、沉稳、茂密，再看看它沧桑的树干。人生一定要树立一个正确的目标，并为之努力奋斗，愿望才有可能变成现实。

（三）健康是身心和谐统一

人是一个身心德三位一体的复合体。身、心、德三者既有一定的独立性，又是一个紧密联系、不可分割的整体。我们追求的个人躯体、心理与社会和谐融合的健康就是身、心、德全面提升的另一种诠释。所以人要想真正健康，就必须从身、心、德这三个方面同时入手下功夫。

在日常生活中带着意识去觉察和观心，对真正的身心德全面提升是非常有帮助的，对心智提升也有很好的促进作用，而且可以让你时时保持警醒，不容易被黑暗力量所操纵，或者当你一旦被黑暗力量所操纵或攻击，会相对容易地发现和采取补救措施。所以，道德修炼体系的觉察、观心、带着意识生活等方法，是可以学习使用，并作为道德提升方法的有益补充的。

随着不断修心，不断净化自己的思想形态，你的意识就会更加清楚；当人们有了健康的躯体、心理健康得到提升时，在道德的指引下，人们必然会更好实现生命价值。当你一旦拥有了一定的道德素养时，心灵的运行就会更加规范有序。换句话说，你就可以更好地提升生命活力，更好推动你的思想形态净化及意识规范运行。

身、心、德这三者的提升是相互关联的，也是相互促进的。

在身体这一层面上来看，生物身体再生、经脉管道阻滞疏通以及血液循环，它们之间的关系就是相互关联、互相促进的。运行经脉疏通管道阻滞，可以促进身体气血循环畅通，促进身体净化解毒及细胞再生；这更有利于新陈代谢的良好运行。

第一，修身可以促进心灵层面的提升。如果人们的身体能有效、顺畅地运作，生命充满活力，就更有助于思想形态的净化，有利于心理健康，也有利于生命社会价值的实现。

第二，修心可以促进身及道德素养的提升。因为气随意走，也就是说能量跟随思想意念而运动，如果一个人能不断净化自己的思想形态，就能减少身体的堵塞，有助于能量及脉管系统的运行，有助于新陈代谢，也有助于道德作用的发挥。

第三，提升道德素养也可以促进身体及心理健康的提升。如果你能拥有一个高尚的心灵，就更容易获得内在心灵的引导，自然可以更多地了解身体的需求，可以更好地促进生理健康，可以使意识运行更加规范，也有助于思想形态的净化。

（四）心流是健康全景的表达

心流的概念和内涵与健康全景一致。人类有一个超大的意识系统，意识系统需要秩序，其无序时人们会焦虑、烦躁。生理欲望需要满足，但无论欲望满足上欠缺、适当还是过度，都与意识系统中的秩序较少关联。“好的生存状态”要兼括生理满足与精神系统中的秩序。健康全景下的健康就是生理健康、心理健康、社会适应良好的三维健康。生理健康就是生理欲望需要得到适度满足，心理健康、社会适应良好就是精神系统中良好秩序的建立。

美国心理学家米哈里借鉴物理学上“负熵”（从无序走向有序的趋势）这一思想提出了“精神熵”。他认为，资讯对人们意识中的目标和结构的威胁，将导致内心失去秩序，就是精神熵。在他看来精神熵的反面就是最优体验，他称之为“心流”。

米哈里这样概括心流的成因和特征。第一，注意力。他说：体验过心流的人都知道，那份深沉的快乐是严格的自律、集中注意力换来的。第二，有一个他愿意为之付出的目标。那目标是什么都不要紧，只要那目标将他的注意力集中于此。第三，有即时的回馈。第四，因全神贯注于此，日常恼人的琐事就会被忘却和屏蔽。第五，达到了忘我的状态。

进入心流状态，你所有的注意力都集中在当前的任务上，你所有的心理能量都在往同一个地方使，那些跟任务无关的念头都会被完全屏蔽，甚至包括你对世界的意识、对自我的感知，更不用说对别人评价的患得患失、对物质得失的精心计算，这些都会消失得无影无踪。“痛下决心追求一个重要的目标，各式各样的活动都能汇集成统一的心流体验时，意识就呈现出一片祥和。知道自己要什么，并朝着这个方向努力的人，感觉、思想、行动都能配合无间，内心的和谐自然会涌现。生活在和谐之中的人，不论做什么、遭遇什么，都不会把精神能量浪费在怀疑、后悔、罪恶感及恐惧之上，精力永远用在有益的方面。对生命胸有成竹的人，内心的力量与宁静就是内在一致的最高境界。这就是最好的健康状态。

心流是评价健康水平的一个重要指标。心流体验会使自我变得比过去更复杂，这种变化可以说是一种成长。自我成长就是评价健康水平提升的一个重要指标。复杂性是由两种广泛的心理过程造成的，即“独特化”与“整合”。其中，独特化是把自己与他人区分开来，朝独一无二的方向发展；整合则恰好相反，是借着超越自我的观念和实体，与他人联结。而复杂的自我便能够成功地融合这两种乍看矛盾的过程。

独特性与复杂性的完美整合是健康成长的标志。克服挑战必然会使一个人觉得更有能力和技巧，心流就是经由这样的过程，加深自我的独特化的。正如攀岩专家所说：“你回顾自我和所做的一切，那种自豪的感觉简直无法形容。”每经历一次心流，个人就变得更独特、更难预测，并拥有更非凡的技能。

复杂性、独特性必须很好地整合，这就好比一个复杂的引擎，不但有许多零部件掌管不同的功能，也因为各个零部件跟其他零部件相互衔接而具有高感应性。独特化而不经整合，体系就会出现一片混乱。

在心流状态下，意识全神贯注、秩序井然，有助于自我的整合。思想、企图、感觉和所有感官都集中于同一个目标上，自我体验也臻于和谐。当心流结束时，一个人会觉得，内心和人际关系都比以前更“完整”。正如攀岩专家所说：“爬山是激发一个人全部能力的最佳活动。没有人会逼迫你，能否爬上巅峰对身心都不构成压力……你有很多志同道合的同伴在旁边，大家都齐心协力。还有谁比这些人更值得信赖呢？他们跟你同样追求自律，全心全意投入……跟别人建立这样的关系，本身就是最大的喜悦。”

只有独特化（未经整合）的自我，虽然也能获得极高的成就，但有陷入自我中心的危险；同样，一个人的自我若是完全建立在整合上，固然也能有良好的人际关系和安全感，却缺乏独立的个性。一个人只有把精神能量平均投注到这两个方面，既不过分自私，也不盲从，才算达到了自我所追求的复杂性。

自我在体验心流后会变得复杂。有趣的是，人们只有在不掺杂其他动机，只为行动而行动时，才能学会做一个比原来的自己更复杂的人。选定一个目标，投入全部的注意力，不论做什么事都会觉得乐趣无穷。一旦尝到这种快乐，人们就会加倍努力，重温它的滋味，自我就这样开始成长了。

二、生命健康轨迹图

（一）生命的轨迹

人类生命的开始都是精子与卵子神秘的结合。性交时，男子的精子进入女子的阴道后，经过一系列活动，顺利通过“关卡”的少部分精子到达输卵管壶腹部，在那里等待和卵子结合。此时通过种种障碍的精子终于与卵子相遇，精子将头挤入卵子的外壁，尾巴不断拍打着，卵子则随着精子尾部的运动缓慢地逆时针转动。结合了的精子头已经钻进去了，此时还可以看到它的中部和尾部，它就像一个不断旋转的钻头，在尾巴拍打的驱动下努力进入卵子。

精子完全进入卵子体内以后，通过核的融合，使父、母各 23 条染色体结合成为 46 条(23 对)染色体，然后形成一个新的细胞，这个细胞称为受精卵，这个过程称为受精。这是一个新生命的开始。受精卵的染色体为 46XX 则为女性，46XY 则为男性。

受精卵从输卵管分泌的液体中汲取营养和氧气，不断进行细胞分裂。受精 8 天后，胚芽完成“着陆”，微微嵌入子宫内膜。此时着陆的胚芽发育成为一个实心细胞团，形状像桑葚的桑葚胚在子宫腔内继续进行细胞分裂，体积逐渐增大，出现腔隙及细胞液。大约在受精后 6～8 天胚泡的透明带消失并进入子宫内膜，这个过程即孕卵植入，叫做着床或种植。受精后6周，人形已隐约可见。胚泡着床后其细胞继续进行分化，形成三个胚层，并相应地在不同的孕周发育成为胎儿的各个组织及器官。

怀胎十月后，随着婴儿一声啼哭来到人间，成为婴儿。胎儿结束子宫内的小环境，以婴儿开始了人间的生命历程。人间的生命健康轨迹就此启动，其大致经历了快速增长期、高位运行期、漫长的功能衰老期，直到最后死亡的一个变化过程。生命全程功能变化趋势如上图所示，快速增长期大致在0岁到35岁之间，这是人们身体成长、知识积累、心智锻炼提升的关键期。高位运行期大致在35岁到55岁之间，这一时段，人们的精力旺盛，体力、智力最强，经验丰富，能为社会做出更多贡献，服务社会，最大化人生价值。55岁后，人们的脏器功能开始出现老化，丰富的经验还能支撑着服务的事业，但常心有余而力不足。

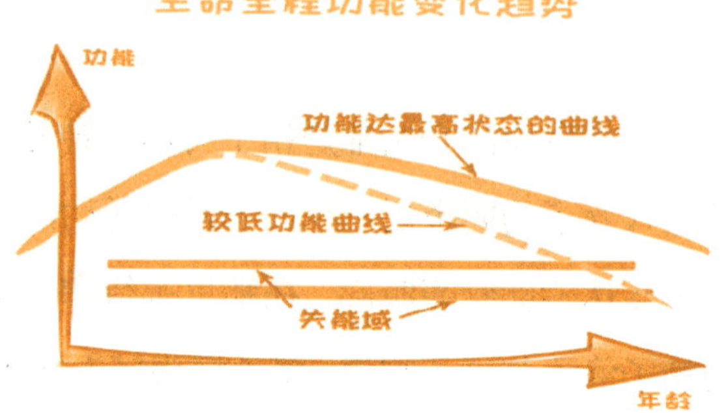

为了更好地实现全生命周期健康，我们必须做好孕期保健，为快速增长期打牢健康基础，高位运行期要最大化人生价值，功能衰老期的下降曲线要尽量平缓运行，使衰老变缓、变慢，不要进到失能期。实现这些目标，必须有健康全景，坚持健康四大基石。做到这些，就能活到我们应该活到的寿命。

（二）健康疾病动态变化

我们描绘的健康全景是以现代健康观为基础的。它改变了健康定义的导向；把健康的解释扩大到生物、心理、社会等多方面，把人作为整体看待，把人作为社会人看待；把健康看作是一个动态的、变化的过程；把健康放到人类社会的广阔背景中。

我们对疾病的认识也有了全新的看法，除了生理方面会导致疾病，心理、社会适应不良也会产生像生理疾病一样的疾病。这就改变了对心理疾病、职业枯竭等心理、社会适应不良等造成的疾病有病耻感的不正确认识，有助于疾病康复。如有一公务人员，患抑郁症。他被安排在一家精神病医院住院治疗，他在办住院手续的过程中，偶遇一位熟人，病耻感使他不辞而别。后来，他以失眠为由，去了一家综合性医院求治，不久之后，便因重度抑郁症跳楼自杀。官员自杀大多由抑郁引起，这一切都与对心理精神疾病不正确认识产生的病耻感有关。

亚健康是介于健康与疾病之间的健康低质量状态及其体验，是介于健康与疾病之间的中间状态，是一个动态不间断的过程，是健康、亚健康、疾病的动态变化过程。

亚健康居中，其上游与健康重叠，下游与疾病重叠，重叠部分与健康或疾病状态难分。亚健康的可逆是相对容易的，疾病的可逆是相对复杂的，有些疾病几乎是不可逆的。

健康、亚健康、疾病在人群中的分布大致是健康 15%，患病 15%，亚健康 70%。发现和控制亚健康就显得非常重要。防止亚健康演变成疾病，促使亚健康逆转恢复健康；防止疾病演变成并发症；促进全面健康。控制亚健康要做到早发现、早诊治、早调整。

健康到疾病是人体自身抗病能力与健康危害因素不断斗争的变化过程，斗争力量变化，会导致疾病发生的危险性变化。在不同时期预防干预和临床干预的手段和作用不同，效果也不同，结果出现差别很大的预后。下图就很好地展示了疾病变化及预防干预、临床干预的作用和效果。

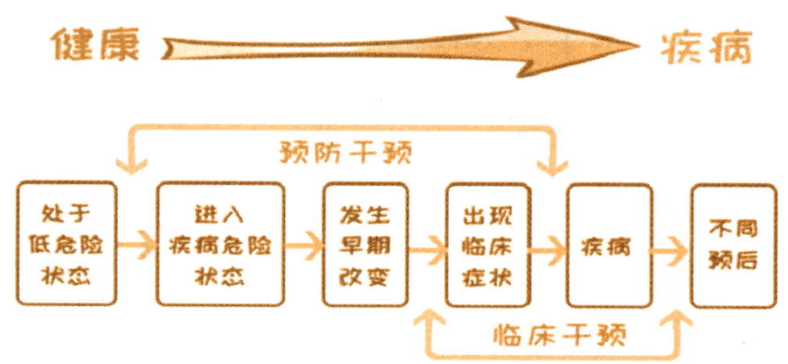

（三）健康的异常状态

1. 生病是健康的异常状态

在健康疾病动态变化中已阐述了健康与疾病的动态变化过程，生命的开始就是衰老的启动，养生抗衰老是一辈子都要做的事情，长期的昼夜颠倒、饮食无节制、运动少，都会引发疾病，这些不良生活方

式和行为习惯都是对自己健康的摧残，会导致疾病状态。

情绪不爽，会导致肝病。有人曾做过这样的试验：把动物的肝脏切除后，将原本应当是进入肝脏的门静脉和腹部大动脉直接相通，心脏就立刻胀大引起静脉血淤积，动物很快就会死亡，可见肝对血循环量的调节作用是多么重要。情绪不爽、生气郁闷的时候，会影响肝的疏泄，导致出现肝和肝经气滞血结的情况。

情绪是人的本能，但在竞争激烈的生活环境下，人的精神压力自然会增大，于是各种负面情绪经常会影响到人的健康。世界卫生组织统计，90%以上的疾病，都和情绪有关。只要我们把控好情绪，就可以不得病，不得大病，少得病，晚得病。

世上所有的疾病都是免疫系统打了败仗。我们一直低估了身体的智慧，人体有一套精密的免疫系统。这不仅是西医所说的狭义的免疫能力，还包含自我诊断、人体资源管理、自我修复及再生。当我们产生各种各样的情绪的时候，最先攻击到的是身体的免疫系统，70%以上的人会以攻击自己身体器官的方式来消化自己的情绪，这是导致出现病症的最大原因之一。

身体是不会说谎的，它忠实地帮我们储存所有的情绪，而生病其实是在提醒我们，要真实地去面对自己真正的需求，妥善地去处理，并相信身体的能力。人体有很强的自我修复能力，如果没有这个能力，所有的医生都起不到治疗的作用。我们需要唤醒身体内在的自愈力，让康复自动发生。

疾病只是一种现象，一定不要恐惧这些现象，我们可以透过现象去找背后的本质。疾病是上天另一种形式的爱，它提醒我们从错误中醒来。世上没有既安逸又精彩的人生，美好前程都是用血汗打下来的，想要为自己的梦想负责，为家人负责，我们就必须管理好情绪，拥有一个强健的身体。

正确认识疾病与健康的动态变化。有一个很好的案例：马克创造的一个奇迹就深刻阐述了疾病与健康的动态变化规律。胰岛素的发现使人们对糖尿病的病理有了更进一步的深入研究。胰岛素是人体内唯一的降血糖激素。正常人体的胰腺可以分泌足够的胰岛素。但有些人的胰腺有先天的缺陷，它完全不能分泌或者不能分泌足够的胰岛素使身体完成糖代谢。这种类型的糖尿病被称为 1 型糖尿病，该病虽然可以发生于任何年龄，但患病者多是青少年甚至是婴、幼儿。

丹麦的马克在 2 岁时发现患有 1 型糖尿病。他的疾病来自于家族的基因缺陷，他的几个哥哥、姐姐都没能幸免。马克今年 72 岁了，70 多年来，糖尿病一直伴随着他，这让人觉得不可思议。马克是幸运的，当时全球研究糖尿病和制造胰岛素最著名的三大机构有两个在丹麦。当他被确诊为糖尿病时，胰岛素已经可以在丹麦的药房里买到了。马克的父母教会他为自己注射胰岛素。马克认为自己 2 岁的时候发现了糖尿病，并不是坏事。他从小养成了注射胰岛素的习惯，这成为了他生活的一部分。

现在，马克的身体相当健康，除了每天不间断地监测血糖和注射胰岛素外，他还保持运动。先天的糖尿病似乎并没有太多地影响他的生活。对一个 1 型糖尿病患者来说，马克创造了一个奇迹。因为他注射胰岛素的时间已经长达70年了，而且这一时间还在不断延续。

2. 病耻感是对疾病的错误认识所致

对精神分裂症患者，人们的歧视和偏见仍然广泛存在，人们对精神疾病依然是谈虎色变。这种歧视和偏见所形成的病耻感既不利于患者康复，也会造成不必要的伤害。

精神疾病不仅是心理问题，也有着特殊的生理原因。美国科学家詹姆斯·法隆有一个著名的三角凳构想，即我们可以从三个方面来考量包括心理变态在内的精神疾病的产生。这三个方面分别是基因病变、大脑损伤及环境因素（如早期的生理/心理虐待）。但完善的家庭呵护和优良的后天教养，以及外部环境对于人格塑造确实有着巨大的影响。基因的缺陷可以通过后天的家庭、外部环境与爱得到弥补。

在这一理论指导下，使精神心理疾病复原需要的不仅仅是患者，更是整个家庭。缺乏“病识感”，背负“病耻感”，觉得这个病“很丢人”，是精神病患者及家属的普遍想法。增加对精神疾病知识的了解，接受系统治疗，勇敢面对，是战胜疾病、走出阴霾的最好办法。

3. 生命就是消耗元气的过程

老子说：“虚其心，实其腹，弱其志，强其骨。”虚心就是心空，就是少私寡欲，心能够空下来、虚下来，体内的元气才能和合，和合就是阴阳平衡，就是在培养元气，元气是人们活着的老本，我们常说固元、养元。“弱其志”就是减少物质的欲望和生理欲望，我们的身子骨才会强壮。

气是生命之本源。我们的皮肤光滑，没有皱纹，我们走路轻盈，奔跑如飞，我们说话声如洪钟，充满磁性，或者心血来潮，性欲盎然，都是因为人们体内真气充足的缘故。

真气也称元气，是人们从母腹中带来的先天之气。先天之气是一种暗能量，是生命的物质能量和信息能量。当人们老了，脚步慢了，说话声音小了，人们会说“气不足了”，皮肤没有质感、布满皱纹，眼神不济了，没有性能力了，这些都是因为消耗了太多元气的缘故。如果一个人充满了怨恨，很长时期都没有能力消除怨恨，怨恨就会消耗生命的元气。气一急就伤身体，为“气急败坏”。因怨恨导致功能性症状，最终也会发展成器质性病症。

我国的先哲们早就悟到“中则养，过则病”的“守中”“道”理，月满则亏，物极则必反。内心不能回归朴素，不能平静，就会孤独忧郁、难过，就要依赖外在的刺激来打发日子，用酒精灌醉自己来打发时间，这些行为都是在耗生命的“本”，会导致在现实生活中颓废，不宽容，精神散乱，心智就不能提升。生理上的疾病一出现，已经是一个强信号：你的生命在走下坡了！

人们体内的先天元气不充足，人体的两大循环系统就会失常，人就会生病，“不通”的地方就是病灶。疾病会导致血管硬化、脂肪肝、高血压、糖尿病等，本来的老年病，现在都提前到中年和青年身上了。天然的免疫力一旦下降，一次感冒发热就会导致多种并发症，甚至导致严重后果。“通则不痛”，做一个明亮健康的自由人。我们要向自由过渡，在“四通八达”中感受生命的丰盈。要积攒这个能力，让我们每个人都拥有这样的天然能力。

人们的先天元气是有数量的，不是无穷无尽的，元气可能被提前消耗尽，看似所谓享受、潇洒、为所欲为的表象加快了这种消耗。我们常说“人死如灯灭”，一盏油灯用一条细细的线作为捻，慢慢地燃，油灯亮的时间就会长，反之则不然。“心平气和”就是给生命之灯用细捻和加油。

“心平气和”，这是先人觉悟生命之“道理”。内心平静，元气才能和合，“一团和气”才能颐养，才是“心斋”。平静让人不散乱、不浮躁，这样才能“全神贯注”，当一个人“聚精会神”时，就容易把思维集中在一个点上，超越自己的从前，潜质的部分露出了水面，才能“得天独厚”。

让自己真正地平静下来，这是觉悟生命的开始，是修是养，内心平静需要修养。将自己置于平静的佳境中，这个人可以说是“得道”了，即得到了生命之道。知道生命之道为“知道”，觉悟生命之道为“得道”。让自己早一些知道和得道，让生命的因缘成为真正的享受。

精气神俱足，生命才有质量。“养精蓄锐”就是颐养生命的元气，“精诚团结”才能“神采飞扬”，才能感受“气象万千”的生命内在景观和大自然的契应。平静会让人们喜从天来——没有发生任何原因的“欢天喜地”。

补充和培养生命的元气，让人们有质量地活着，没有病痛地活着，身心健康地活着，心地善良地活着，“精神抖擞”地活着，“气宇轩昂”地活着，“心旷神怡”地活着，活到寿终正寝。

（四）人类的正常寿命

《黄帝内经·素问》中的第一篇《素问·上古天真论》原文讲到：

昔在黄帝，生而神灵，弱而能言，幼而徇齐，长而敦敏，成而登天。

乃问于天师曰：余闻上古之人，春秋皆度百岁，而动作不衰；今时之人，年半百而动作皆衰者。时世异耶，人将失之耶？

岐伯对曰：上古之人，其知道者，法于阴阳，和于术数，食饮有节，起居有常，不妄作劳，故能形与神俱，而尽终其天年，度百岁乃去。

今时之人不然也，以酒为浆，以妄为常，醉以入房，以欲竭其精，以耗散其真，不知持满，不时御神，务快其心，逆于生乐，起居无节，故半百而衰也。

岐伯回答说：上古时代的人，那些懂得养生之道的，能够取法于天地阴阳自然变化之理而加以适应，调和养生的办法，使之达到正确的标准。饮食有所节制，作息有一定规律，既不妄事操劳，又避免过度的房事，所以能够形神俱旺，协调统一，活到天赋的自然年龄，超过百岁才离开人世。现在的人就不是这样了，把酒当水浆，滥饮无度，使反常的生活成为习惯，醉酒行房，因恣情纵欲，而使阴精竭绝，因满足嗜好而使真气耗散，不知谨慎地保持精气的充满，不善于统驭精神，而专求心志的一时之快，违逆人生乐趣，起居作息，毫无规律，所以到半百之年就衰老了。

《黄帝内经·素问》以上论述说明人类寿命至少在100岁。人类究竟能活到多长，有多种推算法。

第一种方法为生长期推算法：科学家研究哺乳动物时发现，其最高寿命相当于生长期的5～7倍，如狗的生长期为2年，寿命约为10～14年；马的生长期为5年，其寿命为25～35年。人也是哺乳动物，生长期为20～25年，自然寿命则应为100～175岁（赤道附近的人与寒冷的东北和俄罗斯人的寿命差别说明这一理论有一定的道理）。

第二种方法为细胞分裂推算法：细胞分裂的次数、周期与寿命相关，可用细胞分裂次数乘以分裂周期，求得每种动物的寿命，如小白鼠的细胞约分裂12次，分裂周期为0.25年，其寿命为3年，而人体的细胞大约分裂50次，每次分裂周期为2.4年，故人的寿命约为120岁。

第三种方法为古人经验法：宋末元初的李鹏飞于1291年撰写了《三元参赞延寿书》。作者在杭州受官道人之教，始知人的年寿应有天元、地元、人元，三元共180岁。天元之寿，成人精气不耗；地元之寿，律人起居有常；人元之寿，教人饮食有节。三元之寿都做到的人就可活到180岁。

第四种方法为十二生肖年历法：我国古人用十二生肖年历法记年龄变换，把12年作为一个循环，大循环应为12个小循环之和，推算人的寿命最高可达12乘以12即144岁。《自然》杂志已报道144岁与古人经验法相同。

人类的寿命和健康一样受多种因素影响，正常寿命该是多少，很难做一定数。不断出现的创造人类寿命记录的长寿老人，为人类寿命提供了事实。据报道，世界最老的女人，寿命长达137岁。她是日本人，1878年出生，2015年去世，享年137岁，因为年龄的关系，她还获得了一个世界上比较出名的奖项，成为世界上最老的女人。根据这些事实，结合各种推断，人类正常的寿命应该至少在120岁以上。

平均期望寿命又称“生命期望值”或“平均余命”，是对人的生命有根据的预测，即预测年龄某岁的人今后尚能生存的平均寿命。平均余命是根据各个年龄的死亡率计算出来的一项重要指标，可以综合表达各个年龄的死亡率水平，反映某一地区每一成员未来存活年龄的平均值。通过平均寿命的比较分析，可以衡量出该国家（或地区）人们的健康水平。计算平均余命的方式一般有两种，即简约平均余命和完整平均余命。

“健康期望寿命”是一个相对数据，估算的是一个人在完全健康状态下生存的平均年数。这一数据是基于现在人口的死亡率和普遍的健康状况。

北京相关机构在国内首次发布对于居民健康期望寿命的研究结果，也就是一个北京人在完全健康状态下生存的平均期望年数。测算结果显示，北京市18岁组人群的健康期望寿命为40.17剩余年，男性为43.40剩余年，女性为38.06剩余年。这一结果意味着，一名18岁的北京人，预期可在健康状态下平均活到58岁以上。之后其生命可能会陷入疾病、残疾等非健康状态。

（五）长寿来源于健康积累

一位名叫罗森的世界级长寿权威人士一语惊天下："大多数人都无法活到基因'指定'的年龄，因为行为和生活方式对寿命的影响远比基因大得多。"换言之，长寿是由日常生活中的健康细节一点一滴地积累而成，如果从现在起就开始健康积累大计，寿命将比想象的要长很多。健康累计或健康储蓄可从以下方面开始。

1. 从饮食积累

人要生存离不开吃，吃是决定生命长短的首要因素。科学家建议在坚持食物品种多样、营养比例均衡的基础上，注重健康饮食的细节。

日本的启示：坚持喝奶可增加 7.2 岁。牛奶是一种纯天然的、营养价值非常高的抗衰老食品，可以提供能量、提高机体免疫力、减少疼痛、振奋情绪。学者披露，每周吃 5 次坚果的人能够多活近 3 年，这得益于坚果类食物富含对心脏健康有益的营养成分。

2. 从运动积累

运动可益寿，以下几个细节值得关注。如做一些家务，研究表明，一个人闲暇时用吸尘器清理地板 1 小时或者擦 1 小时玻璃，可消耗多余能量，死亡风险可相应降低 30%。多走路，从走路可以判断人的健康状况。以 70～79 岁的老人为例，如果一次可步行约 400 米，说明其健康状况至少能让他多活 6 年。老人每次走的距离越长，速度越快，走得越轻松，他的寿命也就越长。

3. 从精神积累

健康不单指体格健康，还包括心理健康。愉快的情绪对长寿的贡献绝对不可低估，如赞美，研究人员发现，保持一颗感恩的心，无时无刻不赞美别人会活得更加健康，如清晨对妻子说“你真美”、对同事说声“谢谢”等。再比如幽默，研究显示，幽默可以使人更健康，多笑可使寿命增加 8 年。所以，从现在就开始多看喜剧电影、多听相声、多讲笑话为自己增寿吧！

4. 从防病积累

疾病是人类长寿路上最大的绊脚石，请记住：预防胜于治疗。而早期治疗尤胜于晚期治疗。常在家测血压，保持口腔健康，男人勤于检查前列腺等都可延长寿命。

5. 从其他细节积累

找个好伴侣可使你年轻 6.5 岁，离婚会增加孤寂感，加速白细胞的老化，长寿需要两个人来维系。勤动脑可延年 4.6 岁。经常做游戏、看书、上网，可使你的脑子高速运转，保持头脑清晰敏捷，延缓衰老和痴呆。

在未来追求健康长寿的道路上，我们不仅要追求更长平均期望寿命，更要追求更长健康期望寿命。

三、健康全景与幸福

（一）新时代需要健康全景

中国进入21世纪以后，提出了“以人为本”的发展思想，实践好、维护好、发展好最广大人民的根本利益是发展的根本指标，必须把增进人民福祉，促进人的全面发展作为发展的出发点、落脚点。

中国的特色社会主义现代化，其根本是“人的现代化”。如何有效利用我国的制度优势、政治优势，实现快速追赶，为人民谋福利要求进行持续的人力资本投资，包括创造人的发展机会，提高人的发展能力，激发人的发展活力和创新力。全面健康是人发展的基础，人的科学发展又是实现全面健康的手段和途径。健康全景就是基于中国特色社会主义进入新时代的论断而提出的。

健康中国需要围绕人生命周期的不同阶段，来进行各种人力资本投资，特别是健康、教育、文化、社保，包括创造就业等，以提高人的发展能力。这一切都是实现全面健康的体现。人的发展生命周期可以分为两个维度，一是年龄维度，包括婴儿出生前后、学龄前、儿童期、少年期、青年期、成年期、老年期、高龄期。二是能力维度，包括身心健康能力（体现了健康人）、学习教育能力（体现了受教育者）、文化文明能力（体现了文化人）、就业创业能力（体现了受尊重的人）、社会保障能力（抵御社会风险能力）。一个人的能力及全面健康力是年龄维和能力维的总和。健康全景的健康概念和内涵有了很大的变化，即从追求温饱时期的生理健康到新时代追求的生理、心理、社会适应良好的健康。

可以说，实施“健康中国”就是全面建成小康社会的核心目标和发展战略之一，充分体现了以十几亿人民健康幸福为本的核心理念，健康本身被视为一个幸福指标，更加客观地体现了越健康才越有可能幸福。

健康中国首先应该是一个人人热爱健康、人人追求健康，人人健康、朝气蓬勃、活力向上的中国。其次，健康中国应该是一个人人具有基本医疗保障的，基本医疗卫生服务公平可及、费用可负担的中国。最后，健康中国应该是各种药物充足，医疗卫生设施设备齐全、先进，预防、治疗和研究水平领先的中国。

为了创建健康中国，政府应该鼓励人人都有健康意识，形成完整的健康观，提高自身对健康事业的公共责任感。通过健康教育和健康促进活动丰富广大人民群众的健康知识，提高健康意识。完善的医疗卫生服务体系是实现健康中国的重要保障。完善的医疗卫生服务体系包含医保、医疗、医药三个方面。中央政府关于促进健康服务业发展的决定从生理、心理、社会保障、和谐良好的人际关系创建等全方位实现人人健康，凸显了中央政府致力打造健康中国、寻求经济发展新常态的决心。

“健康中国”是一项长期目标，旨在让人民群众享有更高水平的医疗卫生服务，是政府对民生高度负责的表现，需要动员社会各方参与，对卫生资源配置水平和效率提出了更高的要求，对政府各部门工作的协调性提出了期望和许诺。打造“健康中国”是走向全面小康社会、实现中国梦的重要使命，是对政府提高执政能力的要求，也是对居民个人发出的倡议。“健康中国”的实现除政府、社会层面努力外，每一个人都应该构建自己的健康全景，自觉积极地参与到建设“健康中国”的行动中来，实现各自的全生命周期健康。

（二）愉悦是通往幸福的健康桥梁

人一生都在追求愉悦，人类如果缺乏愉悦，就会出现忧郁症、躁郁症、易怒症等。人类生活中存在很多种愉悦，如快乐、平和、幸福等。一般来说，快乐是感官的愉悦，而平和及幸福是内心的愉悦。

人体内存在各种各样的杂乱信息，并不断冲击大脑。大脑通过血清素来抑制各种杂乱信息的传递。当杂乱信息过于强大时，人脑就无法掌控各种信息，就因不同的信息而显得兴奋、焦虑、愤怒、恐惧等；当血清素在和杂乱信息的力量对比中占上风时，人类就感觉平和、舒坦。

人类通过呼吸吐纳、运动和冥想等简单易行可控的活动来分泌血清素、脑内啡，使人体到达宁静专注、平和、幸福的状态。

人类所有的兴奋（快乐）、焦虑、愤怒和恐惧都是通过视、听、嗅、味、触、意等方式获得环境模型分泌脑神经递质而实现的。人类通过过滤不相干信息、专注有益信息，摆脱不相干环境和建立可控愉悦机制而拥有健康幸福人生。

在生活中，人们会遇到很多与自己的学习、工作和社会交往没有关系的信息，如街上来来往往的人群、学习工作时的背景杂音、过去的生活回忆以及对未来生活的担忧等。这些信息千变万化，不受控制，给人们带来毫无必要的情绪体验和反复无常的身体反应。学会忽视不相干信息，对幸福人生有很大促进作用。

忽视不相干信息的关键之一是活在当下。开车时，就忽略与开车无关的一切而集中注意力开车；学习时，就忽略与学习无关的一切而集中注意力学习；开会时，就忽略与开会无关的一切而集中注意力开会；和家人在一起时，就忽略与家人在一起无关的一切而集中注意力和家人在一起。

忽视不相干信息的关键之二是通过定期吃巧克力、喝咖啡、听轻音乐来补充多巴胺，以保证大脑有适量的多巴胺来支撑大脑运作。

忽视不相干信息的关键之三是经常进行呼吸吐纳以补充适量血清素，支撑人体的基本自我控制力。

与人们正常生活无关的环境就是不相干环境，如荒郊野外、娱乐场所、夜里的街道、街上的人群、电视、电影、小说、互联网新闻等。在正常学习、工作之余，待在一个安全的环境中，隔离一切环境刺激，让思绪入定，会在享受平和、安宁的同时，净化身体欲望，逐渐进入无我的境界。这一切促进了健康，也提升了幸福感。

（三）健康与幸福互融互促

一部中华民族的历史，就是人们孜孜追求福禄寿喜财的历史。“五福”说法最早见于《尚书·洪范》：“一曰寿，二曰富，三曰康宁，四曰攸好德，五曰考终命。”长寿、富贵、身体健康且心灵安宁、有美德、不遭横祸而善终，这是中国人对“福”最早的具体阐释。

《福报的由来》对五福的记载为：“第一福：长寿。果长寿；因是好生护生之德，施他饮食。第二福：富贵。果富贵；因是施财施恩于他人。第三福：无病。果无病；因是施药戒杀，心慈无害。第四福：子孙满堂。果子孙满堂贤孝；因是多结良缘，爱惜大众。第五福：善终。果善终；因是有修有养，修行福德。”

五福合起来才能构成幸福美满的人生，一分开就不美妙了。五福当中，最重要的是第四福，即“好德”。因为德是福的原因和根本，福是德的结果和表现，以此敦厚纯洁的“好德”，乐善好施，广积阴德，才可以培植其他四福使之不断增长。

无论是历史最早的“五福”记载，还是后来的演变及新的诠释，“五福”均与生理、心理、社会适应良好新的健康全景有着密切联系。五福临门的一福“长寿”是命不夭折且福寿绵长，没有健康怎么能福寿绵长；二福“富贵”是钱财富足且地位尊贵，一个人没有健康的体魄，为社会及他人谋福利，又怎能得到物质财富，赢得别人尊重；三福“康宁”是身体健康且心灵安宁，这就是生理健康和心理健康的表现；四福“好德”是生性仁善且宽厚宁静，良好的行为习惯是人们健

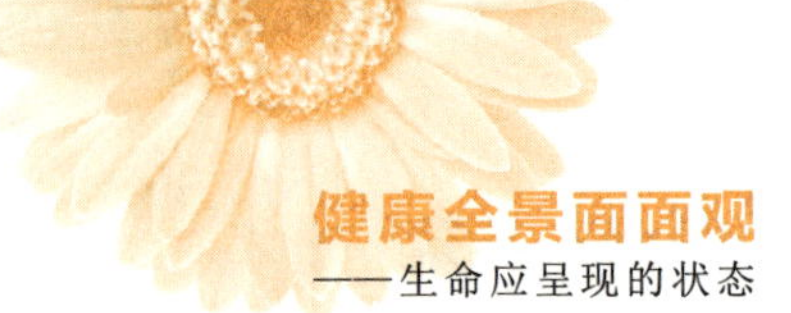

康的主要影响因素，生性仁善而且宽厚的人必然健康宁静；五福“善终”是能预先知道自己的死期，生理健康、心理健康、社会适应良好的人必定会善终。

幸福感是指人类基于自身的满足感与安全感而主观产生的一系列欣喜与愉悦的情绪。影响幸福感的因素与影响健康的因素密不可分。

1. 心理健康与幸福感之间存在正向关系

调查发现，家庭幸福感较高的人群特征包括健康状况良好、社会交往融洽、社会信任度高、拥有较高安全感、家庭收入较高以及受教育程度较高。健康、和睦、安全、小康成为城乡居民的共同追求。而家庭中都有谁共同生活，即个体所生活的家庭的规模与结构，不仅在家庭中个体的发展、道德教育、文化传承、情感满足方面扮演着重要角色，也影响着每一位家庭成员的福祉与幸福感。调查发现，生活在完整的初婚家庭中的青少年的幸福感略高于单亲家庭和重组家庭；对于老年人而言，亲人是否在身边、是否与家人居住均会对其主观幸福感产生影响。

研究发现，无论是个体的幸福感，还是个体对于家庭幸福程度的评价，都与受访者的心理状态存在明显的关联，严重负面心理情况的受访者给出的幸福度评价都相对较低；有轻微负面情绪和有较为严重心理问题的受访者中，认为自己不幸福或很不幸福的比例分别达到了18%和41%。心理状态与幸福感之间的关系在排除了受访者性别、年龄、婚姻状态、受教育水平、职业、家庭经济状况之后仍然非常显著。这意味着，在其他各方面情况都相同的条件下，如果心理状态不好，认为自己或家庭幸福的可能性就要低一些。事实上，从定义看，幸福本身就意味着良好的心理状态，心理健康与幸福感之间存在一定的正向关系。

2. 社会适应良好与幸福感

我们还发现社会交往对家庭幸福感具有重要影响。随着社交规模的扩大，居民通过其获得的各种资源变得更为丰富，十分有利于家庭幸福感的提升。同时，拥有一定政治资源或经济资源的社交对象，对家庭幸福感的影响力也不容忽视。在遇到重要社会问题时，最愿意咨询和寻求帮助的社会关系是由家人、亲戚及朋友组成的咨询网。同时，家庭成员是咨询网中的重要人物，家人能提供最有效的帮助。良好的社会适应就是建立和谐的人际关系，发挥不同角色的功能。良好的社会适应也增加了个人幸福感。

3. 良好的信任环境和信任关系更容易让人感到幸福

具有信任感的人，无论是对人、做事还是思考问题，都容易呈现积极的态势，可以减少互动成本，有利于社会稳定和谐。调查表明，良好的信任环境和信任关系更容易让民众感到家庭和个人幸福。数据显示，社会大众对各制度性组织的信任比较一致，信任度较高；而对商人或商业组织、外来人口、陌生人、网络信息等的信任度则相对较低。信任感会增加安全感，安全感又是影响健康的主要因素。提升信

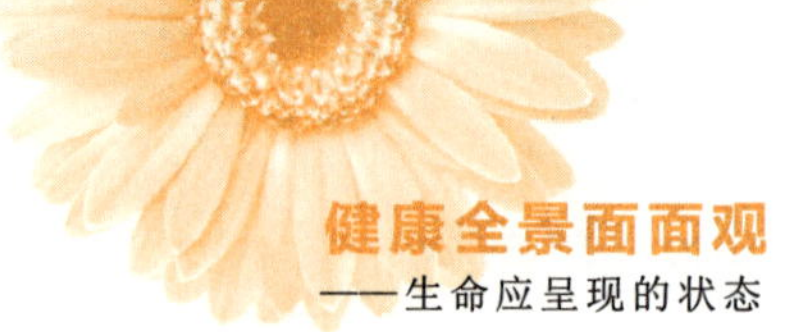

任度不仅增进健康，也能提升幸福。

分析信任与个人幸福感的关系，结果发现了同样规律的相关关系。可见，信任别人以及被别人信任，在某种程度上都意味着更容易有家庭幸福感和个人幸福感。人与人之间多一份信任，人们的生活就多一分幸福。

基于健康全景的健康是生理、心理、社会适应良好的健康，与幸福在内涵上有许多一致性。健康与幸福互融互促，我们努力追求健康，也就是在追求幸福及美好的未来。

四、健康在和谐 比例合适是基础

中庸是中华文化的精髓。所谓中是指凡事要有一个度，超过这个度是过，没有达到一定的度是不及；所谓庸是指传统和规律，是不变的法则。中庸之道是人生的大道，事业成功、生活与健康的根本理论，其对健康的指导作用在于：一是中不偏，庸不易。指人生不偏离，不变换自己的目标和主张。这就是一个持之以恒的成功之道。二是指中正、平和。人需要保持中正平和，如果失去中正、平和一定是喜、怒、哀、乐太过，治怒唯有乐，治过喜莫过礼，守礼的方法在于敬。只要保持一颗敬重或者敬畏的心，中正、平和就得以长存，人的健康就得以保障。三是中指好的意思，庸同用，中用的意思。指人要拥有一技之长，做一个有用的人才；又指人要坚守自己的岗位，要在其位谋其职。

我们倡导的健康全景就是中庸讲究的适时、适当、适度，即无过也无不及的良好状态。这种良好的健康在于各种关系和谐共处、共生，其基础比例合适。

比例合适就是说各种关系比例符合黄金分割率及其他的比例规律要求。黄金分割率是古希腊数学家欧道克萨斯提出的，即把一条线段分割为两部分，使其中一部分与全长之比和另一部分与这部分之比的比值近似为0.618，这就是黄金分割率，分割两条线段的点被称为黄金分割点。生理、心理及社会适应都应符合黄金分割率和近似于这一比例。

（一）生理健康的比例要求

人体是世界上最杰出的艺术品，从面部到身体都遵循黄金分割率。以人的面部来说，脸的宽度和长度比为0.618时，为最完美的脸型；上身和下身的比值为0.618时，是最协调的身材。人们的牙齿、耳朵宽度和长度的比值也都约为0.618。在人体内，消化道长9米，乘以0.618后正好为5.5米，是承担消化吸收任务的小肠的长度。专家认为，这个比例不仅仅关乎审美，也关乎健康。比如说，面部过长的人普遍容易有呼吸方面的问题，因为他们的鼻窦窄，很多时候需要用口呼吸，导致打鼾甚至失眠，还可能导致牙齿畸形。如果面部过短，下颌关节就容易压迫血管，阻挡部分流入大脑的血液，导致头疼，反过来头疼会加重下颌关节周围肌肉紧张，导致磨牙。而一项对心脏健康的研究显示，心电图中的T点如果出现在两次心跳间的黄金分割点上，表示此人有一颗“健康心”。

人体的体温和黄金分割率也有着直接联系。水的冰点是0℃，沸点是100℃；而人体的正常体温在37℃左右，恰好处于负黄金点0.382的附近。所有其他生物的体温，也都是围绕这个值上下波动的。基于人的正常体温37℃，可以得出人体在22～24℃时感觉最舒适，因为37℃与0.618的乘积为23℃，在这一环境温度中，机体的新陈代谢、生理节奏和生理功能均处于最佳状态。不论春夏秋冬，23℃最让人感到舒适，工作时不会觉得热，睡眠时不会觉得冷。

生命中最神秘的巧合是人们的DNA，它的每个双螺旋结构中都包含黄金分割率，因为每个螺旋结构都是由宽21埃与长34埃之比组成，它们的比率为0.6176，非常接近黄金分割比的0.618。难怪有人猜测说：黄金分割率就是人类保健养生与延年益寿的遗传密码。

睡眠是人体休养生息的重要一环。睡的时间不能太短，也不能太长。近来科学家研究证实，每天7.5小时是最理想的睡眠时间，长期保证这个睡眠的人是最健康长寿的。一天即一个昼夜24小时，白昼和夜晚各为12小时，人最理想的睡眠刚好是夜晚12小时乘以0.618，接近7.5小时，与黄金分割率相吻合。合理睡眠对每个人来说都是至关重要的，在此需要提醒的是，很多老年人觉得年纪大了就该觉少，睡五六个小时也不以为然。其实，年纪大了睡眠质量会下降，更得把时间睡足，不论午睡还是上下午的小憩，加起来最好不要低于7.5小时。

巧做年龄段健康保养，健康问题早处理。如果把人的一生定为0～100岁，它自然地包括了两个点。人顶峰的年龄是100×(1-0.618)，即38.2岁，在此之前，一切都在积累和上升阶段；而最容易出现健康问题的年龄是61.8岁，在此之后，身体开始全面老化。38.2岁是人体的黄金年龄是有道理的，此时人的心理上已经趋于成熟，接近孔子所说的“四十不惑”，在价值观、判断力等方面达到了顶峰。这与我们提出的人生高峰期为35～55岁是一致的。而对于危险年龄61.8岁，可能是源于此时积聚的健康问题开始暴露，而退休的压力又会带来内心的空虚，在这个“人生转型期”蕴藏着不少健康危机。

此外，人体的胖与瘦，血压的高与低，饮食的咸与淡，饮水的硬与软，性生活的次数等都可以按黄金分割率来推测和指导，以提高人们的生活质量。总之，掌握与运用好“0.618”，可使人体节约能耗，延缓衰老，提高生命质量。如果能善用黄金分割率的张力和空间来处理日常方方面面的事情，生活就会变得更加美好。

（二）心理健康的比例要求

人是感情动物，富有七情六欲，这也是人类与其他动物的最大区别。情绪影响着人体内部生理机能的运转状态，进而影响着人体的健康和寿命。因此，人们要学会调控与平衡自己的情绪。通常，心态也需要符合黄金分割率，即宣泄和忍耐的比例为0.618，也可以说是四分宣泄，六分忍耐，这样的人最快乐。对此，健康的心态就是凡事都

“悠着点”，不过于激进，也不过度忍耐。

情绪比例适当是健康的基础。专注的重点和方向影响人们精力投射的方向和工作的动力，进而影响健康。关注优势促使人们为梦想而努力，并且对新观念、新朋友和新机会保持接纳的态度。关注劣势的作用刚好相反，它引发了义务和内疚的防御感受，使人闭目塞听。

积极的态度使人在训练和学习时发现乐趣，这也是最有经验的运动员和表演者一直喜欢排练的原因。生存离不开消极关注，发展离不开积极关注，我们两者都需要，只是比例要合适。

积极情绪远远多于消极情绪才是合适的比例，这就是心理学的“洛萨达效应”。洛萨达分析了数百个团队之后认为，最有效率的积极/消极情绪比值至少为2.9∶1（积极情绪存在上限，如果洛萨达比值超过11∶1，团队就会因过于浮躁而失去效率）。这个比值同样适用于成功人士；积极偏向同样适用于各类教导活动——不管是来自老师、家长、上司，还是执行教练。

首先从人们的梦想和希望开始谈起，这可以为后续的学习铺平道路。谈话可以从一般的愿望提炼出具体的目标，然后探讨为了实现目标，我们需要采取哪些行动及提高哪方面的能力。

大量的调查研究进一步证实，以积极关注为主的教学、训练及团队协作都会取得持续、显著的成效。目标专注是衡量心理健康的一个主要指标。用黄金区域法来设定目标，可以避免走极端，让人保持心理健康。

培养适度消费也有助于心理健康。较早地让儿童和青少年树立健康的金钱消费观对其一生非常重要。在对待金钱的态度上，既要重视又不能过分追求，更不能不择手段，一味地做加法或做减法都是违背黄金区域法的。

养成适度消费的思维和习惯符合黄金区域法。如果一味攒钱不舍得用，等到疾病缠身或年老失去活力的时候，钱就失去了它的功效。所以恰当地使用和支配金钱是重要的学问，这个学问的重点是用黄金区域法把握金钱的储备性和时效性。同样，过度消费、疯狂购物都是心理不健康的表现形式。

与人相处把握好亲密度，更有利于人际关系和谐健康。与人相处能力的培养最重要的阶段是儿童和青少年时期，在这个时期特别要注意正确引导。待人太过亲密、过于冷漠都是人际关系的一种极端。这种状态下生长的孩子，常常做出极端举动。坚持对孩子用黄金区域法进行心理引导，会促进孩子健康成长。

（三）追求健康的比例要求

常按摩黄金穴可抗衰老。很多保健养生及抗衰老方法都与黄金穴(黄金分割点)密不可分。中医专家指出，找准人体的黄金穴，常按摩可抗衰老。按黄金分割点来找，有5大黄金穴，其位置也符合黄金分割率。它们是百会穴，头顶至后脑的0.618处，在头顶正中心；涌泉穴，脚后跟到脚趾的0.618处，在脚心；关元穴，脚底到头顶的0.618处，在肚脐下四横指处；印堂穴，从下巴算起，位于头部0.618处，在两眉连线的中点；膻中穴，在人体的中间部分，躯干0.618处，在两乳头连线中间。

动静法则。俗话说“生命在于运动”；也有人认为，“养生在静”。根据“黄金分割率”来看，动与静其实存在着一个0.618的比例关系，大致是四分动，六分静，这才是最佳的养生之道。

只有生理和心理都处于完全协调平衡状态，才可称其为健康，即身心健康。专家认为，精神因素对健康的影响很大，在对衰老的抵抗方面，心理占六，生理占四。同样符合0.618黄金分割原理。

平衡膳食是健康的四大基石之一，平衡膳食营养理念也要求比例适当。应该做到平衡膳食，合理营养，既要有营养素种类数量要求，又要比例适当。比例适当要求一日三餐采用3:4:3的分配比例比较合适，按照“早餐要吃好、午餐要吃饱、晚餐要吃少”分餐。主零食比例要适当，不要因过多零食而增大食量。各种食物结构合理、比例适当，保持营养平衡。三大营养素——蛋白质、脂肪、碳水化合物占总热量的百分比应分别是10%～15%，20%～30%，60%～65%，脂肪、碳水化合物应是热能的主要供给者。

从以上各种比例关系看，健康全景下的健康，不仅要求健康的各种构成要素之间比例合适，同时要求在生理健康、心理健康、社会适应良好的三个维度共同发力，协调有序地推动全生命周期的健康，才能确保人生的航船永远走在快乐幸福的航道。这也就提示我们要树立健康要素比例合适的和谐健康意识。

第二部分 健康的根基

打牢健康根基，促进全面健康。对于健康根基是什么，广大群众似乎不太关心，或认为健康根基与人们的健康关系不大。健康的根基深埋在健康的沃土中，人们的健康深深受制于健康的根基。意识是健康的导航器，导航依赖于健康指挥中心、自我感知的良好运行，这些系统运行中的任何差错都会把健康导入歧途。健康在于和谐，影响健康的不仅是物质基础，如体内化学物质控制情绪，而且各种关系比例合适也很关键。专注力是健康的隐形翅膀，它像一只无形的手左右着健康状态。安全感是健康的地线，健康没接地线，人们易处于情绪的极端状态，导致伤身伤心，而人们又不觉知。安全感的问题会暗暗蚕食健康，导致人们不能很好地活在当下，影响学习、工作效率，降低生活质量。全面认识健康根基，提升健康自我做主的内在动力，极大促进全面健康。

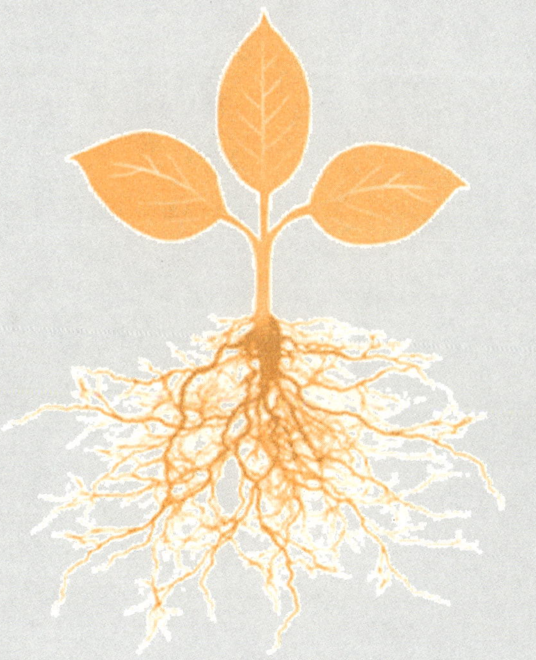

一、健康的指挥中心

大脑是一个各部分相互联系的庞大网络，帮助人们生存和发展，是实现全面健康的指挥中心。了解大脑各部分是如何共同协作的，是认识各种健康危害因素如何影响健康的基础，也为如何维护与增进健康提供指导。

（一）健康的中央枢纽

大脑是健康的指挥调节中心，从下脑到上脑分别是爬虫类脑、哺乳类脑、新皮层脑。爬虫类脑和哺乳类脑共同构成“情绪脑”，大脑最表面的新皮层为理性脑。情绪脑和理性脑共同协作指挥调节人类健康。

大脑最重要的功能是保证人们即使在最恶劣的情况下都能生存。除此之外，一切都是次要的。为了生存，大脑要做到：①产生足够的信号来提醒人们的基本需要，如食物、休息、被保护的需要，性的需要和被庇护的需要；②建立一张心理地图，以标明人们在哪里可以满足这些需求；③产生足够的精力和行动力让人们去到满足需求的地方；④在前往满足生存需求的地方时，警告危险、抓住机会；⑤基于情景的需要调整人们的行动。人类是哺乳类动物，只能在群体中生存，

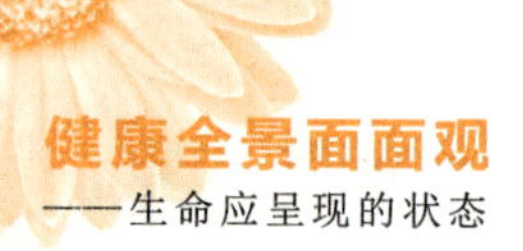

渴望融入群体，人类之间需要协作。当人们的内在信号失调，大脑不能实现以上目的时，心理问题就产生了。大脑的每个结构都在实现上述这些功能里起着重要的作用，而现实中会有许多因素干扰大脑各种功能的实现，进而影响生存，导致健康问题。

人们理性的、负责认知的大脑是最年轻的大脑，它只占整个大脑体积的 30%。理性大脑主要关注外在世界：理解外界事物和人，找出实现目标的方式，管理我们的时间以及为我们的行为排序。理性大脑之下，有两个在进化上更古老，在某种程度上相对独立的大脑，负责管理其他理性脑不管的一切，这两个大脑负责记录和管理身体的其他生理需要，识别舒适、安全、威胁、饥饿、疲倦、欲望、渴求、兴奋、愉悦和痛苦，指导生理健康。

1. 爬虫类脑

大脑是自下而上建立的。人在子宫里时，大脑就开始一层一层地发育，与进化论的重演一样。最原始的部分是我们的动物脑，也叫做爬虫类脑，它在人一出生就投入使用了。它位于脑干，正好处于脊柱与颅骨连接的上方。爬虫类脑负责所有新生儿都会的事情：吃、睡、醒、哭叫、呼吸，感觉温度、饥饿、潮湿和疼痛，还有通过排尿和排便排出身体毒素。脑干和海马体（海马体刚好在脑干上方）一起控制身体的精力。它们一起负责心肺功能和内分泌免疫系统功能，确保基本生存，通过分泌激素来调节人体的内在平衡。在思考问题和进行复杂行为时，人们往往忽略呼吸、进食、睡眠、排便和排尿的基础性作用。然而，如果睡不着、肠胃不好，或者总是感到饥饿，又或是当被触摸的时候想要尖叫（这一情况经常出现在受过创伤的儿童或成人身上），整个机体都会处在失衡中。心理问题总会伴随着睡眠、食欲、触摸、消化和性唤起的问题。任何有效的治疗创伤的方式都需要触及这些身体的基本功能。

2. 哺乳类脑

在爬虫类大脑上方是我们的边缘系统。边缘系统也被叫做哺乳类脑，因为所有群居且喂养幼崽的动物都有这样的大脑。这部分的大脑在婴儿出生之后开始飞速生长，这里是情绪所在的地方，负责探测危险、判断愉悦与惊吓、决定什么对于生存来说是重要的。这里也是一个控制中心，负责应对复杂社会网络中的挑战。

边缘系统受经历、基因和出生气质的影响。无论婴儿身上发生了什么，这些遭遇都会塑造他们大脑对世界的认知。神经科学家布鲁斯·佩里说“大脑是通过使用来发展的”。这就是神经可塑性的另一种描述形式。研究发现了神经元“一起激活的细胞连在一起”的现象，当同样的大脑回路（一些神经元）反复被激活，大脑就学会这样的激活模式并反复呈现。例如，如果你觉得安全、感到被爱，你的大脑就会特别擅长探索、游戏和合作；如果你总是受惊吓、感到不被需要，你的大脑就会特别擅长感知恐惧和被抛弃。

在婴幼儿时代，人们通过移动、抓取和攀爬发现世界，还有哭泣、微笑和抗拒探测世界对我们的反应。我们不断探索周围环境，探索与

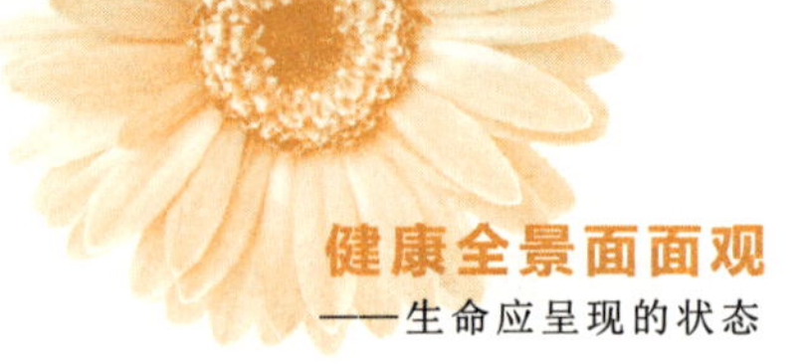

世界的互动如何改变身体感觉。随便参加一个2岁小朋友的生日派对，就会发现小孩子不需要任何语言就可以跟你打交道，跟你一起玩，甚至逗你。这些早期的探索会影响他们掌管情绪和记忆的边缘系统的发展，但是这些大脑结构也会被日后的经历所改变。例如，被亲密的朋友或恋人改变，或被暴力攻击、无情的欺凌或忽视改变。

总之，爬行类脑和哺乳类脑共同构成“情绪脑”。情绪脑是中枢神经系统的中心。如果探测到危险或一个特殊的机会（如遇见一个潜在伴侣），它就会分泌大量激素做出提醒。你会因此而感到特殊的内脏感觉（从轻度恶心到严重胸闷都有可能），这些感觉会影响当时的想法，让人们采取不同的行动或思路。这种感觉即使非常轻微，也会对日常生活中大大小小的决策产生巨大影响：从要吃什么，到想和谁在哪里发生关系或喜欢什么音乐等。

3. 大脑皮层

情绪脑的细胞组织和生化特性都比理性脑简单。情绪脑只会根据大致情景的相似性做出判断，理性脑根据更复杂的选择分类进行信息组织，如人看到一条“蛇”时会立刻后退一步，然后才会意识到这是一条绳子。情绪脑将激发事先编好的计划，如战斗或逃跑反应。这些肌肉和生理反应是完全自动的，不需要主动去思考或计划，意识和理性思考能力通常只有在危机过后才赶上来。

人类和其他哺乳类动物一样都有新皮层，但是人类的新皮层要厚得多。在大约2岁时，人类的前额叶（占新皮层的绝大部分）开始急速生长。古代哲学家将 7 岁称为“理性的年龄”。对我们来说，一年级是围绕前额叶能力组成未来的序幕：安静地坐着，控制尿道括约肌，使用词语而不是动作，理解抽象和象征概念，为明天做计划，与老师、同学们协调一致。

前额叶让人使用语言和抽象思维，让人们吸收大量的信息和其中承载的意义。人类能够使用语言和符号创造共有的、精神性的和具有历史意义的内容，并用这些符号和意义塑造人们的生活。

前额叶让人计划、反思及想象未来的情景。前额叶帮助人们预测如果采取或不采取一个行动的后果。一代代人运用前额叶共同合作，创造了文明，让人类从独木舟、马车的时代来到飞机、混合动力汽车和电子信息时代。前额叶的想象力会赋予生命活动更多有意义的壮举和生动场景。

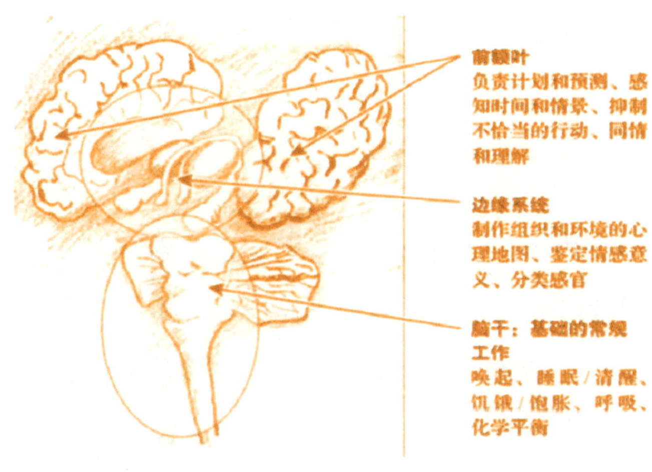

三位一体的大脑

注：大脑是自下而上发育的。爬虫类脑在子宫中就发育完全，并且负责基础的生存功能。它在人一生中都对危机极度敏感。边缘系统在生命的前 6 年完

成发育，有很强的神经可塑性。创伤会对边缘系统功能产生终生影响。前额叶最后发育，但也可能在创伤影响下，变得无法过滤非相关信息，终生都容易在危机下暂停功能。

一切照顾、治疗脑损伤患者或痴呆父母的人在艰难中得知，前额叶功能是维持良好人际关系的关键。能够意识到他人可能拥有与自己完全不同的想法和感觉，这是人2～3岁之间发展的重要能力。他们学会理解其他人的意图，以此适应一个拥有不同感知、期待和价值观的群体，并且保证安全。如果没有这种灵活的前额叶，人们就会变成习惯的生物，他们的人际关系只能是肤浅的和常规的，缺乏创意、创新、发现和好奇。前额叶会阻止人们做伤害他人或让人困窘的事情。人们不需要一饿就吃东西、一感到性唤起就亲吻别人、一生气就发脾气。大多数人的麻烦恰恰来自于这种冲动和被社会接受的行为之间。情绪脑产生的内脏感觉越强烈，理性脑就越难抑制它。

（二）左右脑和谐共济

研究表明，左右脑的功能不同。右脑是充满直觉和感性的，掌管视觉、空间和触觉；左脑掌管语言、顺序和分析。左脑负责叙述，而右脑负责体验。右脑通过面部表情和身体语言体验到感情，如歌唱、咒骂、哭泣、舞蹈或模仿。右脑是子宫中首先发展的部位，它负责母婴之间的非语言交流。左脑在儿童理解语言和学会说话之后开始活跃，这让他们可以给事物命名、比较不同的事物、理解事物之间的关系，以及将他们的主观体验告诉其他人。

左右半脑通过不同的方式处理过去的经历。左脑记住事实、数据以及描述事件的词语。我们把这一过程称为“将人们的体验按顺序进行解释”。右脑储存有关声音、触感、气味和情绪的记忆。类似的声音、面部表情，还有肢体动作、去过的地点，都会自动触发右脑记忆。当右脑调动记忆时，人就可以体验到几乎与真实相同的感觉。例如，当我们向他人描述所爱的人时，更有可能会因为她长得像儿时喜欢的阿姨而深深动容。

在日常情况下，即使是在那些声称自己更倾向于一侧大脑的人身上，人类的双侧大脑基本上都合作无间。然而，如果有一侧的大脑停止运转，无论是暂时的中断还是像早期大脑手术一样完全切除一侧大脑，都会导致大脑功能障碍。

左脑激活不足会降低人们将经验以逻辑顺序组织起来、将感受和感知变成语言的能力。如果人们无法按照某种次序将经验组织起来，将无法判断事情的起因和后果，无法预测行为的长期后果或为将来做长远打算。人们有时候觉得自己“失去理智”，事实上，他们在经历大脑执行功能的损失。为了全面健康，我们要保护左右脑发展，使其功能同步提升。

创伤患者最痛苦的症状是闪回，在经历闪回时，被试的大脑扫描结果清楚表明，创伤会激活右脑，而左脑激活不足。当外界勾起创伤幸存者的创伤性记忆时，他们的右脑会反应得好像创伤事件正在发生一样。他们由于左脑功能受损，不能很好地区分过去和现在的体验，

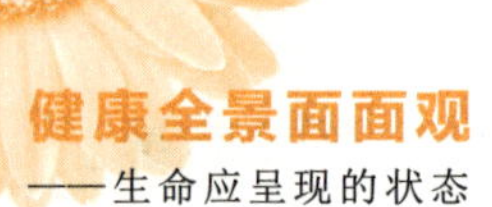

导致陷入了混乱、恐怖、愤怒、羞愧或惊吓。暴风雨般的情绪反应后，他们可能迁怒于一些人或一些事，如你迟到了 10 分钟、把土豆烤焦了，或者你“从来不听我话”。当然，我们多多少少都有这种倾向，但在事后可以察觉并承认这种错误，而创伤让这种自我觉察不复存在。

（三）安全调节系统

1. 危险辨别探测器

危险是生活的一部分，因此，人们的大脑负责探测危险、组织反应。我们通过眼睛、鼻子、耳朵、皮肤等感官探测外界的信息。这些感官信息集中在丘脑，丘脑位于边缘系统，是大脑的危险辨别探测器。丘脑负责将人们所有的感官信息混合成综合体，变成统一的、连贯的叙述：这是发生在我身上的事情。这些感官信息会往两个方向传递：一个方向是往下传递到杏仁核，杏仁核是埋藏在无意识的边缘系统深处的、小小的、杏仁一样的结构；另一个方向是向上传递到大脑前额叶，到达人们的意识知觉。神经科学家把通往杏仁核的通路叫做“下通路”，把通往前额叶的通路叫做“上通路”；在经历难以忍受的恐惧体验时，信号到达上通路的时间比下通路慢几微秒。如若丘脑发生故障，目前的危险感觉就会一直持续下去。

杏仁核最主要的功能是辨别探测危险，它负责监测接收到的信息是否事关生存大事。它可以在海马体的帮助下，飞快地得出结果。海

马体是处在杏仁核附近的大脑结构，负责处理新和旧的体验。如果杏仁核感觉到威胁，如有辆车撞过来，或者街上有个人看起来很可怕，它就会立刻发送信息给海马体和脑干，激活压力激素系统和自主神经系统来策划全身反应。因为杏仁核在处理丘脑传来的信息时比前额叶快，所以它在人们还没有意识到危险的时候就对信息是否威胁生存做出判断。可能在还没意识到发生了什么时，人们的身体就已经采取了行动。

杏仁核的危险信号促使压力激素，包括肾上腺皮质醇和肾上腺素的大量释放，让人们心跳加速、血压升高、呼吸变快，准备好战斗或逃跑。一旦危机过去，身体会很快回到正常水平。当这个回复过程被阻断时，身体会继续进行自我防卫，让人们感到焦虑、激越。

尽管这个危险探测器非常擅长检测危险信号，但一些创伤会增加误判的机会。只有正确判断一个人是善意的还是危险的，我们才能与这个人好好相处。即使是微小的误读，也有可能在家庭或工作关系中产生令人痛苦的误会。特别是在一个复杂的工作环境或者有个难对付小孩的家庭中，人们需要快速而准确地判断他人的感受，才能不断据此调整自己的行为。警报系统的误判可能会让人被无害的评论或面部表情激怒而产生不当情绪，影响人际关系。

2. 控制应激反应的瞭望塔

如果说杏仁核是大脑的危险探测器，前额叶，特别是处在人们双眼上方的内侧前额叶皮层，就是人们应激反应的瞭望塔，让人能从高处看到全景。闻到的烟味是因为房子着火了，需要立刻逃生，还是因为煎牛排温度太高、烧焦了呢？杏仁核不会做类似这样的判断，它只会在前额叶判断之前让人做好反击或者逃跑的准备。只要不是太激动，前额叶会让人明白并没有面临实际的危险，让人恢复平衡，中止应激反应。

一般大脑前额叶可以让人们观察到发生了什么事，对行动做出预期，从而做出有意识的选择。能够冷静客观地从整体观察人的想法、感觉和情感，然后花时间做出回应，可以让大脑抑制并重新组织、调整情绪脑中预先设定的程序。这一能力对于维持人际关系至关重要。只要前额叶正常工作，在服务员给我们上菜晚了或是保险公司职员让我们等待时，就不会发生情绪失控（瞭望塔告诉我们，其他人的愤怒和威胁是他们情绪的功能）。当这一系统发生故障时，人就会变成情景动物：可能一探测到危险，就会立刻进入战斗或逃跑状态。

在创伤后应激障碍的患者中，杏仁核（危险探测器）和内侧前额叶（瞭望塔）的功能发生了改变，产生让人们难以控制的情绪和冲动。神经影像研究表明，当人们处在情绪激动的情况时，如极度恐惧、悲伤或愤怒时，皮层下大脑掌管情绪的区域活跃度会增加，而在前额叶的数个区域，特别是内侧前额叶的活跃度降低。在这种情况下，前额叶会失去抑制能力，让人们“失去理智”，表现为被巨大的声音吓到，因为细微的挫折而暴怒，或者受到触摸时就吓呆。

有效处理压力需要危险探测器和瞭望塔的共同协作。如果想更好地控制情绪，可以通过自上而下和自下而上两个方式调节。

3. 危险感知与应急调适

情绪并不与理性对立。情绪衡量我们的体验，因此，情绪是理性的基础。人的经验是理性和感性大脑平衡下的产物，当这两个系统平衡时，人们“拥有自我”。当人的生存受到威胁时，这两个系统会相对独立地进行运作。

例如，你在开车时与朋友聊天，这时一辆卡车突然闯进你的视野，你会立刻停止说话，猛踩刹车，打方向盘，让你的车子尽量不要撞上去。如果你的下意识动作可以让你避免车祸，你就会恢复平静。恢复平静取决于威胁过后你内在反应的消退速度。

有人把理性脑和情绪脑比作骑手和马。只要天气晴朗、道路平整，骑手就会觉得充满掌控感。然而，意想不到的声音或者来自其他动物的威胁可能会让马不受控制地狂奔，迫使骑手死命地抓紧。类似地，当人们感觉到面临事关生存的大事时，他们会发狂、渴望、恐惧，或产生性欲。他们会停止倾听理性的声音，而且不再与理性争辩。边缘系统与前额叶的连接通路就会变得极其微弱。

研究表明，只有很少的心理问题是理解不足造成的；人们的意识和感知可以理解大多数起源于大脑深处的压力。当情绪脑中警铃大作，无论怎样努力唤起人们的洞察力，都不能平息激动的情绪。

当人的情绪脑和理性脑相互冲突时（如当我们因为自己喜爱的人而愤怒、被我们依靠的人恐吓，或贪恋某个我们不应当亲近的人时），一场“拔河”就开始了。这场拉锯在人们的内在体验中，如胃、心、肺中上演，而且这会导致人们生理和心理的双重不适。

安全调节异常时，表现为创伤导致人们出现无法言表的状态。创伤在本质上将人们逼到了理解能力的边缘，我们无法用在日常体验中发展而来的语言描述创伤。当语言无力描述时，图像就会以噩梦或闪回的方式萦绕着人的大脑。

安全调节异常时，会出现时间感消失。悲伤通常让人有一种无穷无尽、持续到永远的感觉。创伤也是一种让人“感觉到永远”的极端经历。这就是一些经历过创伤后，形成非理性思维的生理解剖学基础。

安全调节异常时，出现丘脑功能受损的表现。导致使人们不能很好地过滤掉那些即使忽视也没有严重后果的感觉、让你只处理与当下活动相关的信息。结果导致人们不能很好地活在当下，也不会感到快乐。

二、情绪、人际关系交互作用基础

生命是一种韵律。人体自身的振动，心脏泵出血液，新陈代谢的呼吸等都是一种有节律的运动。人类是一个有韵律的机器。

维持生命健康的身体器官有肺、肾、脑、胃等。当人们感到害怕时，颈后的汗毛会竖起来；当人狂怒时，会露出牙齿。达尔文认为，哺乳类动物的情感有其生物根源，情感对行为有不可或缺的促进作用。情感影响人们行为的内容和方向，而表达情感都是通过面部和身体。这些面部和身体动作传达了人的心理状态和行为意图。情绪的基本目的是引发行动，以恢复一个有机体内部的安全和平衡。愤怒的表情和威吓的动作可以让他人退却；悲伤吸引他人的照顾和注意；恐惧意味着无助和危险。“回避或逃离危险的行为明显有利于有机体的生存竞争。但长期不适当的回避和逃离行为不利于物种保存后代，因为保存后代取决于觅食、气息和交配活动，而这些活动与回避及逃离是恰恰相反的。”

“心脏、胃和脑通过肺胃迷走神经相连，这一神经对人类和动物的情绪表达和管理至关重要。因此，头脑兴奋时，立刻影响到内脏的状态，这两部分器官会互相作用和反作用。”

如果一个生物体处于生死存亡的阶段，它的所有精力都会集中在抵抗看不见的敌人中，而不再关注养育后代、关怀同类和求爱。对人类来说，这意味着只要意识开始自卫，最亲密的关系就会受到威胁，因为人们不再能想象、计划、玩耍、学习以及关注其他人的需要，这可能是一些人情商低的原因。

身体和大脑有着密切联系，强烈的情绪不仅仅包含思维的感觉，也包括消化道和心脏的感觉。在经历最糟糕的情绪时，人们通常都能体会到揪心或者心碎的感觉。人们能够在脑中意识到情绪，基本可以平静待之；但诸如心痛、心碎等内在感觉是非常难以忍受的。人尽一切努力试图摆脱这些令人难受的内在感觉，用一些可以控制的感觉替代那些难以承受的情绪，如死死地抓住他人、用毒品或酒精麻醉自己，或用小刀割伤自己的皮肤。从毒品滥用到自伤行为等精神问题都开始

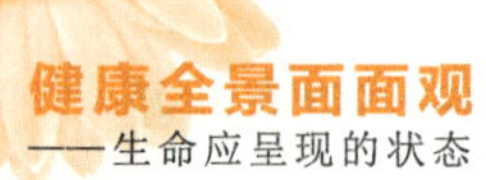

于应对难以承受的情绪和生理痛苦，因此帮助人们改变他们的内在感知，才是正确的解决方式。

（一）自主调节系统

所有会在谈话中使用的动作和姿势，如面部肌肉的移动、眼部动作和瞳孔扩大，以及音调和音速的改变，还有一个人的内在状态，如分泌唾液、吞咽、呼吸、心跳等都由同一个节律系统调节。这些同步的动作都是由人们的自主神经系统完成的：交感神经系统是人们身体的加速器，副交感神经系统是人们身体的减速器。这就是达尔文所说的“交互作用”，这两个神经系统互相合作，负责人们身体的能量分配，一个负责促进能量消耗，另一个负责节约能源。

交感神经系统与人们的情绪活动密切相关，负责唤起身体反应，其中包括战斗或逃跑反应。交感神经系统将血液输入肌肉以帮助肌肉快速反应，也促使肾上腺分泌肾上腺素，引发心跳加速和血压升高。

副交感神经系统负责激发自我保护的功能，如消化和伤口愈合。副交感神经系统促进乙酰胆碱的释放，负责降低身体唤起度、降低心跳、放松肌肉、将呼吸频率回归到正常。正如达尔文指出的那样，“进食、保护和求偶行为”都取决于副交感神经系统。

通过简单的方式来体会这两条神经系统的不同功能，如深吸气时，交感神经系统就被激活了，刺激更多肾上腺素的分泌。这就是为什么运动员在开始比赛前要进行几次短而深的呼吸。呼气会激活副交

感神经系统，从而减缓心跳。如果你上过瑜伽或冥想课，你的老师会让你特别注意呼气。深而长的呼气会让人平静下来。呼吸时，我们不断增加或减慢心跳速度，因而，我们每两下心跳的间隔都是不同的。有一种测量心跳的方法叫心率变异性，这种测量方式可以用来评估交感神经和副交感神经系统的灵活性和平衡性。健康人的呼气和吸气产生了平稳的、有节奏的心率波动。好的心率变异率意味着人基本健康。

当自主神经系统平衡，在一定程度上控制人们对挫折和失望的反应，即使感到冒犯或受到冷落时，仍然可以平静地评估事态。对警觉系统的有效调节可以让人们控制冲动和情绪以保持平静，可以选择希望得到的回应。而缺乏调节的自主神经系统会让人们失去心理和生理的平衡。因为自主神经系统同时影响身体和大脑，不良的心率变异对于人们的思维和感觉有负面效果，也会让身体不能很好地应对压力。缺乏呼吸和心率的平衡，让人们更容易患上各种躯体疾病，如心脏病和癌症，并增加患上心理疾病的可能，如抑郁症和创伤后应激障碍。

（二）人际互动基础——镜像神经元

意大利科学家发现了一组位于大脑皮层的特殊细胞，这些细胞后来被称为“镜像神经元”。这些镜像神经元可以解释很多以往无法解释的心理现象，如同情、模仿、同步甚至语言的发展。有人将镜像神经元比喻为“天然的 Wi-Fi”，由于它的存在，人们可以模仿他人的动作，也可以模仿他人的情绪状态和意图。当人们同步时，他们会使用类似的方式坐或者站，声音会运用同样的节奏。镜像神经元也会让人容易受他人消极状态的影响，所以当其他人愤怒时，我们也感到生气；当其他人感到抑郁时，我们也感到消沉。

创伤导致非理性思维，严重影响健康。对有过创伤经历的人来说，创伤事件过去多年，有关创伤事件的感官记忆，如有关这次事故的声音和图像仍然牢牢地留在创伤患者的记忆里。当这些记忆浮到表面，如同再次回到当年创伤事件的那个时刻，警觉系统疯狂警告，心跳和血压陡然上升，这一应激反应经过多年仍然未消退。这就是创伤体验如何被日常生活的方方面面诱因激活。他们不能将过去的经历融入他们的生活之中，使他们一直都在“过去”而无法回到“当下”，他们无法在现实中感到活力。这种情况会导致创伤患者错误地认为这是过不去的火焰山，从而形成不可改变的思维方式，进而形成绝对化的非理性思维。加上压力激素持续升高，都会严重损害身心健康。

（三）情绪调节系统

迷走神经负责控制心跳和胃肠蠕动功能。当一个人开始觉得紧张不安，他会觉得喉咙干、声音变紧、心跳加速、呼吸变得快而浅。多层迷走神经理论的意思是迷走神经有连接多个器官的多层分支，包括大脑、肺部、心脏、胃和肠道。这一理论让人们更精确地理解，身体是如何根据细微的内在感觉、外界声音和面部表情的交互作用，判断安全和危险的。这解释了为什么温和的面部表情和安抚人心的声音可以奇迹般地改变人们的感受，也解释了为什么当人们知道生命中重要的人看着我们时，会感到平静和安全，以及为什么被忽视或蔑视会使人陷入愤怒或精神崩溃。这也让人明白，为什么集中注意力与另一个人共鸣时，会让人远离混乱和恐惧的状态。

多层迷走神经理论让人们超越了战斗或逃跑反应，把社会关系放到人理解健康全景的大框架下。为实现全健康提供更多的新方法，即重点是强化调节唤起的身体系统。

人类非常擅长根据自己周围的人（和动物）调节自己的情绪。诸如眉毛上抬、眼角皱起、嘴角弯曲、脖子转换角度，这些细微的变化都表示了人们是否舒适、怀疑、放松，或因其他人感到害怕。镜像神经元会记录下这些信息，然后根据这些捕捉到的信息，在身体内部进行调整。脸部的肌肉也会同样告诉他人，是平静还是兴奋，准备袭击还是马上逃跑。当人们接受到来自他人的信号，“你和我在一起是安全的”，就会感到放松。如果足够幸运，在亲密关系中，人们在看着对方的脸和眼神时，也会感到充实和治愈。

人类几乎无法作为一个独立个体而存在。大脑是为了让人更好地成为群体一员而存在的。即使只有一个人，也是群体中的一员：无论是在听音乐（音乐是其他人创作的），在电视上看棒球比赛（我们的肌肉也跟随着运动员的奔跑跳跃而紧绷），或在准备会议上的材料（要考虑老板的反应）。大多数人的能量都耗费在如何与他人建立联系上。看那些精神疾病的诊断标准，会发现所有的精神疾病都包括无法建立有意义的或令人满足的人际关系，或难以控制唤起（一般是习惯性易

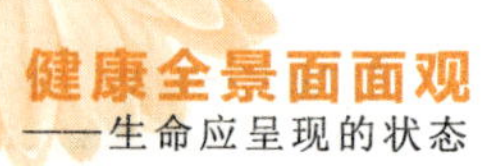

激惹、情感麻木、过度兴奋或者混乱），或者是两者混合。

这就是多支迷走神经的作用方式。在解剖结构上，社会参与系统依靠从脑干发出的一支主要迷走神经（也叫做第十对脑神经）和另一支连接面部肌肉、喉咙、中耳、咽喉的迷走神经。当腹侧迷走神经复合体运作的时候，我们会向其他向我们微笑的人微笑，会在同意时点头，会在其他人告诉我们不幸时皱眉。腹侧迷走神经复合体也负责向心脏和肺部发送信号，降低心跳，增加呼吸深度。人们会因此感到更放松、专注和愉快。

人遇到危机时一般有三种应对威胁的方式：一是社会参与，在探测到危险信号时向同伴呼叫求助。二是战斗或逃跑反应，人以露出牙齿或狂怒的表情以示威吓。三是惊呆或崩溃，人们用肢体动作表现失败和退缩。

任何对人的安危或社会关系构成威胁的事物，都会改变那些受腹侧迷走神经复合体掌管的区域。当令人苦恼的事情发生时，人会自动用面部表情和声调传达不安，这些改变意味着呼唤他人以求帮助。然而，如果没有人回应，威胁加剧，人们更古老的边缘系统会被激活。交感神经也加入进来，调动人体肌肉和心肺，促使人们做好战斗或逃跑的准备。人的声音变急促、音调变高、心跳变快。

如果无处可逃、无法阻挡危机，会激活最后的警报系统：迷走背核复合体。它穿过横膈膜，到达胃、肾和小肠，迅速降低全身的新陈代谢速率：心率降低（心往下“沉”的感觉），呼吸困难，内脏停止工作或直接排空（“吓到尿裤子”）。这就是人们解离、崩溃或惊吓时的状态。

人类有发达的情绪调节能力，了解多层迷走神经理论会使人们更好地通过调节呼吸及应用呼吸调节的其他方式促进健康。拥有悠久历史的非药物治疗方式，从呼吸法或吟咏，到其他运动及艺术形式，如气功、打鼓、集体唱歌、舞蹈等，所有这些依靠人际间的内在韵律达成的理解，以及声音和面部表情的交流，都能帮助人们从战斗或逃跑反应中转移出来，重新整理他们对于危机的感知，增强他们处理人际关系的能力，提升健康素质。

思维、大脑和身体的交流是控制情绪的康庄大道，我们的思维要转变，要学会怎样更好地调节人体的内在节律，达到有效追求健康、治疗疾病的目的。

三、自我感知系统

（一）调控自我意识的脑区

当人们什么都不想的时候，就会把注意力集中在自己身上，这个默认状态激活了脑区，一起构成了人们“自我”的感觉。通过扫描观察这种默认状态下的神经连接区域验证显示：这种神经连接从大脑内侧一直穿过大脑中间，到大脑后部。所有沿着内侧分布的结构都与人

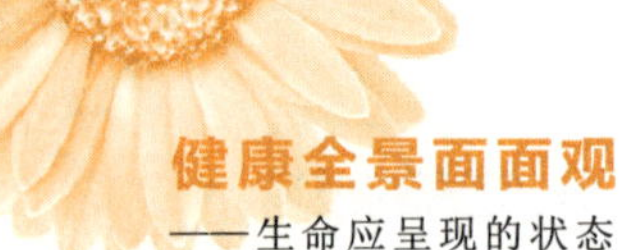

的自我意识有关。大脑后部的后扣带回，这部分负责感觉人体位于哪里，相当于人们的内置 GPS。这部分区域与内侧前额叶皮层构成“瞭望塔”。后扣带回也连接着其他负责身体感觉的脑区，如脑岛，负责将内脏感觉信息传送到情绪中枢；如枕叶，负责整合感官信息；如前扣带回，负责协调情绪和思维。所有的这些脑区都一同形成人们的自我意识。

有长期创伤史的人，上述脑区的活动性大为降低，他们的大脑中负责自我意识的部分几乎没有任何活动，结果让他们更难理解内在状态，也更难评估外在信息中与个人相关的信息。

这些患者为了应对创伤，以免自己长期处于恐惧中，学会了将大脑的一部分关闭，以缓解那些随着恐怖而来的内脏感受和情感。但在日常生活中，这些大脑部位也负责产生人们自我意识的情绪和感受。于是，就见到了这悲剧性的大脑适应：为了不再有可怕的感觉，他们也失去了生命力。内侧前额叶活动消失的人不能确认他们的身体感知和情绪来源，他们失去做决定或实现计划的能力。

（二）自我感知系统

原始感觉让人直接感觉到活生生的躯体，这是一种无须表达、不加修饰、直截了当的存在感。这些原始感觉反映了身体各种各样的感受，包括快乐与痛苦的程度。而且，这些原始感觉起源于脑干而不是大脑皮层。所有的情绪都是原始感觉的变奏曲。

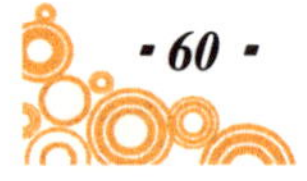

人们的感官在出生之前就开始塑造自身了。我们在子宫中时，皮肤感受到羊水的流动，听见血液流动和消化道工作的声音，随着母亲的移动而颠簸。出生之后，我们通过生理感觉来界定自我以及自我和环境之间的关系。这一切从感受到潮湿、饥饿、饱足和困倦开始。刺耳嘈杂、难以理解的声音和图像不断刺激人们尚未开发的神经系统。即使获得自我意识和语言后，身体感觉系统仍然时刻给予我们重要的反馈：沟通内脏感觉、面部和躯体的肌肉动作，强化痛苦和舒适的信号，以及产生食欲或性欲之类的欲望。周围发生的事情都会影响人们的生理感觉。看见我们认识的人、听见特定的声音（如音乐、警报）或感觉到特定的温度变化，在思考和行动之前，注意力已经在人们没有觉察到的时候转移了。

正如我们看见的那样，大脑的工作持续模拟和分析身上和周围发生的事情。这些分析会转换为人们血液中的化学信息和神经电信号，让身体和大脑发生或微小或剧烈的变化。这些改变通常在人们意识到之前就发生了：大脑的下皮层区可以以惊人的效率调整呼吸、心跳、消化、激素分泌和免疫系统。然而，这些系统在面临长期的威胁甚至持续的危机感时，都有可能不堪重负。

自我意识在保持自我平衡中起到关键作用：我们需要记下躯体感觉并对此做出回应，以保证人身安全。意识到冷，就会多穿一件衣服；感觉到饿和晕眩意味着血糖降低，迫使人们去吃东西；膀胱胀满的感觉让人想上厕所。所有在下意识地记录感觉的大脑结构都肩负着人们最基本的生存机能，如呼吸、食欲、排泄和睡眠周期。这是因为情绪和注意力与有机体维持基本生存息息相关。如果不知道躯体目前的生理状态，躯体的基本机能就无法维持。这些负责基本生存的大脑区域就是“原我”，负责创造的“非语言信息”是自我意识的基础。

身体状况、情绪和身体系统之间有密切的关系。不幸的是，由于创伤等原因，人们的自我意识和人们对身体的感知能力会被严重地分隔开来，这种分隔好像形成一道屏障，对意识来说，分隔部分好像是隐藏起来而不能感知到。这道屏障最有效地隐藏起来的东西之一就是身体，特别是身体的内部。这道屏障把身体的内部状态与自我意识部分地分离开。它倾向于阻止人们感受到我们称为自我的这个东西的起源和本性。

（三）自我能动性导向

研究证明：负面情绪会严重影响大脑区域接受来自肌肉、内脏和皮肤的神经信号，而这些受影响的大脑区域对于基本的躯体生存是极其重要的。回忆过往的情绪性经历会让人们体会到与原本事件相同的情绪感觉。每一种情绪在扫描结果上都呈现出独一无二的形态。例如，脑干的一个特定区域“会在悲伤和愤怒时激活，但不会在愉快和恐惧时激活”。所有的这些脑区都在边缘系统之下。人的日常表达中都包含情绪与身体的关系，例如，“你让我感到恶心”“这让我起鸡皮疙瘩”“我被噎住了”“我的心沉下来”“他让我毛发倒竖”。

研究表明，能动性源自“内感觉”，就是身体作为一种微妙的感官感知到的内容。内感觉越强，人们就越能控制自己的生活。了解人们产生感受的原因，首先需要了解感受的内容。如果能意识到人们不断变化的内在和外在环境，就能主动地控制它们，并学会如何观察内在环境。

直觉告诉我们什么时候是安全的、有助于生存的或危险的，尽管我们不太能解释为什么会有这样的感觉。我们的内在感官不断告诉躯体的需要。直觉也帮助人们评估周围的状况，如警告人们对面走来的那个人是不是很奇怪，也告诉我们那个沐浴在阳光下的、朝西的房间让我们感到宁静。如果你和你的内在体验联系得很好，你相信你的内在体验是正确的，你就会觉得你很好地掌控着你的身体、你的感觉和你自己。

人们越是忽略他们的内在感觉，就越有可能因为这些感受而困扰、迷惑、羞耻。那些不能自如地感知到内在的人，会更容易因为感觉的变化而受惊吓或陷入惊恐。

忽略或扭曲身体信息的代价是，不能够真正地体会到危险与伤害，而且同样糟糕地不能体会到安全与丰盛。自我调节依赖于你和你自身的友好关系。没有这种关系，你只能依靠外界调节，如药物、物质（如酒精），或他人的反复保证，或强迫自己服从他人的意愿。

没有明显生理基础的躯体症状在受过创伤的人中很常见。这些症状包括长期背痛和颈痛、纤维肌痛、偏头痛、消化问题、肠痉挛和肠易激综合征、慢性疲劳和一些类型的哮喘。创伤后的儿童得哮喘的概率比非创伤后的儿童高50倍。研究发现，很多经历致命性哮喘发作的人在发作之前都没有任何呼吸问题。

对于人类来说，当他们感到不安时，最自然的安慰方式是靠近另一个人。缺乏情绪感知的人经过练习之后，可以将他们的生理感觉和心理事件联系起来。然后，他们可以逐渐与自我产生联系。良好的自我感知会起到自我能动性导向。

四、健康支持与维护系统

人类生命健康的良好运行，依赖于一个坚强的支持与维护修复系统。这一系统在人类进化过程中不断完善，更有利于机体有效应对健康危险因素影响，提升防病能力。作为一个物种，人类有史以来的大部分时间都没有医生在旁。物种繁衍生息的事实本身就提示人们，人体存在强大的健康支持与维护系统。

我们必须相信，可以依靠身体内在的健康支持与维护系统来维护健康和战胜疾病。健康支持与维护系统的组成部分和运行机制极度复杂，我们可以在生物组织的不同层面上识别出健康支持与维护系统的运行机制。这些运行机制专业性比较强，如果无法全部吸收这里呈现的所有细节，只要弄懂基本原则，就能更好地维护与促进健康。

（一）微观面认识

微观面认识即从分子层面和细胞层面认识健康支持与维护。

1．从分子层面认识健康支持与维护

从分子层面认识，首先从 DNA 机制说起。DNA 是脱氧核糖核酸的英文缩写，它是生物细胞内含有的 4 种生物大分子之一——核酸的一种。DNA 携带合成 RNA 和蛋白质所必需的遗传信息，是生物体发育和正常运作必不可少的生物大分子。

从人类到病毒，在所有有机体中，DNA 的形式都是一个具有双螺旋结构的超大分子。双螺旋由两条糖分子链互相缠绕而成，中间有“横杠”相连。这些存在于一对对互补的含氮子单位（核苷酸）之间的“横杠”，以特定排列顺序将不同生物的 DNA 区分开来。DNA 中只有 4 种核苷酸，它们是组成基因密码的字母，能够拼写出不同的信息“单词”，决定各种生命形态的结构和运行方式。现代分子生物学的中心法则是：DNA 通过自我复制，将基因信息由一个细胞传递至另一个细胞，由一代传递至下一代；同时，DNA 可以把信息转录进另一种大分子 RNA（核糖核酸）中；RNA 能够从细胞核中游离出来，将这种信息加以翻译，制造出特殊的蛋白质，进而决定有机体的结构和功能。基因信息的复制、转录和翻译是生命最基本的过程。这一过程非常复杂和危险，因为在很多环节上都可能会出错。

例如，DNA 要进行复制或转录，长长的双螺旋结构必须解旋分开，每条链分别做模板形成新互补链。在此过程中，很容易受到某种形式

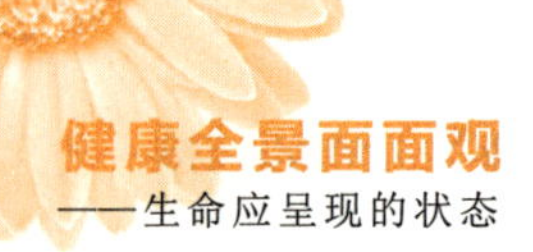

的能量（电离辐射和紫外光）和物质（化学诱变剂）的伤害。同时，在新链形成过程中也可能发生错误，比如核苷酸的位置出错。DNA 损坏会给有机体带来灾难性后果，人类已进化出了成熟的修复能力，以确保基因信息可以基本无误地代代相传。

再者是酶，它是生命活动的催化剂。所有这些复制、转录和翻译过程都由酶来控制。大量基因密码决定了如何生产酶分子，反过来，酶又对将基因密码变成生物实体的化学反应进行监督。从某种意义上说，酶就是执行 DNA 指令的“手”。

酶可以催化生命的化学反应，可以提高反应平衡的速度，而自身在这个过程中保持不变。在人体生化反应中，酶的作用必不可少，因为如果让这些生化反应自行发生，其速度根本无法满足生命的需要。人体发生的生化反应在体外进行，必须通过加温、加压，以及营造强酸性或碱性的环境来加速原本缓慢的化学反应，也可以通过添加化学催化剂来加速这些反应，但是化学催化剂通常需要在特定物理条件下才能达到最佳效果。而细胞内的酶能够在温和的生命条件下（温度相对较低，处于大气压之下，pH 值差不多是中性）催化反应，而且比无机催化剂更有效，它们被看作是高度复杂和高效的分子机器。通俗地说，酶好比灵巧的修改底物的分子机器：以惊人的准确性和速度把它们剪开，然后拼在一起、去掉一块，或者补上一块。

有一类非常有趣的酶，在与 DNA 结合后，能指导基因信息一步一步进行复制，并保证这一过程准确无误。例如，限制酶能按特定的顺序剪断 DNA 链；而核酸外切酶则会剪掉单链的末端；DNA 旋转酶催化双螺旋的分开和解旋，从而揭开信息转录的序幕；接下来，DNA 聚合酶指挥新的链条进行组装。

任何会影响细胞复制或转录过程中的 DNA 分子的因素，都有可能改变某个核苷酸，使它同邻近的核苷酸异常结合。这种变化会在双螺旋的一条链上造成一个缺陷，也就是一个基因错误。普通人体内有 100 万亿个细胞，每秒钟都有大约 1000 万个细胞凋亡更替，因此即使很短暂地暴露在能够从化学上改变 DNA 的因素下，也会将太多细胞置于危险之中！

DNA 发生任何异常改变，限制酶立刻就会发现，马上把受损的链条从发生缺陷部位的一端剪断；紧接着，外切酶将另一端剪断，这样就切除了发生缺陷的部位；聚合酶 I 用没有受损的核苷酸填补了这个空缺；最后，DNA 连接酶把两个断点连接起来。这是一个非常精密的分子版的剪切和粘贴过程。

如果在复制过程中，聚合酶 I 不小心把错误的核苷酸填补进新生的链条里，它也能够识别这一错误并消除它，恢复正确的序列。因此，聚合酶 I 实际上一边指挥新 DNA 的复制合成，一边检查自己的工作，并改正错误。

上述情况存在很多变数，DNA 可能受到多种不同的伤害，于是会有很多不同的酶负责修复 DNA。我们对其中的一些了解得很详细，对另外一些则不太清楚。大肠杆菌存在一种非常精密的机制——“应急反应机制”，损害 DNA 的因素会在细菌内引发一系列复杂的变化，从而使细胞停止分裂，使它们修复受损 DNA 的能力提高，这或许是通过增加修复酶的数量来实现的。

从大分子层面上可以看出健康支持与维护系统的一些基本活动，它们是生命体和非生命体的分水岭。这个层面上不存在免疫系统，也没有从大脑传递信息的神经，它处在远低于器官层面的位置。我们总结得出下面几条结论：

（1）健康支持与维护是生命固有的能力。DNA 具有制造修复自身的酶所需的所有信息。这种机制不断地运行，随时待命。

（2）健康支持与维护系统具有诊断能力，能够发现损害。

（3）健康支持与维护系统能够去除受损的结构并代之以正常的结构，这种功能是自发的，是 DNA 内在产生的一种自然趋势。

（4）健康支持与维护系统不但具有消除严重伤害的作用（就像大肠杆菌的应急反应机制），而且负责日常的即时修复工作，维持正常的结构和功能（就像 DNA 聚合酶 I 的检查和修复活动）。

（5）环境影响基因表达的过程。生活事件诱发的生化信息，让基因得到表达或者不表达，环境影响基因表达的过程，通过让甲基基团（一簇碳氢原子）添加到特异性的基因片段上（这一过程叫做甲基化）实现。生活事件影响基因的表达，但它并没有改变基因的基本结构。某些甲基化修饰是会遗传的，这种现象叫做“表征遗传”。这也证明身体在基因的层面记录着人的经历对健康的影响。

2. 从细胞层面认识健康支持与维护

每个细胞都有一层包裹的膜，叫细胞膜，这是细胞与外部环境的边界线，DNA 处于细胞核内。细胞膜具有清晰的层次结构，由脂状物（脂肪）和蛋白质构成，蛋白质深深地嵌在一种柔韧而流动的油脂状基质上。细胞外的物质不断地被运往细胞内，这个过程由细胞膜外表面上的受体完成，它们是一些专门的蛋白质结构，用以与特定的激素和营养素结合。细胞膜与细胞内一些由小通道形成的庞大体系相连，可以帮助细胞得到想要的东西，送走不想要的东西。新的细胞膜不断从细胞内合成出来，旧的细胞膜不断被吸收。

细胞膜最具生物活力的表现是内吞作用，细胞膜通过变形运动将细胞外的物质转运至细胞内。内吞作用表现为低密度脂蛋白能将血液中的胆固醇运往细胞内。当血液中的胆固醇与低密度脂蛋白结合时，它就是一种“坏胆固醇”，容易沉积在动脉血管壁上，造成动脉硬化和冠心病。血清低密度脂蛋白-胆固醇的含量太高可能导致心脏病，但是许多细胞都有能与低密度脂蛋白结合的受体，可以将其从血液循环中清除。

细胞膜外表面上的低密度脂蛋白受体与低密度脂蛋白分子结合时，它们会移动到细胞膜上另一个特殊的结构里，一个表面为蛋白质的凹陷处，被称为“被小窝”。一旦进入被小窝中，受体复合物就会经历内吞作用，形成囊泡进入细胞内。这个囊泡接下来与其他相似的囊泡融合在一起，其中的物质将在分类后运往不同的地方。一旦进入细胞，低密度脂蛋白-胆固醇就无法危害到动脉血管。事实上，细胞需要一些胆固醇来进行新陈代谢，而且它们能够处理多余的胆固醇。在分类的过程中，低密度脂蛋白受体被回收到细胞膜表面，而低密度

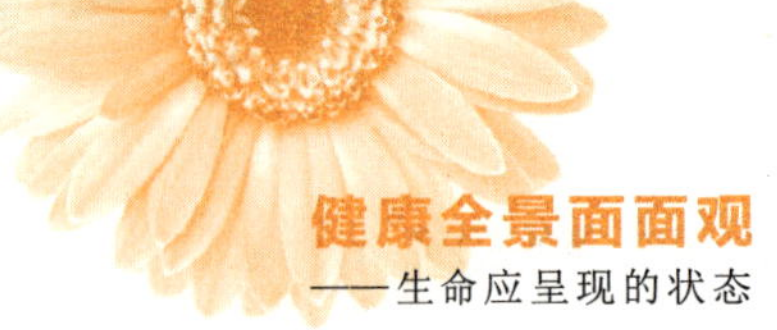

脂蛋白（和多余的胆固醇）则被送往一个叫做溶酶体的结构里接受处理。溶酶体含有强大的酶，可以将大分子分割成小块再进行处理。

在细胞膜的外表面，回收的受体可以结合更多的低密度脂蛋白，并再次回到细胞内部。研究表明，受体每10～20分钟循环一次，由于它们的生命周期是10～30小时，因此可以多次进出细胞膜，运送很多低密度脂蛋白分子，之后才会耗尽气力。当一个低密度脂蛋白受体的结构和功能退化后，它也会去溶酶体那里接受处理，其位置将由新生的受体代替。

当研究人员搞清楚内吞作用后，一幅关于细胞膜的令人头晕的图像就浮现出来了。看上去，在细胞表面的很多点上，细胞膜一直在被吸进细胞内（专业名词是“入胞”），加以检查，进行分类，然后回收到细胞膜表面。这一过程有识别并通过溶酶体去除有缺陷的膜结构的作用。

与DNA层面一样，细胞层面也有内在自发运行的健康支持与维护系统，它永不停歇地识别（诊断）、去除并替换（治疗）有缺陷的结构和功能。在细胞层面上同样存在组织再生的能力，它使健康支持与维护系统可以即时进行修复工作。细胞膜层面上的健康支持与维护尤其重要，不仅因为细胞表面受到的侵害很多，而且这里是细胞间进行交流的地方，受体在此与其他地方产生的分子相互作用。

细胞健康决定人体健康。人体大约有100万亿个细胞，它是组成有机体形态和功能的基本单位，所有有机体的生理功能和一切生命现象都是以细胞为基础的。

组成人体组织的细胞寿命差异显著，根据细胞的增殖能力、分化程度、生存时间，可将人体的组织细胞分为 4 类，一是更新组织细胞，属某种功能特化细胞，经过一定时间后衰老死亡，由新细胞分化成熟补充，如上皮组织细胞、血细胞等。二是稳定组织细胞，是分化程度较高的组织细胞，功能专一，正常情况下没有明显的衰老现象，在一些细胞丧失时，其余细胞也能进行分裂补充，如肝细胞、胃细胞等。三是恒久组织细胞，一生中没有细胞更替，破坏和丧失后不能由这类细胞分裂补充，如神经细胞、骨骼细胞、心肌细胞等。四是可耗尽组织细胞，如女人的卵巢实质细胞，在一生中逐渐消耗，而不能得到补充，耗尽为止。

细胞都有生命周期，如胃细胞只能活 5 天，人的表皮细胞每 2 周就要更换一次，血细胞的寿命不会超过 120 天，成年人的肝脏细胞每 300～500 天就要死亡，肠黏膜细胞的寿命为 3 天，而脑细胞、骨髓细胞、神经细胞的寿命有几十年生命周期，同人体寿命基本相同。血液中的白细胞有的只能活几小时，所以人体的细胞每时每刻都在进行着肉眼看不见的生命更替。

细胞核中存在着生命的本质——遗传信息。如果细胞发生功能障碍，就会引起组织和器官的功能性退变和病变。

血红细胞有携带氧气的功能，神经细胞有传导兴奋的作用，淋巴细胞有免疫的作用，体液中的吞噬细胞有消灭抗原的作用，肌细胞有运动的作用，干细胞有分化新陈代谢的作用，表皮细胞有保护组织的作用，视网膜细胞有感光的作用。

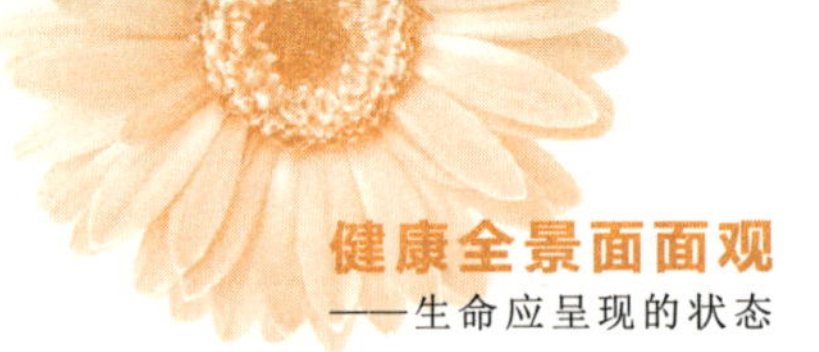

世界卫生组织对治疗疾病的最新定义是：治愈疾病最有效的路径就是修复细胞，改善细胞代谢，激活细胞。

细胞是人们生命的基本单元，每一个细胞都是一个生命体，它都要“吃、喝、拉、撒”，需要氧气、营养和能量来完成它的运作，不然细胞就会生病甚至死亡，只有细胞有了健康的“生命”，人才能有健康的生命。

要想健康，人体受损的细胞非修不可，细胞修复就是“清、调、补”。

（二）宏观面认识

宏观面认识健康支持与维护主要是从组织结构层面来说。细胞聚合成组织，组织聚合成器官，器官聚合成系统。在组织这一层，健康支持与维护变得更复杂，但基本特点相同。从伤口康复看健康支持与维护的过程：假设小刀割破了你的手指，你首先会感到疼痛，手指会流血，但疼痛很快就会减弱，也正是疼痛让周围神经告诉大脑你受伤了。正常情况下血会很快止住，凝结成血块，之后成为保护性的硬痂。如果你用心观察，还会注意到伤口周围在 24 小时内出现的炎症，微弱但明显的疼痛、红肿和发热。这是一种免疫反应，是由白细胞赶到这里抵御细菌入侵并清理这里的死细胞和垂死细胞造成的。

第一批占领这一区域的免疫细胞是中性粒细胞，这是一种最普通的白细胞，是身体防御力量中的“步兵”。紧随它们的是巨噬细胞

（“大嘴食客”），巨噬细胞能够吞噬和消化大量的细胞废物。与免疫活动同时进行的是，伤口边缘的正常表皮（上皮）细胞开始增殖，这些细胞从血凝块边缘的下方长出来，在中间互相融合，形成一层很薄但连续不断的膜，长成新皮肤。接下来，细胞加速增殖，生成一个柔软、粉红的米粒样组织，被称为肉芽组织，它会填满伤口留下的缺损部分。在显微镜下，肉芽组织里全是成纤维细胞，这种细胞能合成蛋白质，为身体添砖加瓦，同时还能够形成新的血管。新血管起初就像是原有血管断口上长出的花蕾或小芽。最终，免疫细胞撤退，新皮肤生长变厚，硬痂修复，恢复原状。

对伤口复原机制进行研究后发现，一种叫做生长因子的化学调节剂在其中起了重要作用。生长因子是细胞生产的非常微小的蛋白质（多肽类），血液中也存在这种因子，它们能够促进或抑制细胞生长。例如，被称为成纤维细胞生长因子的多肽一族不仅能够促进成纤维细胞生长，而且可以激活形成新血管的所有必需步骤。表皮生长因子可以通过与细胞膜上一种特定的受体结合来促进细胞分裂，结合发生后它们能以某种方式增加细胞核内 DNA 和 RNA 的合成。转化生长因子 α 与表皮生长因子受体相结合，能够促进细胞生长；而它的 β 亲戚——转化生长因子 β 则具有相反的作用，能够抑制大多数细胞的生长。

这些相反因素之间的平衡对于健康支持与维护来说至关重要，因为不管从哪个方向对细胞施力，如果没有阻抗力量，其结果都是灾难性的。成纤维细胞生长因子和表皮生长因子如果没有相应的拮抗力量，就可能导致细胞失去控制地生长，有可能转化成癌症（例如，新

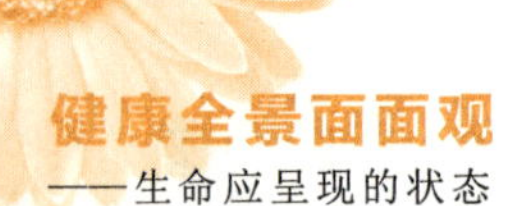

血管失去控制的增殖是恶性肿瘤快速发展的常见特点）；如果抑制作用缺少阻抗力量，就会阻碍健康支持与维护，使得伤口无法复原、易受感染，或者造成新的伤害。

因此，在生物组织这个更为复杂的层面上，除了在DNA和细胞膜层面上看到的所有特点外，我们还看到健康支持与维护系统亦存于影响细胞生长增殖的促进因素和抑制因素之间的协调平衡。更为重要的是，这种平衡似乎还支撑着健康组织的正常活动，而不仅仅是受伤时的康复反应。这再次证明了健康支持与维护系统除了具有应对受伤和生病的特殊功能外，还负责健康的即时维护。

组织层面上的健康支持与维护的例子是骨折的修复。健康支持与维护系统对此非常在行，一旦修复工作完成，就连放射科医生都无法说清骨折的具体部位。骨折初期的康复步骤与我们刚才看过的大致相同：血块充满并包裹断裂的部位，将其封闭，为成纤维细胞和新血管的生长提供一个大致的框架，然后，血块变成一团叫做软骨痂的组织。接下来，健康支持与维护系统采取了与修复表面伤口不同的方法：骨折发生1周后，新的软骨和骨骼开始在软骨痂里出现，并最终形成一个大纺锤状的临时骨痂，非常有效地充当了断骨的夹板；两三周后，这块夹板就会长到最大，然后随着骨骼结构的增强而不断变结实。

新骨骼的形成也蕴含了两种相对的力量，由生长因子与一些被称为成骨细胞和破骨细胞的特殊细胞共同调节。成骨细胞建造骨骼，而破骨细胞分解骨骼，这两种力量的此消彼长由肌肉及骨骼承受的压力决定。假定骨骼的断裂面很整齐，那么健康支持与维护完成后，重建工作通常相当完美。

已失去或受损结构的再生，在3个层面上都能看到健康支持与维护的能力，身体的表层皮肤不停地脱落，新皮肤不断地生长出来；肠道的整个表层每天都蜕换一次。这是一种非凡的再生本领。更引人注目的是人体最大、最活跃的器官——肝脏的组织再生能力。若切掉大部分肝脏组织，最多可达80%，剩下的部分只要是健康的，就可以在几个小时内重建失去的部分。部分肝脏细胞受到肝炎病毒或化学毒素的破坏后，类似的结构和功能重建也会发生。

其他器官似乎不能再生。例如，心脏病发作引发的供血不足会造成心肌坏死，这部分心肌支持与维护的形式是形成一个纤维状硬痂，原来的肌肉组织却不能再生；大脑里的神经元也不能再生。心肌细胞和神经细胞具有特殊的功能，分化得太专业，以至于它们似乎丧失了重新生长的能力。然而，在这些重要的细胞里也可能存在启动细胞核内DNA正确排序的开关，只是我们还没有发现而已。如果科学开始关注健康支持与维护系统，找出并弄明白它的运行机制，控制细胞生长分化的电子和化学机制，将来某一天就可能让受损的心脏、大脑和脊椎再生，那时，一个以健康支持与维护为导向的医学新时代将会真正到来。

如果我们从整个身体系统的层面上看，比如循环系统、消化系统、免疫系统，健康支持与维护仍然普遍存在而且作用强大，只是更分散、更神秘。

证据表明动脉硬化可以逆转，只要去掉动脉硬化的形成因素，逆

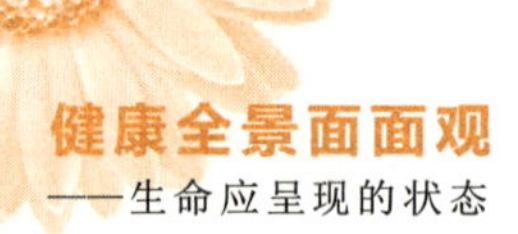

转就会发生。已经观察到，那些按计划极大地降低了血清胆固醇含量，并且学会用不同方式处理压力和情感问题的患者，冠状动脉硬化的情况都有所好转，血流量相应增加。而且，身体对改变生活方式的反应非常迅速，运用复杂的心脏灌注（类似铊扫描），医生可以监测到，某些患者改变生活方式不足1个月，冠状动脉里的血流量就增加了。这些改变发生的机制还不太清楚。

在许多患其他疾病的患者身上，只要他们放弃增加患病机会的生活方式，转向有益于健康的生活方式，同样会出现迅速而惊人的康复现象。

健康支持与维护系统在保持心理健康方面也发挥着重要作用。就拿悲伤做例子。为失去感到悲伤是一种非常普遍的体验，而且不管是失去宠物、工作、恋人、配偶还是孩子，悲伤的本质都一样。每种失去都能引发相似的悲伤，每种死亡都让人们想到自己的死亡。然而，悲伤的形式因人而异，且与每种失去的性质和象征意义有关。悲伤是一个尝试接受失去并在新环境下达到新的情感平衡的过程。悲伤本身就是一种健康支持与维护。

悲伤发生的表现有不同阶段，第一个阶段是震惊和否定：“不，这不可能发生！”否定是天然的麻醉剂，尽管它声誉不佳（而且，如果一直持续下去，显然也不健康），但是作为一种临时反应却非常有用，可以让当事人保持稳定，否则，悲伤的冲击力一下子全都发挥出来将是毁灭性的。否定可能一开始表现为气愤，或者在后来转化成愤怒：“这怎么可以发生在我身上呢？”第二个阶段是愤怒之后可能会出现祈愿式的幻想："如果我是个更好的妈妈（爸爸、丈夫、妻子、儿子、女儿、人），这样的事就不会发生了！"第三个阶段是抑郁："我活不下去了！"尽管看上去像是一种疾病，但抑郁实际上是悲伤过程中一个更高的阶段，它代表了对失去无意识的接受，不再幻想能够恢复到过去的情形。第四个阶段是升华期，当接受变成有意识的行为时，悲伤也就结束了，失去被消化了，在某些情况下甚至被当作一份开启新生活的礼物，情感重新变得轻松起来。了解情感康复的自然模式，可使人更好地度过这一过程，适当地表达自己的情感来促进健康。

健康支持与维护系统对人们的健康发挥着重要的保障作用，一些披露的病例体现了非常复杂的健康支持与维护机制，显示人体修复和再生的潜力远远超出了普通人的经验。健康支持与维护系统在不同层次发挥各自的功能，达到维护健康的作用，使系统的功能协调有序，进而发挥更大的维护健康作用。

五、喜怒哀乐的物质基础

人类是基因创造的机器，基因的设计，使得人有了喜怒哀乐等情绪，这些情绪是由人脑中化学物质的含量变化决定的。

（一）情绪是人应对环境变化的外在表现

情绪，是对一系列主观认知经验的通称，是多种感觉、思想和行为综合产生的心理和生理状态。最基本的情绪有喜、怒、悲、恐等。

人的情绪是人应对环境变化的副产品。人的情绪由人脑化学物质的综合含量决定，如多巴胺、血清素、脑内啡等。

多巴胺，是一种奖励性的神经传递物质，用来帮助神经细胞传送脉冲信号，主要负责大脑的情欲和感觉，与上瘾有关。多巴胺分泌后，人会感觉快乐。人的基本生存活动，如呼吸、饮水、饮食、运动和性活动都会导致多巴胺的分泌。

血清素，是一种抑制性神经传递物质，其主要职责之一是指挥所有的神经递质，根据其他神经递质传送的信息来决定哪些信息重要而需要优先传递，并抑制其他神经冲动的传递。血清素使得各种无序的、令人烦躁的神经冲动被抑制，使人免受怒火、焦虑和失眠等，人由此获得平和的感觉。

脑内啡，是一种神经传导物质，是人体产生的一类内源性的具有类似吗啡作用的肽类物质，负责快乐和镇痛。脑内啡使人产生幸福的感觉，当缺乏脑内啡时，人会产生悲伤的感觉。

人的情感体验受制于脑内化学物质的综合水平，人的快乐、烦闷、平和、愤怒、淡定、恐惧等，都是由脑内化学物质的综合水平决定。

人的喜怒悲恐，是由人脑的一些化学物质决定的，而且只是由人脑的一些化学物质决定的。仔细想一想，你之所以喜欢或厌恶，是因为脑提高或降低了多巴胺的水平；你之所以愤怒或平和，是因为脑降低或提高了血清素的水平；你之所以悲伤或幸福，是因为脑降低或提高了脑内啡的水平；你之所以恐惧或淡定，是因为人脑降低或提高了多巴胺、血清素、脑内啡的水平。

对于同样的人或事，只是因为体内某种化学物质含量的不一样，你会出现喜欢或厌恶这个人或事的不同情绪。或者说，使你喜怒悲恐情绪变化的，只不过是你脑内的某些化学物质含量的变化而已。由此可见，人是脑内化学物质的奴隶，人的情绪体验是人应对环境变化的副产品。一旦人脑内的化学物质达到某种水平，不管人愿不愿意，他都会自动体验相应的情绪。

你的喜怒悲恐只不过是体内化学物质相互作用引起的，是很基本的低层次作用过程，我们实在没有必要把精力放到关注喜怒悲恐上面，更不要说因喜怒悲恐而产生不正确的念头，如放弃事业、抛家弃子等行为。

（二）情绪化是导致心理疾病的主因

人脑内的神经递质含量变化越大，情绪变化也越大；人脑内的神经递质含量变化越频繁，人的情绪变化就越频繁；人脑对神经递质变化的敏感，导致人的情绪化。

由于基因的遗传因素，有些人的大脑神经系统对神经递质的变化特别敏感，使得这些人毕生都被情绪左右。情绪化的人不仅会造成自己心理上的创伤，还会影响工作和人际关系，并且常常在感情强烈冲动的情况下做出缺乏理智的行为。

对多巴胺变化敏感的人，在多巴胺正反馈机制的驱使下，毕生都在寻找多巴胺，并因此而形成贪欲，如贪钱、贪权、贪情、贪爱、贪杯、贪赌等，甚至剥夺别人钱财、压迫别人等，这些极端手段都会成为他们获得多巴胺的途径。

对血清素变化敏感的人，由于无法有效地控制自己的情绪和行为动作，使得人际关系很差，他们也因为频繁剧烈的身体反应而使健康状况变差，最重要的是，这严重败坏了他们的福分，导致他们事事不顺。

对脑内啡变化敏感的人，由于意志力的波动，导致人脑的信息处理中心无法正常工作，表现出唯唯诺诺、胆小怕事的特质，对事务没有担当，更别提能勇敢面对艰难环境及承担对家庭和群体的责任了。

情绪化的人，严重时会出现抑郁症、焦虑症、强迫症、疑虑症、恐惧症和躁郁症等。如有些人由于大脑无法正常分泌多巴胺，使得他们对任何事物和意念都缺乏注意力，导致对任何事情都提不起兴趣，看什么都不顺眼，表现为闷闷不乐，他们常常有轻生的趋向。再如有些人由于大脑无法正常分泌血清素，使得他们的自我控制力较低，导致一受到外界刺激或自身情绪波动时就容易爆发，通常表现为喜怒无常。

情绪化的人，表现出极度自私，别人的生命、安全、财产等都让位于自己的感受，只有自己的面子和感受是第一位的，典型的心理不健康的人就表现为极端的情绪化。这些人常常由于破坏群体关系，被看作是坏人或被当作另类人。

情绪化的人，由于毕生都受到化学物质的摆布，真的很可怜，特别是当他们陷入各种欲望时，更容易自甘堕落而无力自拔。对于情绪化的人，我们不仅要理解、宽容，更要引导和规范。当他们由于情绪化而走上错误的道路时，我们要拉一把，而不是顺着他们的感觉来。

（三）愉悦是行动指南

大脑中的不同脑区通过一定的连接和组合，形成不同的功能区。大脑内部深处，与奖赏有关的区域并非只有一个，而是由一组互相连接的结构组成了奖赏回路，它们全部靠近大脑基底并集中分布于中线位置，包括腹侧被盖区、伏隔核、内侧前脑束、中隔、丘脑和下丘脑。愉悦回路的中轴线是腹侧被盖区里含有多巴胺分子的神经元以及投射到伏隔核的轴突。腹侧被盖区的神经元还将释放多巴胺的轴突传递到前额叶皮质、背侧纹状体、杏仁核和海马区域。腹侧被盖区一方面接收来自前额叶皮质的兴奋传导，另一方面接收来自伏隔核的抑制传导。

当腹侧被盖区的神经元被激活时，电脉冲就会从腹侧被盖区的细胞体一直传到负责信号传导的纤维、轴突上面。轴突的末端即轴突终末，具有特殊的结构，而一些腹侧被盖区的轴突终末位于较远的伏隔核区域。当电脉冲到达轴突终末时，就会引起神经递质——多巴胺的释放。这些多巴胺存储于轴突终末中被膜包裹的囊泡里，这些囊泡也被称为突触小泡。电脉冲一旦抵达轴突终末，就会产生一系列复杂的电位变化和化学传递，从而促使突触小泡的外膜与轴突终末的外膜结合。于是，小泡中的多巴胺就会被释放到轴突终末周围狭小的、充满液体的空间，即突触间隙。随后，多巴胺分子会慢慢扩散，再与目标神经元上特定的多巴胺受体结合，启动一系列化学信号的传递，如下图所示。

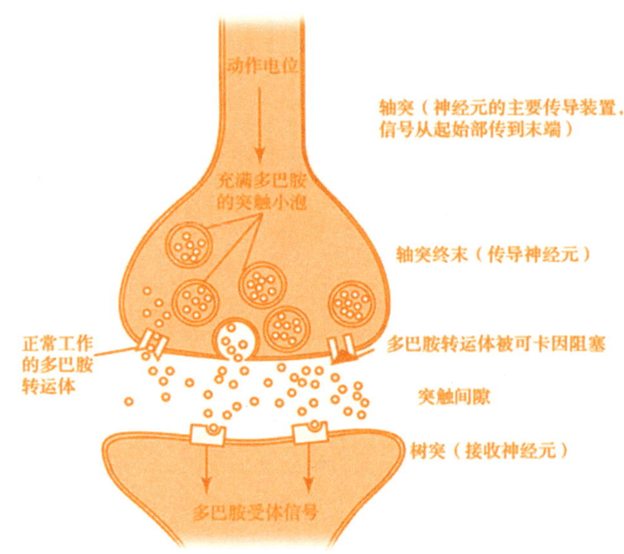

大量多巴胺存储于突触前（传递信息）神经元里被膜包裹的突触小泡中。当动作电位从轴突传递到轴突终末时，就会促使突触小泡的外膜与轴突终末的外膜结合。于是，小泡中多巴胺就会被释放到充满液体的突触间隙。释放到突触间隙的多巴胺与在轴突终末的树突（负责接收信息）的多巴胺受体结合，然后发生作用，或者通过多巴胺转运体回收到轴突终末以供将来所需。一些精神活性药物能够阻碍这一回收过程，促使多巴胺继续停留在突触间隙，从而更有效地激活多巴胺受体。

腹侧被盖区的神经元也会将释放多巴胺的轴突传递到其他脑区，包括负责情绪功能的杏仁核和前扣带皮质、有关行为习惯养成的背侧纹状体、与事实和事件记忆相关的海马体、控制判断和计划的前额叶皮质。

大脑的调节机制是通过形成奖赏回路来实现的。形成奖赏回路，以及释放多巴胺的触突可以延伸到更广泛的脑区，实现了大脑调节作用的广泛性，这一切都是通过释放多巴胺来调控指导行为。这一机制被某些精神活性药物（至少在一定程度上）通过挟持大脑的愉悦回路产生效果而验证。

1. 脑内啡：大脑内的天然吗啡

某些行为能导致腹侧被盖区含有多巴胺的神经元被激活，从而在目标区域释放出多巴胺，使人们产生愉悦感，同时这个过程也能通过植入电极并刺激的方式完成。关于药物使用的一个简单假说就是，人类追求各种各样的精神活性药物，无论是兴奋剂、镇静剂、阿片剂、致幻剂还是其他有混合作用的药物，它们都能激活内侧前脑束的愉悦回路。如可卡因和苯丙胺这类兴奋剂通过阻断多巴胺进入突触终末的再吸收，促使腹侧被盖区神经元释放多巴胺，从而延长多巴胺在腹侧被盖区目标区域的作用以及刺激愉悦回路的过程。除此之外，还有一些并不以多巴胺系统为目标的药物，如吗啡以及与吗啡有关的药物（如海洛因和芬太尼）能使人产生巨大的欣快感，但它们对多巴胺信号的传递却没有直接影响。

科学家发现，大脑确实存在着某种化学物质能够与吗啡受体结合并使它得到激活，这种天然的吗啡类似物就叫做脑内啡。研究人员发现，阿片受体和脑内啡具有不同的生化作用。脑内啡 / 阿片系统扮演着多重角色，它们与疼痛知觉、情绪、记忆、食欲以及消化系统的神经控制等多种功能有关。

2. 愉悦是一切行为的指南针

愉悦回路在没有人为干预的情况下如何正常且自然地发挥作用。为了生存和繁衍，人类能做出满足自我基本需求的行为，如进食、饮水等。获得愉悦而做一些行为并不只是人类的专利，事实上，愉悦回路在进化史上早就出现了。即使栖居在泥土里的线虫，全身仅有 1 毫米长，只有 302 个神经元，它也有基本的愉悦回路。这类虫子以细菌为主食，依靠灵敏的嗅觉寻找食物。但是，当含有多巴胺的 8 个关键神经元功能受阻时，即使是最爱的食物源，它们也会表现冷淡，即便侦察到了气味也不感兴趣。如果把这些虫子比作人类的话，那么它们就是对眼前的细菌美食完全提不起兴趣。这个例子表明，愉悦的生化基础似乎经过了几亿年的进化，被最终保留了下来。不管是线虫还是人类，含有多巴胺的神经元都在其愉悦回路中占据着重要位置。愉悦回路对行为发展的重要作用也在从线虫到人类的各个物种的进化过程中得到了体现。

人类、老鼠和其他哺乳类动物的愉悦回路则更加复杂，它通常与大脑中做决策、计划，掌控情绪和储存记忆的脑中枢交织在一起。当获得某种愉悦的体验时，我们会在不同的时间段启动各种联想：①喜欢这种体验（立马就能感受到愉悦感）；②把外界的感觉线索（画面、声音、气味等）和内在的感觉线索（当时的想法和感受）与愉悦的体验联系在一起，然后预测怎样才能再次获得类似的体验；③评定愉悦体验的价值大小，以便将来可以在多个愉悦体验中做出选择，并决定愿意付出多少代价和风险去获得这些体验。

研究表明，愉悦机制是一切行动的指南，但这一机制不能区分行为的善恶，暴饮暴食、纵欲、吸毒和病态赌博都是恶习，参加志愿活动、冥想、获得社会认可或者参与慈善捐款等行为也都能激活大脑中的愉悦回路。因此，恶习与善行在神经学上有共同之处，不管一个人走哪条路，愉悦始终是我们的指南针。

（四）优化情绪体验

基因的设计，使得人可以通过分泌不同的脑神经递质去获取食物、躲避危险、休养生息和捍卫权益，因此带来的情绪体验只是达到趋利避祸目的的手段，是人类为了适应生存而形成的一种个体无意识和自主的行为。在群体社会的发展中，人们本末倒置地去追求情绪体验而使自己长时间处于喜怒悲恐的情绪体验中。

我们通过呼吸吐纳的方式，持续分泌适量的血清素，来抑制喜、怒、恐、悲、欲、躁以及各种杂乱信息，从而进入“宁静”状态。在“宁静”状态下，我们友善乐观、积极进取、身体平和以及感受愉悦，处于良性生活状态。

睡前不进行剧烈运动、不摄取兴奋物质等，可以让人们有充足的时间抑制肾上腺素和去甲肾上腺素，让心跳、血压舒缓，血流变慢，中枢神经处于抑制状态。

有规律的作息使人们在某个时刻开始分泌充足的褪黑激素。充足的褪黑激素使生物钟进入黑夜状态，从而使中枢神经处于抑制状态而有利于睡眠。

六、意识是生命健康导航器

我们都是精致的自动机器。这台“机器”有多种功能，比如食物的消化，心脏和脉搏的跳动，身体各部位的营养和成长，呼吸、清醒和睡眠；感受光线、声音、气味、味道、热量和其他外部感觉；在常识和想象中，对这些感觉的印象，还有这些思想在记忆中留下的痕迹；人的欲望和热情；身体部位，灵巧地随着物体对感官的作用而运动……这台“机器”的功能是由各器官自然完整的配置决定，正如钟表或其他自动化操作的运行由平衡锤和齿轮的状况来决定一样。我们的健康有赖于各种功能的良好实现。意识起到使各种功能良好发挥的导航器作用。

（一）意识的产生

人类的意识体验都有着相似的来源，那就是存在于被激活的具有生成和传递神经信号的大量脑回路里。一个连续的脑网络突然被激活，意识就在这个全部激活的连续脑网络中形成。

意识表明了大脑中一种联系的形成，这一联系为灵活的信息共享提供了基础。意识的产生依赖于脑区间相互连接的密集网络，在皮质的最顶级，通过交换大量信息保持同步性。大脑中有着长距离传播信息所需要的长距离连接结构，当信息进入意识后就会引起这些相互连接的区域系统性激活。

意识的形成是一种自然分工的过程。由意识活动、潜意识（无意识）活动按照各自的功能与分工，并快速有序工作而形成，即将意识分成一大群无意识的统计者和一个有意识的决策者。从知觉到语言理解、决策、行动、评估和大脑的抑制等都有无意识思维体现。在意识之下，存在大量平行运作的无意识处理器，它们不间断地运行，提取关于周围环境的最详细、最完整的解释信息。人们的无意识知觉利用传入的感官数据来计算感受物体的颜色、形状及外界可能有的动物或人存在于我们周围的概率。我们的意识却只窥探了这个概率宇宙的一角，也就是统计学家所称的来自无意识分布中的“样本”。意识消除所有的歧义，获得一个最简化的观点，并对当前世界的理解做出最好的总结，这一总结就是意识的范本。之后将这个总结范本传递至人们的决策系统。意识的形成机制是人类在适应发展需求过程中形成的科学机制。意识就是在大脑中起决策作用的装置，它将在无意识层面形成所有可能性意识样本，以利于人们进一步决策。因此，意识能力与人类的生存密切相关，意识与健康的关系更为密切。

注意是指“大脑以清晰生动的形式选定脑中可能同时存在的多个物体或者多个思路中的一个”。这种选定就是指将信息带到思维的第一线，这样在脑中才能形成人们可以“牢记”的事物，也使得人们能够用语言或者手势将其表示出来，能表示出来的信息就是有意识了。从多条思路中分离出一条思路，也就是我们现在所谓的“选择性注意”。在任何时候，我们的感官环境都充斥着无数潜在的知觉。同样，我们的记忆里也充满了可以在下一瞬间浮现在意识中的知识。为了避免信息过载，大脑的许多系统使用了一种选择性过滤机制。在无数种潜在的思维中，进入大脑的是某人在自己的认知模式下的最佳选择，经过这个复杂的筛选所得的结果就是我们所说的“注意”的作用。大脑无情地剔除无关的信息，最终根据其重要性或者与我们当前目标的相关程度分离出一个意识的客体。然后，脑将这个刺激信号放大，这样就可以指导人们的行为了。在这些作用机制的指导下，锻炼注意的方式，形成良好的认知模式，会对个人的成长与健康起到巨大的促进作用。

（二）意识的作用

意识的作用表现为意识使信息长久保留并让思维延续。任何被人们意识到的信息，不论外部刺激存在与否，都能被人们长久地保留于脑中。能被保留在大脑中的知觉信息就能被报告出来，就可以将其储存在长期记忆里或者在计划未来时使用它。

意识的另一作用表现为社会分享。对于现代人类，意识信息不只在个体的脑中传播。由于语言的存在，意识可以在不同的脑之间跳跃。在人类不断进化的进程中，分享社会信息越来越成为意识最核心的功能之一。由于人类语言、非语言指示和手势的存在，一个人脑中出现的意识综合体可以迅速传递给他人。意识符号所具有的主动社会传递性使新的计算能力成为可能，即人类可以创造出“多核”的社会算法。这种算法不仅会利用个体脑所拥有的知识，而且允许多种观点、不同的专业水平以及不同来源的知识相碰撞。人类独具意识交融作用，并在多元交融中创新，形成更多新观念的特征。这也是人们追求精神健康的基础。

（三）精神能量引导生命航程

人类的生命活动依赖于精神能量，意识成为生命活动的载体，它的正常运行依赖并调节精神能量。

人类无时无刻不在与外界进行能量的交流碰撞。人的思想、行为在意识的作用下，对世界产生影响，同样，日月山水、鸟兽花木也不断给予人们心灵刺激，成为意识的来源。当自我生命力的振动频率与外界事物的振动频率一致，形成共振时，就能让人体验到快乐和美，有时竟会有销魂的感觉。一个生机勃勃的人，是善于对外物进行反应的人，他肉体上敏感，精神上开放，与世界有着无比广泛的内在联系；他的能量流动自然而然，与大自然、与所有生命不可分割地交织在一起。人类，乃是其中赋有特殊意识能力的物种。

未有意识之前，人完全依靠本能的冲动与反应；有了意识之后，盲目的生命力就开始有了一定的主观目的和方向。人类超越其他动物的地方，即在于人的精神能量运行受到意识的影响和控制，不再局限于本能的机械式链条。如面对食与性的诱惑，人能够在一定程度上克

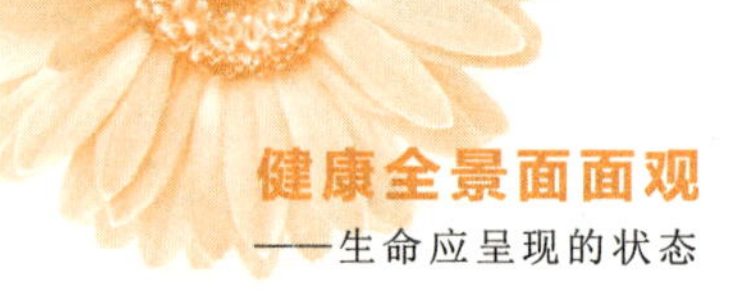

制自身的欲望，不只是动物式条件反射的驱使。动物和植物只是本能地表现它们的生命力，而对人类来说，生命力可以被有意识地引导，通过适当的训练可以使个体获得非凡的技艺。我们给自己一个目标，命令自己把精力主要投入到学习或某项事业当中；久而久之，我们养成了严格的习惯，形成某种较固定的生活方式，就会使能量的流动方向遵循一定的模式，保证生命力源源不断地投入到既定的目标。这样，每位个体都可以在某个领域当中通过学习和训练取得卓越成就，能完成极其复杂与极富创造性的工作。

人精神的本质，是一种能量，是一种赋有意识的能量。人在成长过程中受到社会环境的塑造，精神能量有着多种多样的分配与流动，因此几乎每个人都有着独特的模式，这种模式以神经元组成细胞集群模式为基础，表现为各自不同的身心特点和性格特征。从感觉、知觉到情感、心理，变化多端，形成了个性的千姿百态。其中，认知结构（或图式）可谓是意识的核心部分，它决定了一个人如何看待世界，以及对世界做出怎样的反应。

认知结构是人们从童年期开始通过生活经验建立起来的，它是个体或群体经验的总结，包括了一个人对自我与世界的假设、逻辑推理方式等，是最根本、最基础的思想观念。皮亚杰指出，认知结构从最初的产生到功能的日趋强大和完善，是一个演变转换的过程，它会越来越复杂和精致，并由低级向高级发展演化。运转正常、功能良好的认知结构，能提供对现实的恰当认识，保障生活中各项任务的完成；而运转失灵、功能不全的认知结构，则会使头脑形成对现实的歪曲映像，导致人做出错误的行为和决定。

人精神能量的流动，是在认知结构作用下的流动。它有时是潜意识的，有时能被人察觉知晓。由于人具有主观能动性，它还能在意识的指挥和命令下朝向特定目的，左右人的行为。认知结构影响着生命力的流动，有时还主要决定了精神能量的运行方式：人可以选择自我成长的方向，让生命力投入某一领域中，从而成为该领域的行家里手。认知结构最能体现人的意识能力，也具有意识的功能和特点。人类在它们的指导下改造自然，实现种种愿望和成就，建立了文明的大厦。意识活动的正常进行也是精神心理健康的基础和动力，指导并影响着健康的实现。

七、健康的隐形翅膀——专注力

（一）专注力与健康

专注力贯穿于无数心理过程中，包括理解、记忆、学习、感觉和知觉、理解他人的情绪以及良性互动等。大脑通常只会记录下专注力的最终产品。比如，想法好坏、意味深长的眼神、诱人的笑容、清晨咖啡的香气，却没有觉察到意识本身的流淌。专注力能够塑造并决定人们的经验，让我们与世界相连。对专注力的运用决定了人们所看到的东西。

专注力包括专注力单向集中、选择性注意、意识的开放性，还包括专注力在执行控制作用下的自我监测和心理调节的过程。专注力相当于“认知肌肉”，我们要依靠它去理解故事、把握任务、学习或创造。

根据专注力的范围分内在专注、对他人专注和外在专注。要过上美满的生活，这几种专注力缺一不可，都要熟练运用。内在专注，可以使人们聆听直觉和价值观的声音，做出更明智的健康决策；对他人专注，使我们与他人的关系更加和谐；外在专注，可以让人们在广阔天地任意翱翔，同时对外在可能存在的健康危害因素有了客观全面的认识，并能正确防御它。我们若不关注内心感受，就会随波逐流，察觉不到身体发出的健康警示，最终酿成大祸；或不关注他人就会进退失据，不关注所处的大系统就会墨守成规。3 种专注力之间取得平衡，会使人们受益匪浅。专注力帮助人们在快乐和效率之间取得平衡，可以使人们在健康储蓄与健康产出之间取得平衡，使人们在健康长寿与社会意义之间取得最大化平衡。

分散专注力有感觉干扰和情绪干扰。感觉干扰比较容易克服，比如在阅读这段话的时候，你通常不会留意字句之外的空白。情绪干扰较难消除，例如，你坐在咖啡馆里，周围的喧嚣对你不会有很大的影响，你可以专心回复邮件；假设你无意中听到有人说起你（这是一种强烈的情绪诱惑），就很难做到置若罔闻，你的专注力会条件反射般地提醒你留心别人怎么议论你，手头的事早被抛诸脑后了。

我们很多的关键能力都建立在专注力之上。研究表明，专注力决定行为表现。专注力有缺陷，人们的表现就差劲；专注力健全，人们的表现就出色，且健康始终处于良好的状态。专注力为人们实现全面健康插上了一双隐形的翅膀，专注力的影响无处不在。我们对健康促进有了深刻的认识，追求健康主要在于自我管理做得是否到位，专注力是影响自我管理的一个关键因素。良好的人际关系对身心健康有着重要的促进作用。专注力有缺陷，会危害生活和事业；对自身健康管理做不到位，也不会收获良好的人际关系对健康带来的益处。专注力良好，则可以提高效率，促进健康、成长、成功。融洽的关系离不开人们共同的专注力，即彼此关注点一致。面对纷繁复杂的大千世界，我们从来没有像现在这样迫切地希望构建和谐的人际关系。

信息社会的到来，信息消费的是人们的专注力。因此，信息越多，人们越不专注。阅读能力将受到信息碎片化的影响而降低。这样也越容易出现心理问题，提醒人们保护提升健康的隐形翅膀——专注力越发显得重要和迫切。

1. 专注如何影响健康

情感风暴是专注力最大的敌人。比如，最近你与亲密的伴侣感情破裂了，一直为此心烦意乱。思想负担有一定的积极作用，它能促使人们认真思考如何应对困扰的问题。但无用的胡思乱想与建设性的深思熟虑之间是有区别的，它们的区别在于是提出试探性的方案或想法，然后摆脱思想负担，还是陷入持续的焦虑，不能自拔。这也就提示人们调整情绪是维持心理健康的一个重要环节。

对一个目标保持专注，而忽略其他一切东西，是人们对想关注的目标起到强化的作用，对想忽略的东西起到抑制的作用。专心致志意味着排除情绪干扰，因此，选择性注意可抑制情绪的回路。专注的人

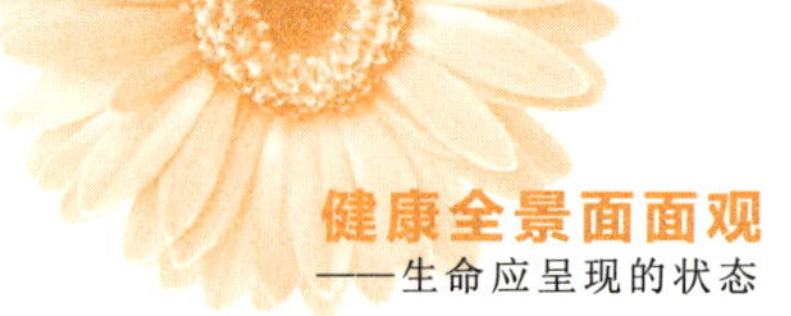

更不容易受情绪起伏的影响，泰山崩于前而面不改色，身处感情旋涡而不摇摆。

如果无法摆脱情绪干扰，我们就容易陷入慢性焦虑的怪圈。进而发展为临床病症，如抑郁症、焦虑障碍、强迫症等。专注力能否灵活切换，关系到人们的健康幸福。

选择性专注力越强，人对正在处理的事务就越能保持专注。你可以在聚会场合发现专注的人，他们一心一意和别人聊天，目不转睛地看着对方，完全被对方的话所吸引，全然不顾旁边的音响正在播放动听的歌。相反，不专注的人一直在玩乐，眼睛四处寻找吸引人的东西，专注力游离不定。

专注力指引人们应对内心世界、人际关系以及生活带来的种种挑战。专注力高度集中时，大脑前额叶皮层的关键回路与意识指向的目标达到了同步状态，即称为“阶段锁定”。专注力越集中，神经回路的锁定能力就越强。当思想涣散，无法集中专注力时，同步现象就会消失。

专注力越集中，工作、学习效果越好。我们专心学习的时候，大脑就会把这些新的信息映射到我们已知的内容上，从而构建新的神经联结。如果人们走神，大脑就会激活大量处理与当前学习无关事情的神经回路。专注力不集中，我们就记不住正在学习的东西。大脑激活大量处理与当下学习无关事情的神经回路，会耗费更多精力和能量。

神经通道是思想和经验的载体，我们看书学习的过程就是大脑把这些神经通道联结成神经网络的过程。与这种深度理解形成对立的是中断和干扰，并且以最具诱惑力的互联网为代表。网上充斥着各种文字、视频和图片，还有形形色色的消息，它们破坏了人们的全面理解能力。只有通过“深度阅读”，人们才能获得全面理解。“深度阅读”要求人对一个主题保持关注并全身心地投入，而不是蜻蜓点水般从一个主题跳到另一个主题，随意攫取毫无关联的各类小道消息。

深入思考离不开持续的专注，人们越是分心，思考就越难深入。同样，思考的时间越短，认识就越容易流于表面。流于表面的认识作为人们判断的依据，就越容易出错。特别是对健康知识的了解和理解，如果只是表面的、肤浅的认识，肯定不会形成全面健康意识，这必然会导致健康问题。在当今发达的多媒体时代，碎片化信息爆炸更易造成健康的肤浅认识。

2. 注意通路与健康

认知科学用“自下而上”描述大脑底层神经的运行方式。同理，“自上而下”指的是发生在新皮层的意识活动，它对皮层下神经回路起到了调节和下达任务的作用。从某种意义上说，大脑有两种意识在同时运行。

自下而上意识永远处于开启状态，表现为不自主的和自动的、直觉性的、冲动的；具有指挥习惯性行为，指引行动的作用；管理关于世界的各种心智模式。自上而下意识是自主的，具有自我控制功能，有时能够压制自动反应，抑制情绪冲动；能够学习新模式，制订计划，某种程度上监管自动行为。

自下而上神经回路是原始的，它对保障人类的基本生存起到了重要作用。生理健康大多靠这一通路指导和引领。自上而下神经回路，是大脑后期发展的产物，为大脑添加了自我意识、沉思、衡量及计划

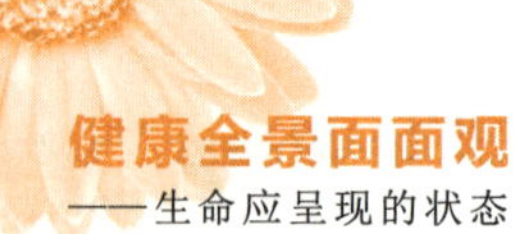

等功能。自上而下的注意是一种有意注意，为意识控制大脑提供了途径。专注力在不同的任务、计划或感受之间切换，就会激活相关的大脑回路。生理健康更需要自下而上意识维护，心理健康更需要自上而下意识维护。

大脑在自上而下和自下而上两个神经通路之间分配任务，从而取得以最少投入获得最大产出的效果。任务变得越熟悉，就越简单，这时会由底层神经代替顶层神经来执行该任务。要实现两个神经通路之间的神经转换，我们需要逐渐减少专注力，直至为零，这时候就变成自动执行了。

如果技艺达到炉火纯青的境界，即使没有有意注意的参与，我们也可完成高难度的任务。正如世界冠军证明的那样，在顶级水平的比赛中，你的对手和你一样练习了成千上万个小时，这时候比赛就变成了意志力的较量。你的心理状态决定了你的表现。你越是放松，就越容易进入无意注意的状态，反应也越灵敏。

我们被干扰、感到压力或有心理负担时，失误就会增多。通常，监测犯错行为的认知控制系统，无意中起到了心理暗示的作用，反而增加了错误发生的可能性。专注力超载往往会削弱心理控制能力。当我们忘记亲朋好友的名字、生日、纪念日以及其他重要的社交信息时，感受到的压力最大。人们沉溺于电子产品，容易造成专注力超载，自控力因此受到损害。在减肥时，由于迷失于电子世界，常会忘记减肥的决心，我们的手不知不觉地伸向了薯片等高热量的食物。

情绪劫持的现象是由杏仁核引发的，它是大脑侦察危险的雷达，时刻监测人们周围的危险。杏仁核回路一旦捕捉到威胁（或人们以为的威胁），一条自下而上的神经元高速通道接二连三地发出信号，促使大脑底层神经激活顶层神经。这时，人们的专注力范围缩小，只关注当前引起人们不安的事件；记忆被重新组织，使人们更容易回想起任何与当前威胁有关的信息；体内分泌出大量应激荷尔蒙，身体进入蓄势待发的状态，随时准备战斗或逃跑。在应激状态下，更易放大不安全感，使情绪劫持危害倍增。总之，人高度专注于当前的困扰，而忘记了其他事情。情绪越强烈，就越专注。情绪劫持如同强力胶，使专注力牢牢集中于当前的威胁。

情绪弹性表示人们从激动不安恢复稳定的速度。富有弹性的人可以立即复原，他们大脑左前额叶区的活跃程度是缺少弹性的人的30倍。情绪弹性可以克服情绪劫持造成的不良影响。专注力的主动参与，意味着自上而下意识正在运行，它可以避免我们每天按照自动模式过着行尸走肉般的生活。这种目标导向的有意注意，可以抑制心不在焉的心理习惯。

一方面，情绪可以激发专注力，另一方面，我们可以通过努力自上而下地管理情绪。如果自上而下神经回路控制了专注力，决定大脑要忽略什么东西，那么即使是生气的脸或者可爱的婴儿，也无法吸引我们的专注力。专注力就集中在有意义的目标上。

（二）恢复专注力

神经系统过度繁忙，致使完成任务更加吃力（心静生智慧的道理）。选择性注意，需要抑制很多其他目标。意识不得不抵制其他事物的诱惑，从不相关的事物中分辨出重要的事物，这个过程需要认知努力。

专注力超载，到了认知衰竭的极限，就会产生疲劳，这一点与被过度使用的肌肉很相似。效率降低、频频走神、易激怒等都是心理疲劳的标志。缓解专注力疲劳的办法与缓解生理疲劳的办法一样：休息。最适合放松的环境是大自然。

用意志力支撑专注力、有意识地抑制各种干扰，如果人们将这种主动状态切换为被动状态，不固执于一念，允许专注力自由关注进入意识的东西，专注力就能得到恢复。不过，只有某些类型的自下而上的注意才能恢复主动性注意所消耗的能量，上网、玩游戏或回复邮件则没有这种效果。定期做些“不插电”的活动，就会保证我们有出色的表现。闲下来有助于专注力的恢复和情绪的稳定。

在城市街道散步依然需要专注力，在公园或森林散步反而不需要太多的专注力。只要在大自然中待上一段时间，我们就能恢复专注力。处于公园或任何多姿多彩的自然环境（如红霞满天、彩蝶翩跹的地方），即便散步几分钟也可以。这样可以“适当”地激发自下而上的注意，允许自上而下神经回路补充能量，恢复我们的专注力和记忆力，并且改进认知。

相较于在市区散步，在植物园散步对于恢复专注力的效果更好，即便是坐在画着自然风光的壁画旁边，也比坐在咖啡厅的一角要好。

投身大自然，似乎可以缓解紧张的情绪，同时又会使永不停歇的意识漫游卷土重来，使神经回路开始默认的“神游”。因此，要达到真正意义上的休息就必须叫停繁忙的意识活动，进入彻底放松的状态。

投入式体验，首先，我们要温和地唤醒感觉系统，逐步减弱需要消耗意志力的专注力。只要是能让人们愉悦地沉迷其中的东西，都有效果。

我们内在的声音，即持续的自我对话，即使在安静的时刻也不会间断，但积极的专注力可以屏蔽它们。这几乎是所有冥想练习的主要效果，若你将意识集中于某个自然目标，比如呼吸或默念。最理想的“隐居”之地必须包含有助于专注力恢复的全部要素。为冥想而设的修道院通常位于休闲静谧的自然环境中。

恢复专注力的方法其实很简单，那就是停止工作，与子女在海边玩耍，和家人在海水里打打闹闹，那一刻身心合一，有一种焕然一新的感觉。

八、健康的地线——安全感

（一）认识安全感

安全感是安全无虞的感觉。就是渴望稳定、安全的心理需求。属于个人内在精神需求。安全感是对可能出现的对身体或心理的危险或风险的预感，以及个体在应对处事时的有力/无力感，主要表现为确定感和可控感。对安全感的认识，可用物理学上的“地线”一词来理解。地线是在电系统或电子设备中，接大地、接外壳或接参考电位为零的导线。一般电系统或电器上，有了地线就能很好预防触电事故的发生。安全感对健康的作用就像地线与电器一样，缺乏安全感的人情绪波动大，易激动，过分情绪化伤人伤己，对健康必然造成不利影响。

增加安全感就是要把健康的地线，即安全感接好，确保心理状态平和、稳定。

安全感是一种心理感受，是某人的表现所带给另一人的感觉，是一种让人可以放心、可以依靠、可以相信的言谈举止等方面表现带来的感受。是否能产生安全感，受到主客观多方面因素的影响。

安全感主要体现在精神和物质两个层面。精神层面是当一个人在情感方面从对方身上得不到足够的安全感时，他便会追求物质方面的安全感，来抵制精神/情感方面的安全感缺失。物质层面是当一个人追求物质方面享受的时候，如果物质要求得不到充分满足，安全感相对在下降，那么就会在精神方面追求新的替代者，来满足他在物质方面的安全感缺失。

真正的安全感来自于人的内心。有安全感的人不一定占据着社会上最稳固的资源，但一定占据了这样的天赋，即不在乎有的，不惦记没的，不害怕失去的，不追求强扭的。觉得什么都是自己的，万一什么都不是了也无所谓。对得到适可而止，对失去心无畏惧。

安全感缺乏的人有一些稳定的特征：①持续的行为失调；②有注意和专注问题；③难以与自我或他人相处。这些人的情绪和感受快速地从一极跳到另一极，如从闹脾气到因为分离而惊恐、麻木或解离。当他们变得不安时，他们既不能安慰自己，也不能描述自己的感觉。

安全感缺乏会使生理系统持续分泌基础压力激素去处理真正的或者想象中的危机，这将引发他们的生理问题：睡眠障碍；头痛、无法解释的疼痛，对触摸和声音过度敏感。因为他们过分敏感或麻木，因此难以保持专注。他们会用漫长的自慰、摇晃身体，或自我伤害行

为（如咬自己、割伤自己、烫伤自己、打自己、拔自己的毛发等）来缓解这些压力。这也会引发语言处理问题和精细的动作协调。他们用尽力气去控制自己，而很难注意到其他与生存不直接相关的事情，如正在开展的工作或学业，高度紧张让他们很容易分心。

安全感缺乏表现为焦虑，对事物不必要的过度担心，缺乏自信，过于在意别人对自己的看法，关键时刻总是希望依靠别人，希望别人能够帮助自己，同时，内心深处对自己和别人又都不够信任，对周围的人与事总是抱着怀疑的态度，有人还会觉得自己生病了，异常害怕死亡等多种多样的表现。

（二）影响安全感的因素

人一来到这个世界，就用尖锐的声音宣告其存在。有人立刻帮我们洗澡、把我们抱起来、喂饱我们，最棒的是，我们的母亲会把我们放在她的肚子上或胸前，让我们享受舒适的肌肤接触。

在成长的过程中，我们逐渐学会了照顾自己，无论是身体上还是情绪上，自我照顾的第一堂课起源于人是如何被照顾。掌握自我控制的技能很大程度上取决于人们早期与养育者互动的和谐程度。如果孩子们的父母是舒适和力量的源泉，他们就有了贯穿人生的巨大优势，足以抵抗他们可能面对的最糟命运。

1. 影响安全的关键——依恋关系

依恋的建立开始于面部表情和声音吸引。孩子会被面部表情和声音吸引，而且他们对面部表情、动作、语调、生理状况的改变、动作的节奏和习惯性动作都很敏感。这一与生俱来的能力是进化的产物，对于这些无助的小生命来说是关键的生存技能。孩子们也被设置好，会选择一个（最多几个）特定的成人，与他们一起发展沟通系统。这样，他们就结成了初始的依恋。成人越是回应孩子的需求，他们的依恋就越深，而孩子也越有可能与其他人发展健康的回应。

系统地观察孩子与母亲的互动就会发现，当母亲们静静地坐在凳上织毛衣或看报纸，孩子们就会到处探索，偶尔回头看看母亲是否还在看着他们。然而，当一个邻居路过，用聊天吸引了母亲全部的注意力，孩子们就会跑回来待在较近的地方，试图吸引母亲的注意力。如果婴儿和小孩子发现他们的母亲没有把注意力都放在他们身上，他们会感到紧张。当他们的母亲消失在视线里，他们会伤心欲绝地哭，但只要他们的母亲一回来，他们就会安静下来继续玩。

依恋是孩子探索外界的安全岛。研究证实了稳定的安全岛可以促进孩子的自信、逐渐建立起对他人的同情和帮助之心。从这种依恋亲密的给予与接受中，孩子们学会理解其他相似或不同的人的感受和想法。也就是说，他们学会与环境和周围的人“同步”，发展出自我意识、同情、控制冲动和自发动机，以让他们更好地成为对社会有贡献的人。

孩子们有与生俱来的依恋倾向。无论他们的父母或养育者是充满关爱的，还是疏离的、迟钝的、拒绝的，甚至是虐待的，孩子们为了满足基本需要，他们都会发展出对应的依恋方式。一般依恋类型有安全依恋、回避依恋、焦虑依恋、混乱依恋4种。

安全依恋的婴儿在母亲离开时会感到痛苦，但他们在母亲回来时表现出愉快，而且在短暂地确认母亲的存在之后，他们可以平静下来继续玩耍。不安全依恋的婴儿表现出更复杂的反应。那些拥有反应迟钝，或拒绝接纳的养育者的婴儿，会发展为以下两种截然不同的方式以应对焦虑：他们中的一些看起来长期沮丧，或对母亲苛求；另一些表现出退缩和被动。拥有这两种与母亲关系的婴儿都难以平静下来，当母亲回来后，他们没有办法像安全依恋的婴儿一样继续玩耍。

另一种模式是回避依恋，婴儿表现得好像无所谓一样，在他们母亲离开时不会哭闹，但当母亲回来时他们也忽略她。表面看，母亲离开对他们毫无影响，其实，他们的心率长期较高，表明他们长期处于过度唤起中。这个模式叫做“解决但不感觉”。回避依恋婴儿的母亲看起来好像不喜欢与孩子接触。她们不太会抱紧婴儿，也不能用面部表情和声音与孩子进行愉悦的节奏交流。

还有一种模式是“焦虑”或“矛盾”依恋，婴儿通过持续哭泣、大叫、纠缠或尖叫来获得注意：他们是“在感觉而不解决”。看起来，他们好像发现，他们除非把事情弄大，否则没人关注。当他们不知道母亲在哪里时，会变得极度苦恼，母亲归来也没有缓解。甚至，他们不再享受母亲的陪伴，而变得被动或生气地注视着母亲，甚至不参与那些其他小孩都非常喜欢的游戏。

这 3 种依恋策略（安全、回避、焦虑）都能让他们的养育者提供尽量多的关爱。如果婴儿能够获得稳定的照顾，即便这种照顾充满着情感疏离或迟钝，他们都能够适应自我，以维持与养育者的关系。这只是为了生存而为之，其不良影响会持续到成年期间。焦虑的儿童会

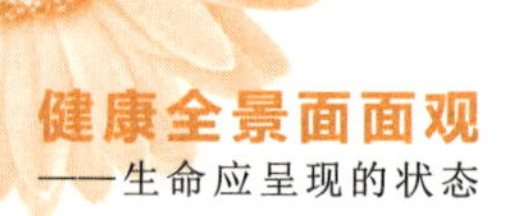

变成焦虑的成年人，回避的儿童会成为回避的成年人，不能感觉到自我和他人的感受。在学校，回避的儿童很有可能欺负其他小孩，而焦虑的儿童通常是受害者。这些发展过程会受很多生活体验影响发生改变。这也是安全感可塑性的例证。

混乱依恋似乎无论如何都无法与他们的养育者打交道。养育者成了儿童痛苦和恐怖的来源。在这种情况下，孩子们无从依靠，而且他们面临着一个无法解决的困境：他们的母亲既提供他们生存的需要，又是他们恐惧的源头。他们“既不能靠近（安全和矛盾依恋所采取的‘策略’），转移他们的注意力（回避依恋的‘策略’），也不能逃走”。如果你在幼儿园或依恋实验室观察到这些孩子，你会看见他们瞟见父母走进房间之后会立刻转头。无法靠近又无法回避他们的父母，这些小孩的手或膝盖会抖动起来，好像进入了催眠状态，又好像只要一朝他们的父母招手或者站起来与他们的父母问候之后就会立刻倒下。不知道谁是安全的、不知道他们属于谁，他们可能会对陌生人表现出强烈的关爱或者无法信任任何人。这种依恋风格就是“混乱依恋”。混乱依恋是一种“无法解决的恐怖”。

对 2000 名“正常”的、成长于中产阶级家庭婴儿的依恋研究结果显示，62%属于安全依恋，15%属于回避依恋，9%属于焦虑（或者矛盾）依恋。研究发现，孩子们的性别和先天气质几乎不会影响依恋风格。例如，有“困难”气质特征的儿童并非更容易产生混乱依恋。来自较低社会经济状况家庭的儿童更有可能产生混乱焦虑，因为他们的父母更多会因为他们的经济或家庭不稳定状况而感到压力。

那些在婴儿时期不能感到安全的儿童，长大后更难控制他们的情

绪和反应。从幼儿园开始，很多混乱依恋的婴儿会表现出攻击性，或神不守舍，或产生各种精神问题。他们也表现出更多的生理问题，如较高的心率和心率变异性（HRV）、压力激素释放，或者更低的免疫因子。这就是不同安全感对健康的影响。

被父母虐待及那些疲于应对自己问题的父母，如家庭暴力、被强暴，或较近的父母亲属死亡都有可能变得情绪不稳定、不能持续地提供安慰和保护。这些都会导致养育者不能发现他们与婴儿的情绪脱节了，父母与婴儿的情绪脱节是母婴之间情绪误读的主要原因。如果这种误解持续发生，将会带来长期的情感分离（任何一个养育过啼哭不止或过度敏感的婴儿的人，都知道无计可施时，压力是如何持续增长）。如果母亲长期无法让婴儿平静下来，也无法享受与孩子面对面的交流，母亲很有可能认为这个孩子是个问题儿童，让她感觉自己是个失败的母亲，从此放弃安慰孩子。

有创伤性经历者发生严重心理问题的比例更高，对这一现象最合理的解释是他们的养育过程导致了他们脆弱的生理基础，让他们在生理平衡被打破之后很难恢复。类似的，儿童应对痛苦事件的反应绝大多数也取决于他们父母的压力水平。根据孩子们认为母亲的安全程度，可以预测因为严重烧伤而住院的儿童创伤后应激障碍的发展情况。对母亲的安全依恋程度可以预测所需要的吗啡量，依恋程度越安全，需要的止痛药数量越少。

如果你没有内在的安全感，就很难区分安全与危险。如果你感到长期麻木，可能的危险处境就会让你感到活着。如果你认定自己是个糟糕的人，你就会开始希望其他人糟糕地对待你。你可能是自找的，但总的来说，你无能为力。若一个人的自我认知是这样就注定会被以后的经历打击。

混乱依恋以两种方式呈现出来：一组母亲看起来似乎疲于应付她们自己的问题，已无暇顾及自己的孩子；另一组母亲似乎无助又恐惧，她们大多表现得甜蜜又脆弱，不知道如何在亲子关系中作为成年人的一方，又似乎希望她们的孩子来安慰他们。她们不会在归来时和孩子打招呼，也不会在孩子难过时抱着他们。这些母亲不知道如何适应孩子，而不是故意这么做，不知道如何回应孩子给出的线索，不能够安慰和肯定他们。

情绪协调是安全的外在表达。孩子们会与任何可以满足他们主要需要的人建立依恋。无论这个依恋是安全的还是不安全的，都会极大地影响到他们的人生。当养育者与他们情绪协调时，他们之间会建立安全依赖。情绪协调建立在婴儿与养育者最微小的肢体互动中，这些互动让婴儿有被满足和理解的感觉。

研究表明，当婴儿和养育者情绪协调时，他们也会在生理上同步。婴儿不能自主调节他们的情绪状态，更不用说改变伴随情绪的心跳、激素水平和神经系统活动。当一个儿童与他的养育者同步时，他的愉悦感和联系感通过他稳定的心跳和呼吸，以及低水平的压力激素反映出来，他的身体和情绪是安静的。

如何控制冲动是生活中的基本技能，因此，父母必须先于孩子能做到这一点之前，为孩子控制冲动。当腹中的饥饿感让婴儿哭泣，乳房和奶瓶就该送到；当孩子感到恐惧，有人应当去抱着并摇动他，直到他安静下来；如果他尿床，应当立刻去清理。与强烈的安全感、舒适感和控制感相关，这些是自我调节、自我安慰、自我养育的基础，这也是自我成长的必备技能。

安全依恋与能力的发展，逐渐构成控制感的核心，成为贯穿人生中健康应对模式的关键。安全依恋的孩子能学会什么可以让他们感觉良好，他们发现是什么让他们自己（和其他人）感觉不好，从而，他们得到了能动性的感觉：他们的行为可以改变自己的感受和他人的回应。安全依恋的小孩能够区分哪些情况下他们能够对付，哪些情况下他们需要帮助，遇到困境如何积极应对。相反，被虐待或被忽视的小孩学会不让自己的恐惧、哀求和哭泣被养育者照顾。无论他们说什么或做什么，都不能带来关注或帮助。结果就是，他们在面临日后的挑战中也习惯投降。

2. 培养真实感，助力安全感

母婴之间的肢体互动帮助婴儿建立自我意识，以及日后随之发展的身份认同。母亲抱着婴儿的方式奠定了“感知到灵魂栖息地的能力”。这种对身体的内在感受和对肌肉的触觉感受打下了人们体验“真实”的基础。

大多数的母亲能成为“足够好的母亲”，并与她们的孩子进行很好的情绪调谐。如果母亲不能接受他们婴儿感觉到的真实，就可能带来严重的后果。如果母亲不能满足婴儿的冲动和需要，“婴儿就会学会如何成为母亲心中的婴儿”。这是一种不完整的内在感受，它会试图进行自我调整，优先满足养育者的需要，使孩子认为自身内在产生的需要“是错误的”。缺乏在身体上与母亲调谐的孩子，他们的身体通常不能够接收到身体直接反馈的这种快乐、目标和方

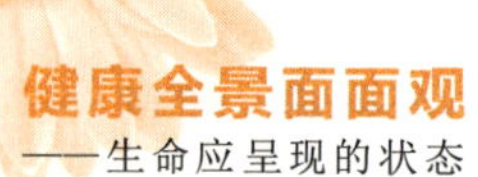

向感所在。

研究发现，大多数的儿童都与他们的父母产生着安全依赖。当他们长大后，他们与养育者可靠、积极的反应经历会帮助他们远离恐惧和焦虑，人在一生中都将保持着基本的安全感。安全依恋也会成为孩子们关系的模板，他们可以感觉到其他人的感觉，能够较早分辨游戏和现实，他们也会更好地察觉到虚伪和危险的场景或人。安全依赖的儿童通常是一个令人愉快的玩伴，他们也会有很多与同伴的自我肯定经历。懂得如何与他人协调后，他们倾向于觉察到声音和面部表情的微小变化，然后根据这些变化调整自己的行为。他们学会生活在一个充满共同理解的世界里，而且非常有可能成为对社会有价值的成员。

依恋的需要从来不会减少。如果人们不能通过工作、友谊或者家庭等寻常方式找到联系感，大概就会通过疾病、官司或家族斗争找到联系感。怎样都好，只要不沉闷乏味、无足轻重、与世隔绝就好。

在安全关系中的婴儿，不仅能学会如何面对沮丧和压力，也能找到自我，明白自己的兴趣、偏好和目标。充满同情心的回应让婴儿（和成年人）避免极端的恐惧唤起。但如果你的养育者忽略你的需要或拒绝你的存在，你也就学会了拒绝和退缩。你尽可能地对付这个问题，就好像毫不在乎母亲的敌意或忽视一样，但你的身体仍然会保持着一种很高的警觉状态，随时准备抵挡打击、剥夺或抛弃。解离状态意味着你既知道又不知道。

与早期养育者的关系中缺乏安全感，会导致缺乏内在现实、过分依赖或自伤行为。如果不能忍受你知道的或感觉到的，你唯一的选择就是否认或人格解离。这样做最毁灭性的长期后果，也许是无法感到真实感。如果一个人觉得没有事情是他真正在意的，他就不可能在危险前保护自己，也有可能用极端的方式去让自己产生感觉，甚至用刀片割伤自己，或与陌生人打架。

早期养育者的质量对于培养安全感、预防日后的精神问题极为重要。

3. 安全感知失灵

忽视与虐待影响免疫系统功能，使免疫系统过分敏感，免疫系统会在没有危险的时候开始进行抵抗，甚至攻击身体自身的细胞，还有乱伦受害者的身体不能很好地识别危险与安全。这意味着创伤性经历不仅扭曲人们识别信息的方式，也影响识别安危。过去的忽视与虐待导致的创伤不仅残留在思维上，还残留在对无害情景的错误解读上，更残留在他们的核心，即人身安全上。儿童期受到虐待和忽视的影响是，他们会有一套自己理解世界的方式。这一切结果导致安全感知失灵。安全感知引导人们与外界链接，成为人们生命健康的地线，影响着健康。

在童年期，有与某个人的安全记忆，成年后，通过激活这些早期爱的记忆，就能建立协调的人际关系。然而，如果你在记忆深处从未有过被爱和安全的感觉，大脑中应对人类善意的受体就很有可能没有发展。如果是这样的话，人们如何学会让自我平静下来，在自己的身体里感到踏实，达到修复安全感知的能力，促进心理健康。

4. 缺乏安全感会使问题行为成为解决方式

尽管大家都知道诸如吸烟、喝酒、滥用药物、肥胖等适应性行为是有害健康的，但对有不良经历的人来说，每一种都很难放弃。很多长期看来有害健康的行为，很可能在短期内是有益的，但几乎没有研究者注意到这一点。我们不断听到患者描述他们如何从这些“有害健康的行为”中获益。尽管这看起来让人不舒服，但将问题行为作为解决方式之一的观念，这种逆向的力量毫无疑问存在于人们的生理系统……呈现出来的问题，通常只是那些被时间埋藏，被患者的羞耻、保密甚至时而遗忘和时常表现出的临床不适所隐藏。

以上这些问题的深层次原因是缺乏安全感，为了获得安全感，他们只能牺牲长期健康。如肥胖者减重和复胖的经历告诉人们，“肥胖会让我不被注意；而不被注意正是我需要的。”体重也可以保护男人。有两名肥胖的狱警，他们的减肥经历就说明这一问题的实质，他们几乎一出院就立刻恢复他们减去的重量，因为“身为监狱里体型最大的人”这件事让他们觉得安全。另外一个男性患者在他父母离婚后搬去与他酗酒又暴力的祖父同住后变得肥胖。他说：“我完全不是因为很饿、吃太多才变得肥胖，而是因为肥胖让我感到安全。从幼儿园开始，我就经常被别的小朋友打。当我变胖之后，再也没有人打我了。”因此，肥胖这个公共卫生问题，可能是许多人选择的一种解决方案。这意味着：如果把一个人面对困境的解决方式当作一个问题而去除，患者不仅要面临治疗失败，而且其他问题也会接踵而至，正如很多脱瘾治疗一样。

健康问题背后的深层次原因值得深思。不健康行为是健康的主要影响因素，我们只针对不健康的行为提出改变的要求，往往很难奏效。认真分析不健康行为背后的安全感缺乏这一成因，在针对提升安全感上下功夫，可能会在促进健康功效上收到事半功倍的作用。

第三部分 健康之路

健康之路是幸福之路。如何走好健康之路，本书提供了很多借鉴之法。提升心理健康，必须从完善自我开始。饮食不仅是营养的需要，同时又能带来快乐。运动不仅能促进身体健壮、预防疾病，更是快乐的源泉。职业活动占据人的生命周期一半以上时间，职业是生存的基础，又是一个人个性成长的基础。职业健康对全生命周期健康起着关键作用。原生家庭中的生活经历对人们的一生具有极大的影响。一个成年人的生活是否幸福美满，很大程度上取决于他会不会处理原生家庭的各种影响。深刻地理解人们出生和成长的家庭，对人身健康和幸福生活都有很大的帮助。人生道路是一场没有彩排的现场直播，社会角色重塑一个人的个性及特征，进而又影响人们的健康。各种艺术素养会从不同侧面提升人塑造社会角色的能力和水平，进而促进人们的健康。人人都有很强的健康潜能，激发健康潜能对人们的健康、幸福生活都有很大的帮助。激活健康潜能，最大化生命意义是实现健康的手段，又是健康的社会价值体现。对实现健康的方法有了全面的掌握，我们就会在宽阔的健康大道上越走越好。

一、心理健康

提升心理健康，必须从完善自我开始。人的一生中会有不少挫折和坎坷，这些都会造成不同程度的心理创伤，如果不能很好地走出创伤留下的阴影，人们就不会走好人生路。我们提出通过多种方式来促进心理健康，如抚平创伤，让生活变得平常；每一个人都有多重人格，为了使自我的各部分和谐有序工作，必须提升自我的领导力；倾听内心的声音，创造健康内心架构；培养内感觉，运用专注力，提升安全感，和谐人际关系等都能提升心理健康。

（一）抚平创伤，让生活变得平常

战争、虐待、强暴、性骚扰，或者其他人为或自然灾害等都会成为引发创伤的原因，创伤及应对创伤方式又是自我发展的重要影响因素，进而对人们的健康幸福造成深刻的影响。没有人可以“治疗”战争、虐待、强暴、性骚扰，或者其他可怕的事情本身。曾经真实发生过的事情无法改变，但人们可以应付创伤在身体、心灵和灵魂上的印记：那种心碎的感觉会让人患上焦虑症或抑郁症，总是对潜在危险或可能的拒绝十分敏感，其结果是导致出现自我伤害的冲动，更让人们无法专注于手头工作，无法让人们敞开胸怀。在人的一生中会遇到各种可能的创伤，为了走出创伤的阴霾，更好地发展与完善自我，走向健康幸福的未来，我们可从以下方面做出努力。

心理创伤夺走了人们控制自我的感觉，这种控制自我就是“自我领导力”。

心理创伤发生时的情绪和身体感觉不仅仅是一种记忆，而是一种烙印，也就是创伤在大脑里留下一条印迹，深深刻在记忆深处。我们对外界事物的反应模式，很易导入这条深沟所形成的反应模式。这一现象会在现实环境中对身体做出破坏性的反应，这是一种误导性反应，也是许多人失去自我的一个重要原因。在面对过去发生的事情时，要充分感到安全，才不会因为回忆而再次受到创伤。首先要做的是，当你遇到与过去相似的感觉和情绪时，处理好那种不堪重负的感觉。如胃绞痛、心跳加速、声音发紧或者变尖，身体动作变得虚弱、僵硬，狂怒，或者过度防卫等。

人在保持理性脑和情绪脑之间的平衡时，就可以重新控制应对生活的方式。当人被外界影响，处在警觉过高或警觉过低的状况下，就会被推出“容忍限度”，也就是人们理想运作方式之外。只要人们在过度警觉或自我麻痹中，就不能从日常生活中汲取经验。尽管他们可以保持镇定，他们的内心是处于紧张之中，令他们无法灵活应对外界事物，或处于固执、忧郁的状态。

如果想要改变创伤后的应激反应，应该从情绪脑着手，修复警觉系统，恢复情绪脑的正常工作，让它安静地在背景中，照顾身体功能，确保你的进食、睡眠、与亲密伴侣的联系，保护你的孩子，以及在面

对危险时进行适当自卫。

研究表明，人们唯一可以接触情绪脑的方式是通过自我意识，唯一可以改变感觉的方式是体会自我的内在感觉，学会和内在的感受友好相处。这种相处表明着，找到一种平静而专注的方式；学会面对那些能够触发你回忆的那些图像、思维、声音和躯体感觉；找到一种让你充满生命力、与周围的人亲近的方式；不再需要把秘密保守在自己心中，包括你如何让自己幸存下来的方式。也就是抚平创伤等不良事件及经历在大脑中留下的深深印迹，让生活变得平常。这些将成为疗愈创伤、追求健康的努力方向。

（二）提升自我领导力

人所具有的不同自我和旅馆有不断来往的客人相同。每天早上都会有新客人到来，即喜悦、忧郁、恶作剧，还有那些转瞬即逝的感觉和不速之客所表现的个性特征，对他们你都要欢迎并取悦，坦诚地对待每一个所表现的自我个性特征。即使是那些来自黑暗的思绪、羞耻感和恶意，也要欢笑着迎接它们。无论哪一种感觉都是来自意识更高层面的指引。

当人们感到屈辱时会尽一切努力用任何手段来保护自己，让自己生存下去。人可能会压抑感情；人可能会勃然大怒，阴谋报复；人可能会决定奋发图强，让自己变得非常强大和成功，让别人不再能够伤害自己。许多被列为精神病问题的行为，包括一些思维偏执、强迫性行为、惊恐发作甚至出现自我毁灭的行为，一开始都是自我保护的适应性策略。后来，这些适应性行为会严重影响日常生活功能的发挥，以至于医护人员和病人自己都认为，完全康复是不可能的。这也将使这些症状被看作永久性残疾，使得治疗局限于药物维持上，最终导致创伤幸存者对药物的终身依赖，就好像肾病患者一辈子都离不开透析治疗一样。

如果把凶悍好斗或悲观绝望、妄尊自大或消极被动等种种不良行为当成后天习得性的适应性行为，将会更好。曾几何时，病人开始相信，只有自己变得强硬、不引人注意甚至消失、干脆放弃一切，才能让日子好过一点。就像创伤性记忆会不断来袭、直到他们告别人世一样，对创伤的适应性也会不断持续，直到人身体各部分都感到安全、并重新整合起身体的各个部分。在此之前，这些部分都在全力以赴地和创伤战斗，或者躲避。他们全力以赴，挣扎求生；毫不惊讶于他们付出的代价：他们对自己的身体、思维和灵魂之间的联系毫不关心。

童年时经历过创伤，在内心深处，很可能仍有一块地方保持在幼年状态，这一部分仍然守着这种强烈的自我厌恶和自我否认的情感。许多曾有过可怕经历并幸存下来的成年人都受过同样的困扰。推开激烈的感情可以在短期内奏效，帮助你维持独立和尊严，也可以让这些人专注于重要任务，以求生存。

随着时间不断推移，问题才逐渐显露。帮助这些极端的自我部分放弃极端信念，是治疗之所以能够挽救人生的关键。不让过去的回忆干扰到当下的生活，更好地活在当下是人们健康幸福的关键。由于种

种原因，我们中的大多数，在生活的某些方面还存在一些问题：他们需要重建一个新的大脑/思维系统，因为之前的大脑和思维系统是为了处理和应付最坏的情况而构建成形的，这个系统已经不能适应当下的状况。正如我们需要重新审视创伤性记忆以整合它们，我们需要重新审视那些曾经为了让人们幸存下来而构成的充满防卫的自我。这也提示人们，我们的社会已发生了很大的变化，新时代需重建新的健康模式。

1．思维是多元综合体

人的个性表现是由很多独特个性及意念组成。比如现在，我的一部分自我想睡午觉；一部分自我想要继续写作；还有一部分的自我仍然在因为一封冒犯到我的一句话感到烦躁，想冲动地顶回一句；但另一部分的自我想要冷静下来，随它去。认识我的大多数人都看过我的强烈、真挚甚至急躁的一面；有些人遇到过住在我内心深处咆哮的小狗。我的孩子喜欢和我调皮、爱玩耍、爱冒险的一面一起度假。在生活的大环境里，不同的自我部分有各自的信念、行事方式和角色。

如何和自己相处，很大程度上取决于人们内在的领导力技巧，即怎样倾听我们不同的部分，确保它们各自得到很好的关注，并防止它们破坏彼此。当我们的每个部分单独出现时，经常被误认为是绝对的、一成不变的，其实它们只是复杂的思想、情绪和感觉中的某一个元素。

人有潜在的人格特征，并给了它们不同的名称。意识的总体可以被分成许多共存的部分，这些部分互相看不见彼此，却共享信息。心灵是一个自我调节系统，通过自我调节保持平衡，正如人的身体一样。心理的自然状态由其各部分组合在一起，并由它们矛盾的行为互相制约，这些对立面的整合是一个重大问题。因此，我们的对手不是他者，而是“我们中的他者”。

意识是一种集合。意识是由半自动的功能模块组成的，每个部分都有特殊作用。我们确实同时存在若干个自我，而且它们不一定需要在内部从一个意识“转化”为另一个意识。我们有理由相信，你的大脑里存在着一个由不同思想构成的群集。这些不同的思维部分像家庭成员一样，携手合作，互相帮助，同时每个成员拥有各自不同的心理体验，这些体验常不被其他成员知道。

基于思维是多元综合体这一认识，为了提升人们的内在状态，充分认识自我，以利建立和谐、平衡、稳定内心世界之目的，心理学家创建了内部家庭系统治疗。内部家庭系统治疗的核心理念是，我们每个人的心灵就像一个家庭，其中的成员有不同程度的成熟度、兴奋性、智慧和伤痛。改变这一系统或网络中的任何一个部分，将会影响其他所有的部分。

内部家庭系统有可能被分离成不同部分，每个被分离的部分都带有不同的记忆、信念和身体感觉。一些抱着耻辱，其他的一些带着愤怒；一些带着愉悦和兴奋，其他的也许是强烈的孤独感或顺从。这都是不同经历的外在表现。关键是，所有这些部分有一个功能：保护自我远离毁灭的终极恐惧。随着人们长大，人们的各部分自我不会自发地整合成一个完整的人格，还是各自相对独立地存在。

那些“外在”的部分可能完全不知道其他的存在。认识到每一部分都是因为过去的经历而造成的负担，并且尊重其在整体系统中的重要性，使得整个治疗过程不那么具有强烈威胁性。

如果一个人接受这样的基本概念，认为人有与生俱来的动力照顾好自己的健康，这意味着，当人遇到长期问题，他们会试图挖掘内在资源。认识到人拥有获取内心资源能力的前提下，治疗师的作用就是合作，而不是教导、对抗，或填补你的心灵空洞。合作的第一步，是确保内在系统的所有部分都受到欢迎和确认。所有的各部分，即使是那些有自杀或自毁倾向的部分，都是为了自我保护而形成的，不管它们看上去对自我有多大的威胁，我们对一切自我都要照单全收。只有多元思维的综合体，才会形成正确的意识，更好地指导行动。

2. 提升自我领导力

内部家庭系统治疗认识到，有意识地培养自我的领导能力是治愈创伤的基础。用心观察不仅让人们能以充满同理心和好奇心的视角探索内心，还能积极引导我们朝着正确的方向关心自己。任何系统，如家庭、组织，或者国家，只有通过清晰有力的领导才能有效运作。自我的大家庭也一样：各个方面都需要被照顾到。内部的领导者必须明智地分配可用资源，全面地照顾各方面。

创伤经历者的内部系统缺乏稳定有效的领导力，这种领导力是自我部分正常运作的关键。他们还缺乏平衡与和谐，这些自我部分根据在过往的经历中建立的假设和信念运作，而这些假设和信念往往已经

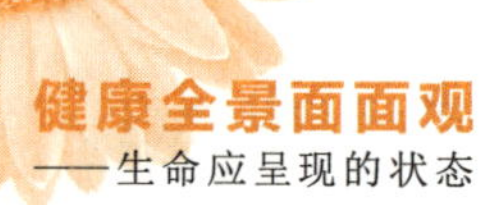

非常陈旧，与当下面对的现实不符，如认为对外透露童年经历仍然会给他们带来极大的危险。

将正念内观的概念扩展到自我领导力的领域。在创伤幸存者自我保护的表面下，存在着完好无损的本质，这是一个拥有自信、好奇心和沉着的“内观自我”，这个自我曾经为了生存，不至于被摧毁，而被重重保护起来。一旦那些负责自我保护的部分相信周围的环境足够安全，它们就会慢慢剥离，被隐藏的部分自我就会自发地表露出来，参与到治疗过程中。

“内观自我”除了是一个被动的观察者，还有助于梳理内部系统，并且有助于内在的各个部分沟通，并让那些自我部分相信身体内部存在一个可以应对事情的人。正念内观提高了人们对情绪脑的控制。

内部家庭系统治疗专注于培养自我和各个保护部分的关系。自我不再仅仅是被动的观察者，而是一个积极的领导者投入其中。自我就如同一个乐队指挥，帮助身体所有部分和谐工作，奏出悦耳的乐章而不是刺耳的噪声。这就要求人们要与各部分自我一起生活，必须专注于内在资源，协调好内部各部分自我的关系，达到和谐共生, 共同进步。

内部家庭系统治疗的目标是教患者如何接受和理解不可避免的恐惧、绝望、愤怒，以及照顾自己“内部家庭”成员的情绪。他们学习内在对话的技能，使他们认识到他们的痛苦，以及相关的思想和情感，然后抱着好奇和同情，去处理这些内在的状态。

内部家庭系统治疗正如木桶原理，启示人们：提升自我健康领导力不是取决于自我各部分中能力最强的那个成员，而是取决于能力最弱的那个成员。木桶原理给人们的新启示是，木桶盛水的多少更取决于固定木桶的圆箍，若是圆箍不牢固，一折断，木桶就会散架，就一点水也盛不了了。提升自我领导力，即使每个成员的能力都很强，如果相互间不善于团结互助，搞单打独斗，也只能是一盘散沙，形不成战斗力。这就要求自我的各部分必须团结互助，形成综合能力。

提升自我领导力就必须要自我各部分全面的好，自我领导要将各个部分有效整合，形成合力。整体能力应包括自我最差的部分、自我的综合能力和各部分的质量，三者都非常重要，缺一不可。

（三）倾听内心的声音 创造健康内心架构

现时代最伟大的发现是，人类可以通过改变思维态度来改变生活。无论人过去生活、成长环境如何，都有能力和机会创造健康的架构，达到健康的生活。

如果你儿时受到的关心和爱护不够，你就很难体会到被爱和被珍惜的感觉。如果你的成长中充满了嫌弃和忽视，就很难发展出内在掌控感和自我价值。

研究表明，如果人们在孩童时候感觉不到被需要，或者他们在成长过程中从来没有一个安全的时刻，他们的内心世界就不能联想到过去受到呵护的感受。如果他们不能修改这些隐性假设，他们的生活就无法得到彻底的改变。

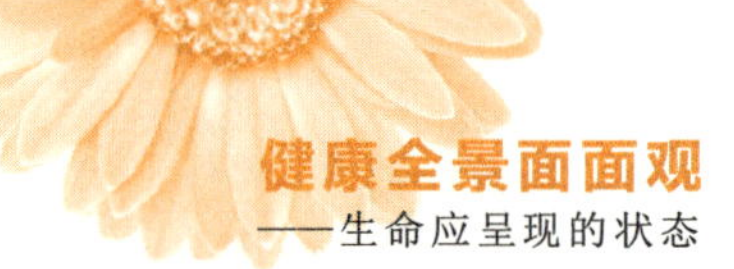

为了走出创伤及不良经历的影响，我们必须做到认真倾听内心声音，采取重建内在地图，重述人生，改写痛苦回忆等手段，达到创造人们从未有过的过去，通过这些想象场景会使人们得到生理和心理解脱。在恐惧和被抛弃的经历扭曲心灵和大脑的几十年之后，这个治疗方式可以在叙述主角的大脑中留下安全和安慰的印记。

1．倾听内心的声音

准确地解读身体内部发出的信号，是自我意识的关键。人体微妙的生理反应，反映了与当前决策相关的一切经验的总和。

决策规则来源于人们的生活经验，并储存于大脑皮层下的神经系统。大脑把人们最深层的目标感和意义感埋藏在大脑皮层下区域，这些区域与新皮层的言语区域联系很少，但与人体内脏却有着深厚的联系。最初由内脏向大脑传递感觉，然后大脑把这些感觉清晰地表达出来，由此，人们认识到自己的价值观。

自我意识相当于一种不可或缺的专注力，它能够使人辨别体内微妙的信号，指引生活的方向。自我意识如同内心的雷达，是调节行动的关键，它在心理调节的许多方面都起到了重要作用，大至坚持自己的价值观，小至日常具体行动中的部分内容。它也是健康的指南针。这种人体内在控制机制的良好运行，决定了生活质量及健康状况。

“内脏感觉”是岛叶和其他自下而上神经回路所发送的讯息，它们让人的选择更明智、生活更简单。我们理解这些讯息的能力越强，直觉就越准。“内脏感觉”的敏感性、准确性结合起来就是人对自身健康状况最好的权衡。“内脏感觉”发出的异常信号常常是人们身体出现问题的早期信号，如果人们没觉知到，任由健康影响随意发展，健康危害会不断加重，进而出现所谓的临床症状和体征，被医生判为有病状态。

人都需要通过体验，才能明白突破他们能力极限是一件有意义的事情。适应能力是自主的结果，即你能意识到，你做的事会影响事件的发展过程和结果。很多人都记得在球队中、在学校合唱团、在游行队伍中的感受和经历，而这些经历对于我们来说是很有意义的。特别是当我们的教练和领导者信任我们、让我们不断进步、让我们明白我们可以做得比想象中更好。积极的内心感受，永远是人们前行的动力。

2. 重建内在地图

如果将你的内心世界投射在立体空间中，让你看到你的内心剧场发生了什么，能让你更清楚地看到，过往的人和事是怎样影响你。在你将你生命中的重要角色放在不同位置的时候，你会惊讶于这个行为如何能触发你的记忆、想法和情绪。你也能体验到，当你移动你所创造的棋盘上的棋子（创造的角色）时，你内心世界的颤动及情绪变化。

创造结构剧场需要通过对话，试图重塑你曾经见过的场景，说出你在事件发生时想说却无法说出的话。这就如同拍电影一般，让你回到代表过去的场景中，重新演出那些关键场景。你可以让角色的扮演者做出那些你当年希望他们做到但不曾做到的事情，如果你生在一个有家暴父亲的家庭，年幼时无力阻止父亲打母亲而对你造成心灵创伤时。当你将你的“真实母亲”放在角落、因为恐惧而缩成一团，你会非常渴望保护她，同时体会到处于孩子时所感到的无力感。但如果你创造一个可以在父亲面前勇敢不屈，知道如何在这种虐待性关系中逃脱出来的“理想母亲”，你也许能从中体验到一种深深的解脱，卸下积存已久的负罪感和无助感。又或者，你可以直面你那在儿童时期残忍欺负你的兄弟，重新创造一个可以保护你，成为你的楷模的理想兄弟。

导演（也是治疗师）以及其他小组成员的职责，是为主角提供必要的支持，让他能够探索那些他独自一人时，由于太害怕而无法探索的事情。小组的安全氛围让你可以注意到你一直以来的隐藏自我，通常是那些你感到最羞愧的事情。当你不再需要隐藏，这个结构可以让你将这些羞愧放回它原本的地方去，放在那些在你面前、代表着在小时候伤害过你、让你感到无助的角色中。

当你感到安全时，你就可以向你的父亲说你 5 岁时想要对他说的话，确切来说，是对代表父亲的角色说话。你可以告诉他（角色扮演者）你那忧郁又惊恐的母亲是如何让你感到难过而又无法照顾她。你可以通过改变角色扮演者与你的距离，能探索重要角色与你的距离给你带来怎样的感受。一个积极的参加者可以在安全的状况下呈现那些无法通过简单叙述来呈现的经历。当你在现实中呈现你的经历时，观察者也一直陪伴着你，让你知道你的肢体动作、面部表情和声调改变。

能够在一个安全的、支持性的场景中重新处理过往的体验，可以有力地创造新的、补充性的记忆：激活一种适应性的、充满感情的设定，让你逐渐远离伤害。那些结构并不能消除记忆，然而，结构提供了一个崭新的替代性记忆，在这个替代性记忆中，你的基本需要得到满足，你渴望的爱和保护得到实现。

3．重述人生

没有人能在一个理想化的环境中成长，我们甚至不知道理想的成长环境是怎样的。能帮助孩子们在日后成为一个自信而有能力的成年人的父母应该是这样的：那些稳定和可预期的父母；那些会为你的探索和发现感到高兴的父母；那些帮助你适应环境和独立生活的父母；那些在自我照顾和社会交往中都能作为楷模的父母。

成长环境中的缺陷有可能会在日后的生活中显露出来。一个备受忽视或长期受到羞辱的小孩一定会缺乏自信。那些不被允许坚持自己的孩子们也许无法在成年时面对人际冲突，大多数在小时候受过残忍对待的成年人都消耗着大量的精力来压抑自己的愤怒。

人经受的痛苦和分离越早，就越有可能用恶意揣测其他人对自己的举动，也更难明白人如何成为他人的纠结、不安和关怀对象。如果一个人不能接受自我的复杂本质，他就有可能将他人的举动看作一种“必然会受到伤害、必然遭受失望”的证明。

创伤和被抛弃的经历让人们难以体会快乐和安慰，以及其对身体需要照顾和滋养。当人身体不能产生安全或危险信号，生理状况持续处在紧张当中时，人就失去了在躯体内，甚至在整个世界里感到安全

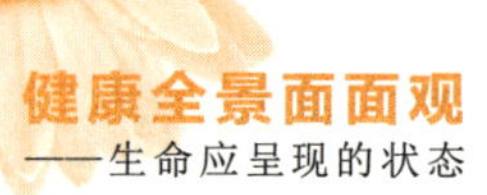

的能力。

正因如此，高度结构化的心身治疗体验显得难能可贵。参与者处在一个充满真实人类的空间中，可以安全地将他们的内心世界投射到这里，探索过去的混乱和痛苦，获得一种具体的顿悟："对，过去就是这样的，我当年就是这样应对这些事情的。如果我曾经被好好地珍惜和保护，就会有完全不同的另一种感受。"在亦真亦幻的结构体验中，像年幼的孩子一样获得这种被珍惜和保护的感受，可以重塑人们的内在世界，自如地和他人交往，不再担心被拒绝或者被伤害。

存在于立体世界中的结构可把那些隐藏的、不可触摸及恐惧的事情转化为触手可及的现实结构，创造成为一幅真实图景，描述了你过去需要应对的事件，并且再次给你机会，创造一个不同的结局。

结构具有的强大力量，让人们得以利用想象力来扭转那些驱使或限制他们行为的内在声音。在适当的支持下，把那些曾经太过危险而无法表露的秘密公开出来，而且可以在人们的想象中，告诉那些实际伤害或背叛他们的人，卸下心理负担，达到促进心理平静和谐。健康的结构对健康同样有巨大的促进力量。

4. 改写痛苦回忆

心身的结构治疗通过提供构造虚拟记忆，帮助那些拥有痛苦记忆的人们，获得一种被见到、被保护、被支持的切身感受。这些感受和记忆，是那些被伤害和背叛记忆的解药。为了从创伤中康复，改变感受方式，人们需要能够在身体深处熟悉这些与创伤相反的感受，并且

将这些植根于安全、自主、快乐和联系的感受取代一成不变的瘫痪或恐慌的感觉。通过这种存在于客观现实中的结构，重新编制过去和记忆。

人当然不能改写过去，但可以创造足够强烈、足够真实的场景，去混淆、去对抗一些旧有的场景。治疗性的故事舞台让参加者可以体验到那些他们从不相信会实现的体验，他们能被这样的世界接受，人们可以喜欢他们，保护他们，满足他们的需要，让他们感到家的归属感，达到改写痛苦记忆的目的。

（四）培养内感觉 趋向自我和谐

人对自我的感觉与身体感受是息息相关的。我们只有感觉到并正确地理解生理感受，才能根据这些感受行动，从而在人们的生活中安全地探索。如果人们为了容忍生活中的痛苦，去麻痹自我，或对刺激感的过度补偿，就会失去体会身体的内在感受，这种能让人们充分地、真实地感受到活着的感觉。

如果你不能觉察到你身体的需要，你就不能好好照顾自己的身体。如果你不能感到饥饿，你就无法喂饱你自己，如果你将焦虑误解为饥饿，你就有可能吃太多。如果你不能吃够的时候感到饱，你就会一直在吃。这就是为什么培养感官察觉对于保持健康体重是如此重要。很多人减肥失败就是因为忽视心理原因，或者忽视人们内在感官世界中每时每刻的变化。但这些变化正是器官反馈的根本：情绪状态是身体化学物质的变化，内脏感受的变动也在脸部、喉咙、躯干和四肢肌肉收缩的外在表现中体现出来。受过创伤的人需要学会容忍他们的感官感受，与他们的内在体验成为朋友，培养他们新的行动方式。

人们将注意力集中在每时每刻的呼吸和感觉时，就开始觉察到你的情绪和身体之间的联系，也许你会发现，你越是焦虑于如何完成一个姿势，就越有可能让你失去平衡。于是，你开始尝试改变你的感受方式，例如，深呼吸可以解除你的肌肉紧张，专注你的呼吸会让你感觉到平静。

仅注意到你的感受，就足以改变你的情绪调节方式，帮助你停止忽略内心世界的你。一旦开始好奇地而不是惊恐地接触身体感受，一切都会发生改变。我们可通过以下方式达到培养内感觉，达到自我和谐。

1. 呼吸、吟唱及各种运动提升警觉功能

情绪调控是处理创伤和被忽视经历对个人影响的关键，学习过情绪调控技巧的人，往往善于处理情绪失调问题。正念、身体动作、韵律和行动，还有瑜伽、太极、节奏鼓乐等都有助于调节情绪失调。武术重视培养有目的性的行为和对当下的专注，合气道、柔道、跆拳道、剑道和柔术等都有武术同样的作用。这些武术糅合了肢体动作、呼吸和冥想等多种功能，同时也具有调节情绪失调的作用。

2. 语言表达促自我完善

如果你必须不断地向自我隐藏和抑制信息，你的全部身心都处在与自我的战斗中。隐藏你的核心感受需要耗费大量的精力，榨取你追

求有价值目标的动力，让你感觉到无聊和冷漠。同时，压力激素在你体内积累，让你感到头痛、肌肉酸痛，影响你的肠胃功能和性能力，而且伤害你周围的人。只有当你能识别出这些反应的源头，你才能开始运用你的感觉，去发现那些需要立刻关注的问题。这就是敞开心扉，把自己内心的不良感受用语言表达出来以利于健康的主要原因。

在遇到苦难、死亡、创伤时，人们需要找到合乎情理的理由，鼓励意义的创造，看清恐惧，并且将这些感受分享给其他人，让人重新感受到作为一个人类成员的真实感受。

在语言表达中发现自我须依靠顿悟，寻找语言来描述内在感受，我们要感觉到足够安全，可以与他人沟通发生的事情时，才可以摆脱禁锢“幽灵”状态。通过语言表达达到公开的事实和内在体验最终连贯地组合在一起，就达到健康生活的目的。

3. 写内在心声、舒畅情志

写作是接近内在感觉的一种最有效方式。大多数人都会在遭遇背叛或抛弃后，以文字的方式倾吐内心的愤怒、谴责、悲伤和忧愁。这样做会让人们感受好点，尽管不会把这些话真正地说出来。当你在为自己而书写时，你不需要担心人们的判断，你只要倾听你内心深处的声音，让这些声音自然地流淌出来。之后，当你重读这些信时，你时常会发现一些令人震惊的真实。

我们被期待“冷静”地对待日常生活事件，把我们的情绪让位给我们手头的事物。当我们和一些不能让我们完全感到安全的人谈话时，我们大脑中的警觉系统就非常活跃，很快启动自我防御，随时准备着修改你的描述。写作时情况会不同，如果你让你的心静下来，你的内心某处就会浮现出一些事。你可以自由地进入一种类似催眠的状态，你的笔或键盘成为了联系你内在的通道。你可以自由表达那些自我观察和内在叙述的部分，而不必担心有其他的顾虑。

在自由联想写作练习中，你可以书写任何主题（如罗夏测试）来进入联想的溪流中。当你看到眼前的第一件物品时，写下你想起的第一件事情，然后持续不断地书写、重读或修改。一代代相传的茶壶可能会把你的记忆带回遥远的过去，那些你已经失去了的亲人，或者与家人的爱或冲突。场景一旦出现，记忆随之而来，而你用文字把这些记录下来。无论纸上出现了什么，都是属于你的、独一无二的联想的呈现。

情绪变化也反映在手写字体上。试验参与者改变主题时，他们可能会从手写体变成印刷体，或者从印刷体变成手写体，而且在字母的倾斜程度和笔触压力等方面产生变化。当他们写出他们最深的恐惧时，他们的手写体通常变得更像孩子，或者更原始。真实状态的表达，揭开自我防卫的外壳，更有利于健康。

在世界各地，写作训练研究的对象包括研究生、养老院病人、医学院学生、重刑犯、关节炎患者、新任妈妈和强暴受害者，这些研究无一例外都表明写作练习有助于提升生理和心理健康。

（五）运用专注力 提升健康力

专注力的运用，需要一些韧劲儿。尽管枯燥，但必须持之以恒。

1. 锻炼增强专注力

意识锻炼如同举重练习，我们可以把专注力视作意识的肌肉，它可以通过锻炼得到强化。记忆可以锻炼意识的肌肉，集中专注力起到同样的作用。注意意识出现漫游，把专注力重新集中于目标，这种意识的锻炼相当于反复做举重练习。

单点聚焦是专注力训练的一种方法，这也是单点聚焦冥想的本质。在导师的指导下，把专注力集中于一点，比如一句话或自己的呼吸。这种状态保持一段时间之后，你肯定会走神。因此，冥想教练通常会教导你：一旦你觉察到自己走神了，就要把专注力带回原来的聚焦点，保持专注力。如果再次走神，重复相同步骤。一直如此，循环往复。

和健身运动一样，重复越多，专注力肌肉就越强健。研究发现，越有经验的冥想者，在注意到意识漫游之后，越能迅速集中注意力。经过练习之后，各种想法的“黏性”减弱，这使得停止胡思乱想、专注力回到呼吸变得越来越简单。在训练环节，努力使自己和身体状态发挥到极致，要以专注力不下降为限度。

长期冥想者的大脑神经联结增多，与高水平举重运动员拥有健壮的胸肌一样。长时间集中专注力也会产生疲劳。休息，恢复体力和精力，应该是训练系统的一部分。

2. 情绪引导专注力

消极情绪使人们的专注范围变窄，只关注不愉快的东西。关注负面经验是引发抑郁的根源。过度关注负面经验会使抑郁发生的可能性增大，抑郁症状更严重。认知疗法鼓励人们，要去回想那些为他欢呼所带来的良好感受，并且把专注力保持在这里。

积极情绪可以扩大专注力范围，使人接受一切。积极情绪扩大认知的范围，使我们对事物的认识更客观全面，也更减少了自我这一牢笼的束缚。我们心情愉快的时候，意识关注的范围会从通常以自我为中心的“我”，扩大到更加接纳和友善的“我们”。

乐观的人不仅看到乌云，还能看到乌云边镶着银线。与此相反，愤世嫉俗和悲观主义者，他们的眼里只有乌云，而且坚信乌云背后涌动着更黑暗的乌云。这一切取决于你的关注点：积极面抑或是阴暗面。

我们保持乐观时，这些富含多巴胺的大脑伏隔核的神经回路就会很活跃。大脑的执行区域可以触发这个回路，使人们更好地保持积极的情绪，只要人们的想象达到了这个目标，就会感到快乐。积极情绪反过来对表现有极大的促进作用，它激发人们的活力，使专注力更集中、思维更灵活、韧性更强。谈论积极的目标和梦想，可以激活实现各种目标可能性的大脑中枢。但如果转而谈论如何改正自己，大脑中枢的活动就会减弱。

关注优势促使人们为梦想而努力，并对新观念、新朋友和新机会保持着接纳的态度。关注劣势的作用刚好相反，它引发了义务和内疚的防御感受，使人们闭目塞听。

为了人生健康幸福，应充分发挥个人潜能。首先，人们应从梦想和希望开始谈起，这可以为后续的学习铺平道路。谈话可以从一般的愿望提炼出具体的目标，然后探讨为了实现目标，我们需要采取哪些行动及提高哪方面的能力。追求健康也是同样的道路，我们每一个人要有一个健康梦，才会有为健康奋斗的动力。

有了“梦想先行”的训练方法，再加上必须抓住一切机会练习新技能，人们就一定会取得好成绩。每一天都会有从零到十几个数量不等的练习机会在等着你，你只有不断练习才能离梦想越来越近。正所谓，不积跬步无以至千里。

无论是提高运动或音乐技巧、增强记忆力，还是更好地聆听，巧妙练习的核心要素都是一致的。最理想的提升办法是乐趣、巧妙的练习和全情投入三者有机结合。巧妙的练习更深入了一层，起到了夯实专注力的作用。积极情绪也是激发健康潜能的动力之一。

3. 以正念为基础的情商训练

以自我意识、自我管理和社交技能等为主要内容的课程，对标准的学业课程会起到协同作用。专注力训练是增强核心情商神经回路的便捷途径，认知控制和执行功能似乎对自我意识和自我管理的作用很关键。

我们定期需要一段安静的时间，比如平静角，孩子们如果需要冷静情绪，可以到平静角单独待上一会儿；比如正念训练，它一方面可以使孩子们情绪更稳定，自我管理能力得到增强，另一方面还能提升他们集中和保持专注力的能力。孩子们的心理状态和自我意识也会发生变化。

向儿童传授保持冷静和集中专注力的技能，相当于给他们打下了自我意识和自我管理的基础，在这个基础上，可以进一步教会他们积极倾听、辨别感受等其他社交和情绪学习技能。

期望孩子们在情绪爆发时控制情绪，首先需要做到认知控制。呼吸伙伴和正念训练可以强化他们的认知控制。他们一旦体会到这种方法的好处，就会有信心，内心会发出“我做得到”。

专注力正念练习的益处：一是增强了大脑的专注力网络，它们共同参与了专注力分配；二是促进选择性注意，抑制干扰物的影响；三是促进理解力；四是有确切的放松效果，比如呼吸伙伴训练释放的冷静效果，生理影响表现为迷走神经回路唤起的设定值降低了，使心率恢复正常以及从应激复原的速度提升；五是正念和其他冥想形式可以提高迷走神经的张力，提升多方面的灵活性，进而使人能更好地管理专注力和情绪；六是正念冥想者身上明显的生理紊乱，如单纯的神经过敏、过度紧张以及慢性疼痛等症状得到了缓解。

病人通常因为受不了压力或疼痛前往就医。解决这些问题无非就是要关注自身的内在状态，领悟生活中需要改变的东西。人们自发戒烟或通过改变饮食方式来减肥，都是出自内在动因，而不是外在指令。

正念能降低“我”的回路的活跃度，自我对话越少，对当前的体验就越多。正念训练的时间越长，越有助于大脑分离两种类型的自我意识，并激活提高当前任务的关注度、免受无关因素影响的神经回路。

正念可以打破沉溺于悲观想法的习惯，改变人们与想法本身的关系。与被消极思绪裹挟相反的做法是停止消极想法，意识到这些仅仅是想法而已，然后选择是否要根据这些想法采取行动。

简而言之，正念练习增强了专注力，特别是提升了执行控制能力、

工作记忆能力以及保持专注力的能力。每天 20 分钟的小练习，连续 4 天，就能看到效果，当然训练时间越长，效果越持久。正念训练显著改善了人们集中精神的能力。而且，人们专注于任务的时间更长，效率更高。

研究表明，童年时期有机会改善自控能力的儿童与一直擅长延迟满足的人相比，到了成年之后，会拥有同等水平的收入和健康状态，他们的人生同样完满。

（六）提升安全感

安全感是健康的地线，缺乏安全感对健康的影响是多方面的。所有提升安全感的策略都有促进健康的作用，提升安全感除本书其他章节讲述的方法外，我们还要从以下方面发力。

1. 建自身安全岛

人们活跃的自我意识取决于有关大脑区域能够健康活跃地交互作用，更好地表达自己的感受和经历。为了更好地表达自己的感受和经历，在人们身体内部建立一个内在的“安全岛”有重要的作用。建立“安全岛”就是把身体的一部分，或者某个姿势、动作辨认为“安全”的，这样，当人们在感到困扰、恐怖或愤怒时，让自己通过这些身体部位或动作感到安全。在遇到意外情况时，我们常会感到胸口紧张、呼吸消失，这时把注意力放在双手上，移动双手，就能暂时感觉好受些。或者，把注意力放在呼吸上，试着改变呼吸频率，或者在吸气时抬手、呼气时把手降下来，这样的动作就能很好地平复情绪。指压法或握紧拳头都有很好的情绪稳定作用。发现并利用自己的安全岛可以使人们更好地理解情绪状态，我们可以通过创造特定的身体感受，去抗衡失控感。建安全岛为人们消化生活中的不幸事件造成的伤害，更好地关注当下，展望美好的未来打下坚实的基础。

人可以忍受很多不适，有这样一些事实：身体的不适其实在不断转移。例如，当你觉得胸闷时，你进行了一次深呼吸之后，胸闷的感觉也许减弱，随后，你就会注意到身体的其他感受，例如你的肩膀很紧张。于是你可以开始探索深呼吸时你身体感受的影响，感觉你的胸腔如何张开。当你感到更平静，更好奇地想知道你为什么会有这种感觉之后，你就会继续去感受你的肩膀。你可能会发现，回忆让你的肩膀自动耸起时，你不再惊讶于肩膀紧张的感受了。更进一步的是观察思想和感觉之间的交互作用。意识到你的身体是如何记录不同的情绪和记忆，让你拥有了一种全新的可能：让你释放那些曾经为了生存而关闭的感受和冲动。通过安全岛，建立与身体的安全联结，对稳定情绪起到了很好的作用。

2. 恢复情绪协调

早期的依恋模式创造了贯穿人一生的关系原型，这包括在我们期待他人的方面及与他人相处时能够体会到多少舒适和愉悦。这个关系原型是隐藏着的，铭刻在情绪大脑中，而且无法通过理解它而逆转。也许你会发现，你对亲密关系的恐惧与你母亲的产后抑郁症或她小时候的创伤经历有关，但得知这一切并不可能让你重新变得愉快而且信任他人。

然而，这一理解促使你寻找其他方式建立人际联系。重建受损的共感系统可以通过一系列韵律和互动的方式来实现。与自我及他人共感需要整合身体的感觉，如视觉、听觉、触觉和平衡感。如果这一整合没有在婴儿时期及儿童早期发生，就增加了日后出现感觉统合问题的风险。

情绪协调意味着要根据相应的声音和动作产生共鸣，这些调整潜入人们日常活动的感官节奏中，例如做饭、打扫卫生、睡觉和醒来。共鸣意味着在正确的时间露出笑脸、拥抱他人、表现出愉快或反对。许多有过创伤史的人的情绪恢复经历告诉人们有很多其他方式可获得共鸣，如从在合唱团的唱歌到跳交谊舞，到参加棒球队、爵士乐队或室内乐团等集体活动。这些活动都促进了情感的共鸣，令人感到分享的喜悦。

恢复情绪协调的方法多种多样，本书许多章节内容都谈到这一话题，随着你对本书的继续阅读和深入理解，你会越来越多地感受到协调情绪对安全感的作用，也越来越熟悉应该怎样提升你的安全感，促进全面健康。

3. 社会支持提升安全感

在婴儿出生后头 6 个月时给予密集的、强迫性的和细心周到的照顾可以预测幼儿园及之后的过度活跃或注意力问题。最重要的、能够预测受试者能成功应对生活中难以避免的挫折的是：在人生中的头 2

年中与主要的养育者建立足够的安全感。成年人的适应能力可以通过评价他 2 岁时有多爱他的母亲来预测。

我们的一切都倾向于与社会系统合作。这是人们最有力的生存策略，也是人类成功的关键，而且它能更好地预防心理、精神疾病。大脑与神经连接对于理解人类痛苦而言是相当重要的，人际关系和人际互动在人们年幼时就塑造着心灵和大脑，这给予了在人生中的实际存在和精神意义。

为了更好地改善人类的生存状况及促进健康幸福，我们还需要理解发展的过程，以及所有的这些因素如何共同地、持续不断地影响着人们。更大的挑战是，运用神经可塑性重塑大脑回路，让人们察觉自己的思维已经将某些生活经验视为威胁，认为自己孤立无援，然后再重塑这些大脑回路，这对人们的健康非常重要。社会支持是一种生理需要，这应当成为提升和修复人们的安全感的主渠道。

精神健康的重要标准是能够在人际交往中拥有安全感；与他人建立安全的联系，是人生富有意义、令人满足的重要基础。在人际交往的情境中，最大的挑战就是培养互惠互信的关系，也就是真正地倾听和被倾听，真正地看见他人和被看见。因此，在学校的环境内教会每一个教职员工去发掘和理解孩子们的创伤对他们造成的影响，将重点放在培养安全的、可预测的、被了解和看见的环境中。我们确保每个孩子都会在每天早上得到问好，老师们能够面对面与每一个人产生联系，花时间与每一个人分享自己的心情。这一切对孩子的健康成长非常重要。诸多案例都证明社会支持提升安全感的重要作用。

（七）和谐人际关系

决定生活品质的一大主要因素是我们与他人的互动关系。要知道一个人究竟是什么样的人，最详尽的资讯来自他交往的人及完成工作的方式。有没有人做伴，对体验品质的影响甚大。如果能学会把人际关系塑造得更贴近心流体验，生活品质就能提升，这也是社会适应良好的重要方面。

1. 人际之乐

人生而合群。人在有朋友、家人或任何人为伴时最快乐。如果要求一个人列举一天中最能改善情绪的活动，常被提及的有：跟快乐的人共处，有人对我说的话感兴趣，跟朋友共处，有人觉得我性感等。支持性的社会人脉也能减轻压力：当一个人可以依赖别人情绪上的支持时，就不太容易被疾病或其他不幸的事件击倒。

懂得如何与他人相处，就能大幅改善生活品质。他人之所以重要，是因为他人能帮助人们实现目标；一个人因本身的优点而受到重视时，幸福感也会提升。人际之乐包括天伦之乐和朋友之乐。

（1）天伦之乐

人生最强烈而有意义的体验，往往发生在家庭中。自古以来，人的一生几乎都在家族团体中度过。家庭的规模与组成有多种形式，但无论如何，亲戚之间的感情与来往总比外人密切。社会学家指出，亲族间的忠诚度跟两个人共有的基因成分呈正比：例如，兄弟姊妹有一半的基因相同，表兄弟姊妹有 1/4 的基因相同，因此亲手足互相帮助的热忱平均是表亲的2倍。

亲情存在还有很强大的生物学因素。哺乳类成长缓慢，如果没有成年兽对幼兽抚养的责任心及幼兽对成兽的依赖心，就不可能生存至今。家庭是人们最先接触到的单位，在很多方面也是最重要的社交环境，生活品质也主要取决于我们能否从亲情互动关系中得到乐趣。家庭能带给人极大的快乐，也可能成为一个无法承受的重担。

（2）朋友之乐

培根写道："最可怕的孤独就是没有真诚的友谊。"跟家庭关系比起来，从友谊中找到乐趣要容易许多。人们可以根据共同的兴趣或人生目标选择朋友。朋友绝少会试图改变人们的自我，只会帮人们加强自我。跟朋友在一起，我们只需要把注意力集中在好玩的事情上就够了。

观察发现，一般人心情最好的时候，往往是跟朋友在一起。尤其是年轻人，他们觉得跟朋友在一起的快乐，有时超过跟自己的配偶共处时的快乐。连退休者都承认，朋友比配偶或家人更能带给他们快乐。

友谊通常都涉及共同的目标与共同的活动，所以自然而然能产生乐趣。如果友谊只是消除自我不安全感的手段，它虽然能给人快乐，却没有乐趣，也无法帮助人成长。例如，觉见的酒肉朋友式社交，成年男性聚在一起嘻嘻哈哈，在酒店、小酒馆、餐厅、茶艺馆、咖啡厅、啤酒屋的欢乐气氛下，借打牌、掷飞镖、下棋消磨时间，或一边拌嘴、互相嘲弄。这种互动使孤独而漫无组织的状态，无从入侵消极的心灵，它不能刺激成长。这种社交方式只是模拟友谊，并不能提供真正的友谊。偶尔花点时间嚼舌根会觉得有趣，但很多人却变得极端依赖每天肤浅的接触，长期这样会带来不利影响。

朋友之乐在于真友谊，最强烈的体验也是在亲密友谊之中产生的。亚里士多德曾说：“纵使拥有世上所有的宝物，如果没有友谊，也没有人能活得下去。”这种友谊指的就是真友谊。从一对一的友谊中得到乐趣，需要有共同的目标、相互的回馈，更需要从共处中发掘新的挑战。这也许只是一天比一天更了解朋友，发现他与众不同的地方，同时也渐渐展露自己的独特之处。跟另一个人分享自己的秘密和思想，可谓是人间至乐。这些需要投入大量的注意力、开放的态度和敏锐的感觉。现实生活中，人们在友谊上投注很少的精神能量，因为很少有人愿意付出这么多精力和时间。

友谊是人们表现自我的良机。只有跟朋友在一起时，人们才觉得可以轻松一下，做真正的自己。因为人们选择的朋友都是拥有相同终极目标的人，可以一块儿唱歌、跳舞、说笑话。面对这样的朋友，人们可以清楚地体会到自由的感觉，了解真正的自我。现代理想的婚姻是把配偶当朋友。

我们必须先接受友谊在表达上的挑战，才能享受到它的乐趣。如果一个人交了一大堆只会肯定他的朋友，从不督促他追求梦想，尝试新的生活方式，他就错失了友谊真正能提供的成长机会。真正的朋友偶尔会陪我们疯狂一下，但他们不会期望一味任性到底；他们能与我们分享实现自我的目标，也愿意分担提升复杂性的风险。

友谊很少出于偶然：它跟工作或家庭一样，必须努力培养。真友

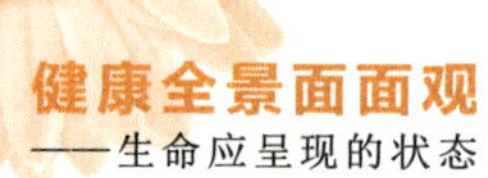

谊必须胸怀大我。一个人只有把精神能量投注在与别人共同拥有的目标上，才能成为家庭或友谊的一分子。同样，一个人若认同一个社会群体、一个种族、一个政党、一个国家，就能隶属于这个更广大的人际系统。像马克思主义者，把全部精神能量投注在他们心目中为全人类幸福的共同目标上。

2. 和谐人际关系

人一出生，人际关系就存在于通过对周围人的脸部表情、动作和触摸的互动之中。人类大脑是为了帮助人们一同工作、一同玩耍形成的。和谐人际关系是在这样的互动过程中形成的。

（1）语境理解促进人际和谐

人们互动时，非言语信息传递是你来我往、互相交织的信号，可以表现为日常的打招呼，也可以是紧张的谈判，它传递的信息和我们说出来的话一样有力。非言语信息对人们的谈话起到无声的修饰作用，也许，此处无声胜有声。眼睛是心灵的“窗户”，可以传递很丰富的情绪信息。这就是人们常说的眼神交流的重要性。比如，人眼周围的鱼尾纹，可以流露真正的快乐情绪；微笑时眼角没有皱纹，说明这是伪装的欢乐。通常，小朋友通过观察他人的眼睛学习情绪的很多信息，但自闭症儿童常表现出回避目光接触。

语境理解能力是人际关系中的一种重要能力。我们对某些规则有明确的认识，对隐含在人际关系中的社会规范判断则基本上依靠直觉。对于什么符合社会规范，我们的认识判断主要依靠身体的感受，如人们不知所措时，“感觉不对”是一种身体表现。我们也许能从周围人身上捕捉到尴尬或困扰的微妙信号。

我们留心微妙的社交线索，据此做出相应的行为。能够掌握这种技巧的人，不管身处何方，都可以与大家打成一片。他们不仅知道应该说什么和做什么，同样重要的是，他们还知道不该说什么和不该做什么。他们凭借直觉，遵循常规的礼仪准则，其行为举止让人感到适宜。他们的说话或行为顾及别人的感受，这种觉知力帮助人们安全地跨过社交“雷区”。缺乏礼仪反映了自我意识存在缺陷。行为不得体的人，不仅不善于社交，而且如果别人把这一点告诉他，他还会觉得很惊讶。

语境意识还起到另一种作用：掌握一个团体、学校或企业的社交网络，这种技能有助于人们妥善处理人际关系。语境意识是观察能力的一个重要方面。研究发现，有组织影响力的人，不仅能够感知到个体的关系网络，还能识别观点最不坚定的人。一旦有需要，就重点说服这类人，让他们反过来说服其他人。

（2）身体协调一致促进人际关系

人们在一起玩耍时，身体上感到协调，就会有一种联系感和愉悦感的体会。即兴训练帮助人们感到愉悦和探索。当一群满脸忧愁的人一起爆发出大笑时，悲伤的咒语就被打破了。学会与他人的情感调和，让父母和他们的孩子发自内心地感到情感的互动，这对加深父母与子女的情感联结会有很大的促进作用。

当人们害怕时，没有任何东西能比得上我们信任的人用抚慰人心的声音和结实的拥抱那样能让人们平静下来。惊恐万分的人需要用同样方式去安慰：温柔的拥抱和摇晃，向他们保证某些更强大的人会照顾他们，会让你们安然睡去。当人从心底里感到安全，才能把过去那些无助的记忆与当下的安全感产生联系。

任何良好工作、生活活动的前提是安全和信任的个人关系。坚定的、安全的触摸是建立个人关系的基础。手或者前胳膊，是最安全、用来触摸的部位。握手就成为建立良好个人关系的很好方式。

（3）自我觉察能力提升人际关系

自我调节方式可以教会那些处在发狂地行动或无法行动之间循环的孩子采取合理的行动。对学生来说，除基本学业外，课程学习应该包括自我觉察、自我调节和与人沟通。正如我们会在课堂里教授历史和地理一样，我们也需要教孩子如何去观察社会，与人相处。成年人和孩子一样，控制自己的前提是熟悉我们的内在世界，准确地觉察是什么让我们恐惧，是什么让我们不安，是什么让我们愉快。

情商意味着能够觉察你自己的感受，而且能感受到自己周围人的感受。任何能提升觉察感受的活动都有助于提升人际关系。通过教人们学习觉察自己的身体感觉和为自己的身体感觉命名，会提升情绪稳定。例如，当人们的胸口发紧，这预示着他们在紧张；如果他们的呼吸变得很浅，他们也可能感到紧张。那么恐惧会带来怎样的感受呢？当他们感到害怕时，要怎样改变身体上的感觉呢？如果他们可以深呼吸，或者花时间跳绳或者击打沙包呢？指压会有帮助吗？试着觉察你自己的感受，辨识不同感受下的情绪及应对之策，就能提升人们控制情绪反应的能力。

通过以上几方面的学习，我们对心理健康有了更深刻的认识，对提升心理健康拥有了更多的方法和手段。如果你悟出一些道理，那么它就会成为完善自我，充实内心，提升改变的内动力，进而发挥很好的作用。不论过去如何，从这一觉悟时刻开始，你的人生会发生很大的变化。我们也希望你和你周围的人沿着这条健康之路一直走稳走好。

二、饮食健康

饮食不仅是营养的需要，同时又能带来快乐。食物特殊动力作用是食物满足机体饥饿需求时专注力集中的表现，也是饮食满足生理、心理需求的表现。饮食健康首先从饮食之乐开始。

（一）饮食之乐

几乎是所有人在用餐时间觉得最轻松愉快。只要认真对待，所有文化都会把饮食这一简单过程，转变成一种不但享受且能带来乐趣的艺术形式。

烹饪活动带来快乐与其他活动带来快乐是一致的。首先，烹饪者要把握环境里各种可食用的素材，经过用心观察后，能把不同食物的特性区分得越来越精细。古人发现盐可以防腐，可以用蛋和其他食物一起搅拌，大蒜单独吃或许味道太重，但用得适量，却能增添菜的风味，且有医疗保健功效。了解这些特性之后，就可以做各种试验，研究出调和各种配料，做出美味佳肴的规则。我国不同菜系及各种风味的地方小吃，都证明了人们在有限的食材下，会下功夫做出可口的、花样繁多的食物来。这些规则就演变成为一道道不同的菜系，它们的繁复多变证明：种类有限的可食素材能唤起人们广大而多样的快乐体验。

作曲家罗西尼一语道破了音乐与食物之间的关系："食欲之于肠胃，就跟爱情之于心灵一样。肠胃就像一位指挥，领导情绪的大乐团，使它生机蓬勃。"音乐能调和情绪，食物也一样，世间所有的美食都是根据这一观念发明的。德国物理学家海因茨·莱布尼茨用音乐比喻烹饪及饮食时说："在家烹调的乐趣，像是在餐厅演奏弦乐四重奏；而上一流的馆子用餐，就像是看一场盛大的演奏会。"

要把进食的生理需求转换成带来快乐体验，我们必须先注意自己吃下去的东西。客人若把主人精心准备的食物囫囵下肚，食而不知其味，主人一定会觉得很意外，也很受挫。这是麻木不仁的体现，也浪费了宝贵的体验机会。培养对食物的品位跟培养其他技巧一样，需要投入精神能量，这份专注会换得数十倍价值的复杂体验。懂得享受吃的乐趣的人，会渐渐培养出对特定食物的兴趣，并乐于了解它的历史与特色。他们会学习这种烹调法，学做这种地方风味的各式料理。如果他们专精的是中东食物，他们就知道怎么做最好的豆泥，哪儿可以

买到最好的香料、最新鲜的茄子。如果他们偏好的是威尼斯食物，他们也会懂得哪一种香肠配谷物粥最好吃，如果找不到威尼斯龙虾，用哪种虾代替最不失原味。

感受食物的品位也如同其他与身体技能有关的心流来源一样，必须先握有活动的控制权，才能产生乐趣。我们抱着认真的态度，为体验本身去试探食物的潜力，那么吃和烹饪都会为受过训练的舌头带来许多体验心流的机会。口腹之乐也可能会上瘾。对美食之乐我们应本着学会发乎本心，控制本能的欲求，就能享受乐趣而不上瘾，不至于成为欲望的奴隶。美食狂与完全不肯体会口腹之欲者，同样令自己和旁人不爽。在两个极端之间，存在着相当大的改善生活的空间。

组成人体器官的各个细胞或组织，就是人们跟宇宙其他部分接触的工具，身体就是一架探测器，有很多灵敏的装置，可以从广大无垠的空间汲取资讯。味觉器官同其他器官一样，也需要培养其感知能力，提高对饮食之乐的感知。身体器官不断进化，只要运用感官就能产生积极的情绪，在整个组织中产生和谐的共鸣，把饮食变成快乐的源泉。

（二）饮食健康基础

均衡饮食对于人们的健康十分重要。均衡饮食是指选择多种类和适当分量的食物，以便能提供各种营养素和适宜热量去维持身体组织的生长，增强抵抗力和维持适中的体重。在进食时，应该按照“饮食金字塔”的分量比例进食及每天喝充足的水分，以促进健康。如要达到理想体重，最有效及可持续的方法便是保持健康饮食并做到适量运动。因此，我们必须形成科学全面的营养健康理念。

1. 饮食健康知识

人对饮食的自我感知及相似的惯性，通常会形成与大多数人一样的经验，这些经验和习得的一般知识有些是正确的，有些是错误的。人们要把正确的营养健康理念发扬光大，也要及时更正错误的营养知识，以利于更好地维护健康。例如饮食，一定要吃环保的、有机的、营养均衡的食物等，这就是营养学家所强调的、一个人必须摄取多少的蛋白质、糖类、脂肪、维生素、矿物质的知识。

2. 心理与饮食健康

一个人的心情好坏，会影响到消化能力。例如忧郁会导致消化不良，进而造成营养不良。相反的，一个人心情好，消化能力就好，营养也就跟着好了。

保持良好的心情，对健康有利。比较注重环保、较有慈悲心、惯吃素食者，由于与环境的关系较为和谐，所以心情通常比较好，健康的概率自然也比较高。

3. 饮食健康中的多：食物选择品种多样化

多吃含蛋白质、脂肪和丰富维生素的食物，如豆腐、牛奶、鱼肉类，多吃水果、蔬菜，适量饮水。蔬菜要花色品种多，不仅包括根、茎、叶、花、果类蔬菜，还要搭配豆类蔬菜以及深绿色与橙色蔬菜、

菌类和藻类。食物选择产地多样化。不同产区的大米、面及杂粮，它们所含的微量元素或重金属不同。选择产地多样化食物，有利于预防因一些微量元素或重金属的少与多引起地方病或重金属中毒。食用多样主食，是预防一些地方病的主要手段，还能有效改善人体的营养均衡。

多素少荤饮食有节，多素少荤是杂的基础。什么都要吃，什么都少吃。少精多粗，多吃粗杂食物有利于限制食量过多引起的肥胖。从营养及所含有害物质的综合比较分析来看，水果、蔬菜应以这样的顺序选择：时令蔬果优于大棚蔬果优于冷藏腌制或其他加工保藏蔬果。

4. 饮食健康中的全：食物的可食部分应尽量全吃

构成人体的营养素种类较多，分别分布在食物的不同部分，食物的不同部分营养素含量和比例不一。在正常进食量的基础上，食物可食部分应尽量全吃，才有可能保证各种营养素有一定量的摄入，为营养平衡打基础。强调要尽量选食有“全”字的全谷类食物，如全麦面包、全麦饼、麦片等，以增加膳食纤维的摄入量。脱皮精加工的白米细面，会使其皮中的营养素丢失。白面包比不上全麦面包，甜饼干比不上粗粮饼干。鸡蛋是优质蛋白，任何只吃蛋清不吃蛋黄，或只吃蛋黄不吃蛋清的吃鸡蛋法都是错误的，必将使部分营养素不能供给而影响营养均衡，当然，一些特定人群要另当别论。

5. 正确选择食物与烹调：选择食物色正，即食物本色

一些食品种养加工者，为使其产品有卖相，非法添加一些化学添加剂，改变了食物的原有本色，经常食入会使人体产生不良反应。面

粉不能选太白的，以防加入吊白块。大米应选颗粒饱满，色泽光亮，抓在手中很少有米糠粉黏手，且气味清香，口感微甜的。水果不要选太过鲜艳的，以防加入其他着色剂。购买番茄时应选择粉红色、表面有白点的番茄，切忌挑选个头过大、颜色发青的，或又红又硬的和周身通红的番茄，以防添加激素及催红素。本色食物一般不会对人体有危害。

食物的烹调方法要正确；蔬菜在烹调时应先洗后切，急火快炒，或焯烫、凉拌，以防维生素及其他微量元素流失。淘米时要根据米的清洁程度适当洗。改进烹调方法，在菜要起锅时放盐，可减少盐用量。米、面类蒸煮营养损失少，改变熬米粥时放碱的习惯，以防维生素加速破坏。在煮玉米粥时可加少量碱，因为玉米中多为结合型烟酸，人体对其吸收的比例很少，少量加碱能使结合型烟酸变成游离型烟酸，有利人体吸收利用。

食物来源要正确。选择商品类食物时一定要选择厂名、厂址齐全，有生产日期和保质期，食用和储藏方法执行国家标准的商品。购买食品时，应选购大企业所产知名品牌的食品。对野生菌类、野菜等不明来源的食物，在不了解或不能正确辨识来源的情况下，应坚决不吃。不要随意采摘野生蘑菇，以免食用后中毒；食用市售蘑菇时，如发现异样者应剔除。要坚决杜绝乱吃野味的陋习。

营养理念是在人们正常状态下的要求，当人们处在疾病或某种营养素过剩或不足时，要针对疾病及健康状态进行正确的营养调适，纠其偏以达正。

6. 营养素比例适当与平衡

一日三餐比例，即采用 3:4:3 的三餐分配比例比较合适，按照“早餐要吃好、午餐要吃饱、晚餐要吃少”的要求分餐。主零食比例要适当，不要因过多零食而增大食量。各种食物结构合理、比例适当，保持营养平衡。三大营养素蛋白质、脂肪、碳水化合物占总热量的百分比应分别是 10%～15%，20%～30%，60%～65%，脂肪、碳水化合物应是热能的主要供给者。不能因减肥过于节制脂肪、碳水化合物摄入，影响正常生命活动的能量需要。保证富含优质蛋白质和脂肪的食物的供给量。蛋白质除部分由粮食提供外，总量的 1/3～1/2 必须由大豆、肉类、蛋奶类供给。脂肪应由植物油和食物本身所含的脂肪供给，还应搭配部分动物脂肪。

膳食搭配要注意酸碱平衡；主食要做到杂与精、干与稀的平衡；副食调配要做到生熟菜搭配、荤素搭配平衡，含糖软饮料与水的比例合理。在荤菜方面，既要有四条腿的猪、牛、羊（任选其一种），又要有两条腿的鸡、鸭、鹅，还要有鱼和菌类。膳食纤维有预防便秘、降低患癌风险、降低胆固醇及血脂，帮助人们控制血糖及维持健康体重等作用。要保证食入一定量的膳食纤维，但不要太过量，目前理想的纤维摄取量是每天 20～35 克。膳食纤维摄入过多会阻碍人体矿物质，如钙、铁、锌、铜等的吸收，产生不利作用。

饮食与运动平衡，确保健康匀称的体型，达到健康体重。调适经常参加饭局与合理食量控制的关系。对一些应酬较多，饭桌上持续时间长，在不知不觉食量过多的人，一定要控制其他餐次的食量，保证合理食量。比例适当的饮食是健康的保证，在日常饮食中，我们要认真总结找出各自饮食的合理比例。

（三）饮食健康

饮食健康知识的获得，以及形成什么饮食习惯及方式受到多重因素的影响，人们对食物具有极大的潜在控制力。

食物是影响健康的主要因素，它只是影响因素之一，且是人们可以控制的因素。关于饮食与健康的书籍很多，很多观点相互矛盾，甚至在一些重要观点上，专家之间也存在重大分歧：一些医生推崇低脂饮食，认为它是健康长寿的关键；另一些人则说减少饮食中的油脂摄入量最多只能增加几周的寿命。对于素食的益处也有类似的分歧，很多调查发现素食者患心脏病和癌症的概率较低，但是专家对这种现象产生的原因有争议，有人坚持认为素食者总体上更注意自身健康，对自己照顾得更周到；有人则认为动物性食物有害；还有人说如果非素食者同素食者一样少吃脂肪，多吃膳食纤维，其结果没什么不同。

我们对此类争论不想做过多评论，只想概括一些简单实用的建议来改变人们的饮食，这些改变会有益提升健康。重要的饮食健康知识，再怎么重复都不嫌多。饮食与健康中的关键领域应包括各种营养素的食物来源及正确选择，下面重点论述内容为蛋白质、脂肪、能量、蔬菜水果、膳食纤维、饮水等。

1. 蛋白质

蛋白质是生命的基础。我们需要蛋白质来生成新的组织，让组织生长或得到维护和修复。蛋白质是复杂的分子，由各种氨基酸构成，其中一些氨基酸是身体无法合成的，必须从饮食中获取，这些氨基酸又叫必需氨基酸。缺乏蛋白质会导致生长受阻，健康功能严重受损。摄入了过多的蛋白质，对健康也不利，许多人的蛋白质来源存在问题。

依靠动物性食物，即家畜、家禽、鱼、奶和乳制品等获得的是动物性蛋白质。蛋白质的植物性来源是豆类、谷物和一些坚果。动物性来源蛋白和植物性来源蛋白相比较太过浓缩。豆类中的蛋白质被食用淀粉和难以消化的膳食纤维稀释了，你必须吃更多植物性食物，才能得到与一份动物性食物等量的蛋白质。

当你摄入的蛋白质超过了身体制造和修复组织所需的数量，它就会成为能量的来源，如同燃料一样。然而，对身体来说，蛋白质并非一种理想的燃料，因为蛋白质的分子很大、很复杂，身体消化和代谢蛋白质的工作量要比碳水化合物和脂肪大得多。因此，蛋白质是一种效率不高的燃料，蛋白质的供能比值不如脂肪和碳水化合物高。如果你吃高蛋白食物，消化系统就要做很多工作，可供健康使用的能量却很少。

用蛋白质作为燃料还有一个问题是燃烧不充分。碳水化合物和脂肪的成分只有碳、氢和氧，燃烧后形成二氧化碳和水。蛋白质含有氮元素，在新陈代谢的过程中分解成毒性很高的含氮残留物，处理这些

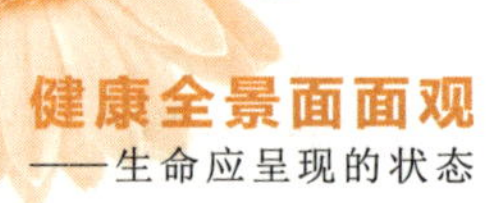

残留物的重担就落在肝脏上，肝脏把它们加工成毒性仍然很高的尿，然后还必须由肾脏承担起排尿的任务。蛋白质代谢过程中分解产生的这些含氮废物还会刺激免疫系统，增加患过敏和自身免疫性疾病的风险，因为这些病症代表着身体的防御功能失常。因此，要吃适当蛋白质，提供给人体的蛋白质的量达到供身体生长、满足机体自身维护和修复即可。

一个成年人每天大约需摄入 60 克蛋白质食物，现在许多人每顿饭吃下去的量都比这个多，最多 120 克蛋白质食物就已经很充裕。大体上，如果你一天吃一次蛋白质食物，也就是说有一顿饭的主菜是肉、鸡、鱼、蛋或豆腐，就足够了，然后试着在其他两顿饭侧重碳水化合物和蔬菜，例如炒菜配米饭、面条加蔬菜。适量蛋白质的摄入会节省能量，解放消化系统，特别是免除肝脏和肾脏的额外负担，保护了免疫系统。

蛋白质的摄入不仅要考虑蛋白质的摄入量，还应该考虑饮食中的蛋白质的来源。

富含动物性蛋白的饮食会将你置于食物链的高端处，这可不是个很好的位置。食物链是高级生物依靠低级生物获得能量的一种模式。植物从阳光中获得能量，食草动物通过吃植物获得同样的能量，食肉动物则通过吃食草动物的肉来获得能量。生物越大，肉食程度越高，它在食物链上的位置就越高。处于食物链高处的一个后果是有可能摄入更多的毒素，因为从一级升高到另一级，环境毒素越来越浓缩。例如，家畜的脂肪常常含有高浓度的毒素，而谷物中的毒素浓度则要低得多。另外，在养殖动物时，所用的饲料常添加了很多不健康的物质。

对食用蛋白质来源综合论述如下：

家畜作为动物蛋白的主要来源，而且是一种高浓缩的蛋白质形态，又是饮食中主要的饱和脂肪酸来源。由于处在食物链的高处，它聚集了环境中的毒素。除非是有机饲养，否则它可能含有更多毒素，如残留的生长激素、抗生素及其他化工品。白肉并不比红肉好，但小牛肉比普通牛肉的脂肪含量要低，猪肉脂肪（猪油）似乎比牛肉脂肪对人类的心血管系统危害小。

鸡肉比其他肉好，主要在于它的脂肪处于肌肉组织的外部，可以连皮一起去掉；要是不去皮，鸡肉同牛肉、羊肉和猪肉的毒害一样，而且可能含有更多的激素。

鱼类是健康的蛋白质来源。吃鱼多的人寿命长，生病的概率低。鱼类对身体有益与ω-3 脂肪酸含量多有关，这些内容在脂肪一节详述。如果，使用药物控制在适当范围，鱼类仍是一种优质蛋白质来源。

贝类含有毒素的可能性更大。它们生活在沿海的污水里，觅食的方式使它们暴露在高浓缩的废物里。贝类很容易向人类传播疾病，如生吃毛蚶导致甲肝流行即是典型的例子。

乳制品的饱和脂肪酸含量很高，除非用脱脂奶或低脂奶制品。许多人不能消化牛奶里的糖（乳糖），一些人的免疫系统会受到牛奶里蛋白质的刺激（这主要是牛奶的问题，山羊奶似乎不会这样刺激免疫系统）。如果你有过敏、自身免疫性疾病、鼻炎、支气管炎、哮喘、湿疹或胃肠问题，那么试试至少 2 个月停止食用任何奶类食物，看看

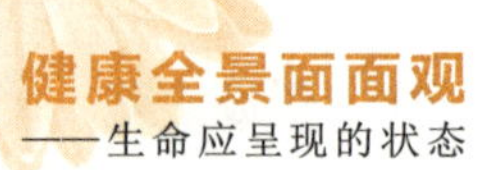

情况有什么变化。这样做会使许多免疫相关疾病的发生有非常显著的改善。

鸡蛋是优质蛋白质的来源，但是，蛋黄含有脂肪和胆固醇，应该适量食用。应该避免吃生鸡蛋或没有煮熟的鸡蛋，尽量吃柴鸡蛋，它们没有受到药物和激素污染。

谷物和豆类含有蛋白质，也含有碳水化合物和膳食纤维，因此吃得很多也不用担心蛋白质过量。建议吃有机种植的品种。坚果和种子，如杏仁和葵花子，是植物蛋白质来源，但是它们的脂肪含量很高（主要是多不饱和脂肪酸），因此吃的时候要适量。

大豆比其他豆类的蛋白质含量要高，而且含有大量多不饱和脂肪酸。大豆蛋白可以加工成多种形态，包括动物食品的仿制品。大豆可以加工成各种形式的豆制品，也可以做成很好的低脂或脱脂食品。大豆食品对健康的巨大好处是含有一类叫做植物雌激素的化学物质，可以为身体提供重要保护，使男人免于患上前列腺癌，使女人免于患上雌激素诱导性疾病，包括乳腺癌、子宫内膜异位、纤维囊性乳腺病及子宫肌瘤，更年期综合征等。两种最有名的大豆植物雌激素，即金雀异黄酮和大豆苷元，具有调节人体激素失衡的作用。

综上所述，选择利用蛋白质应有以下建议：

一是适量吃蛋白质。学会识别饮食中的蛋白质来源并减少食用量。练习制作不含大量浓缩蛋白质的食物。

二是用鱼和大豆蛋白作为饮食中的蛋白质来源。这么做不但可以减少接触家畜、家禽和奶中的毒素和其他有害元素，而且可以获得鱼和大豆中的有益健康成分。

2. 脂肪

脂肪是一种有着重要作用的营养素，由脂肪酸构成，可分为饱和脂肪酸和不饱和脂肪酸。饱和脂肪酸在室温下呈固态，饱和程度越高，熔点就越高。动物脂肪高度饱和，植物脂肪中的椰子油和棕榈油也是如此。多不饱和脂肪植物油，在低温下也不凝结，凝固点越低，不饱和的程度越高，玉米油、大豆油、芝麻油、葵花子油和红花油都属于这种植物油。两者之间的是单不饱和脂肪酸植物油，比如橄榄油、油茶籽油和鳄梨油。

饱和脂肪酸的天然来源主要是食用动物肉、带皮的鸡肉和鸭肉、全脂牛奶及其加工品（特别是奶酪和黄油）和用热带油脂（棕榈油和椰子油）加工的食品等。还有一些非天然的饱和脂肪酸来源：人造黄油、氢化植物油及所有用部分氢化油加工的食品。在这些产品中，液态的植物油被人为地氢化饱和了，以使它们在室温下呈现固态或半固态，不容易腐败。

饱和脂肪酸含量高会刺激肝脏制造出大量低密度脂蛋白－胆固醇（坏胆固醇），远远超出身体能够从循环中清除的水平，结果就会损害动脉壁，导致动脉硬化，增加患心脑血管疾病的风险。

不饱和脂肪酸对健康有益，但保存或食用不当，也会损害健康。植物油由于它包含活跃的双键和三键，很容易氧化产生能够损害 DNA 和细胞膜的有害物质，增加癌症、炎症和退行性疾病的发生概率。不饱和脂肪酸在遇热、用化学溶剂或漂白剂处理时，其结构容易从天然弯曲的形态（顺式结构）变成非天然的扭结形态（反式结构），即形成反式脂肪酸。若身体利用了反式脂肪酸建造细胞膜，合成激素时，就可能制造出有缺陷的细胞膜和异常激素，严重损害健康。

橄榄油是最好、最安全的食用油之一。品质最好的橄榄油是特级初榨油，通过轻轻压榨得来，而不是通过加热或溶解获取。在用橄榄油做主要烹调用油的地区，就人们摄入的脂肪总量来说，心血管病的发生率比预计要低得多，退行性疾病和癌症的发生率也比其他许多地方要低。橄榄油是地中海地区饮食中突出的元素，发现橄榄油与较好的健康状况相关性最高。菜籽油是从油菜籽中提取的一种传统烹调用油。油菜与芥菜是近亲，菜籽油与芥花油具有同样的功效。菜籽油由极少的饱和脂肪酸和比例很高的单不饱和脂肪酸构成，有机种植、冷榨的菜籽油是比较理想的食用油。花生油的多不饱和脂肪酸含量比橄榄油高很多，鳄梨是有趣的补充食物，但由于脂肪含量过高，吃的话一定要适量。

另外的油脂只在调味时少量使用：（黑）芝麻油、核桃油和榛子油。这些都是多不饱和脂肪酸油，必须冷藏，而且不能用在高温加热的食物中。它们味道浓烈，在汤里、沙拉调味料里和腌制汁里用一点，味道很不错，适量食用即可。

还有能促进健康的脂肪种类是在一些鱼类和植物中发现的ω-3脂肪酸。ω-3脂肪酸是一种具有特殊属性的多不饱和脂肪酸，能降低体内发生炎症的概率，防止异常的血液凝结，还能防止癌症及细胞和组织的退行性变化。大量研究表明，优质的饮食应该包含这些油脂的食物。富含ω-3脂肪酸的鱼类，多数是北方寒冷水域常见的鱼，如沙丁鱼、鲭鱼、蓝鱼、三文鱼，还有含量较少的长鳍金枪鱼。亚麻的种子含有较高的ω-3脂肪酸，你可以买亚麻籽、亚麻粉和亚麻油。还有一种叫马齿苋的野菜也是ω-3脂肪酸的来源。

对食用油脂建议如下：

（1）减少摄入的脂肪总量。购买食品时要阅读标签，确定脂肪含量，努力把摄入的脂肪量控制在总热量的20%~30%的范围内。从饮食中去掉油炸食品，适量食用薯条、坚果、鳄梨、黄油、奶酪和其他高脂食物，学会修改菜谱以便降低饭菜中的脂肪含量。

（2）努力削减饮食中的饱和脂肪酸含量。大幅减少食用肉、带皮家禽、全脂牛奶及乳制品。

（3）学会分辨和避开所有有害的反式脂肪酸来源：人造黄油、固态氢化植物油及用部分氢化油制造的任何产品。

（4）增加ω-3脂肪酸的摄入量，定期吃合适的鱼、亚麻油或者亚麻粉。

3. 总热量

人体的一切生命活动都需要能量，如物质代谢的合成反应、肌肉收缩、腺体分泌等。从食物中提供的碳水化合物、脂类、蛋白质、矿物质和维生素及水为六大营养素。其中，碳水化合物、脂肪（脂肪也可以储存热量）和蛋白质经体内氧化可释放能量。三者统称为“产能营养素”或“热源质”，是人体能量的主要来源。

通常每克碳水化合物、脂肪、蛋白质在人体内平均可产生代谢能量分别为16720焦耳（4千卡）、37620焦耳（9千卡）和16720焦耳（4千卡）。一般情况下一个人在5～7天内的热能摄入量应等于消耗量。热能供给过多时，多余的热量就会变成脂肪储存起来，长此以往就会引起肥胖。

热量消耗的途径主要有3个部分，第一部分是基础代谢率，约占了人体总热量消耗的65%～70%；第二部分是身体活动，约占总热量消耗的15%～30%；第三部分是食物的热效应，占的比例最少，约为10%。

身体里的热量对维持正常生命有重要作用，热能供给过多时，会带来一系列健康问题。有一项出人意料的动物实验研究成果：动物在摄入的热量低于每日推荐量的情况下活得更久，而且生病的概率大大降低。这项成果之所以出人意料，是因为人们通常把缺乏营养与发育和健康状况不良联系在一起，常识告诉我们，营养好的时候我们的健康状况更好些。实际上，大多数人可能处于营养过剩的状态，特别是热能过剩，这就是好东西太多也会对我们的健康造成损害。

如果我们都活在一定的条件下，只摄入定期发放给我们的定量而单调的食物，我相信没有人会超重，而且许多人会比在目前情况下活得更久，拥有更多的健康体验。不知是幸运还是不幸，我们生活在一个充满丰富多样的食物诱惑的世界里，许多人吃东西不是为了满足身体饥饿需要，而是为了减轻焦虑、抑郁和无聊，为了替代情感上的“缺乏营养”，或者试图填补内心的空虚。

降低食物中热量的最简单方式是去掉其中过多的脂肪。与蛋白质和碳水化合物相比，每克脂肪中的热量几乎要高出 1 倍，因此，它是饮食中主要的热量来源。在家中准备食物时去掉一半、3/4 甚至更多脂肪相当容易，而且随着低脂食谱、低脂和脱脂的大众食品（如薯条、蛋黄酱和酸奶油）的出现，这变得越来越容易了。当然，脂肪对食物的风味和口感有影响，你不会愿意全部牺牲掉它们，也不会希望吃进太多的低脂食品以至于最终摄入的热量比以前还要多。有人以前只是偶尔才吃冰淇淋，现在却每天都吃一大份脱脂的酸奶冰淇淋。这样做并没有使他们摄入的热量减少，反而增加了。这就是有些人膳食中的脂肪总量降低了，肥胖率却仍旧持续上升的原因。简言之，要实现饭吃七分饱对健康有益，一个办法是通过少吃脂肪来降低热量摄入量，同时仍旧可以吃大量满足口腹之欲的食物。

许多人尝试过每周断食一天，断食时，除了水或花草茶（有时放些柠檬），其他什么都不吃。这是一种有效的身心训练方式，感觉很健康。如果你很瘦，很怕冷，那么不建议你采用这种方式断食，你可以每周一天只喝果汁，这不仅让你的消化系统得以休息，而且降低了摄入的热量，却又不会使你放弃饮食的乐趣。断食还有很多其他好处，比如使你更能有意识地去吃，不是食不知其味。

4. 水果和蔬菜

营养素中的维生素及微量元素在生命健康中有重要作用。当人体缺乏维生素和微量元素时，就会产生不适感，甚至引起疾病。其症状因缺乏维生素和微量元素的种类不同而不同。为预防和治疗维生素和微量元素缺乏症，就必须多吃相应的食物。如缺乏维生素A就会出现眼睛干涩,咽痛,容易感冒，通过多吃牛肉、胡萝卜、鸡肉、甘蓝菜、动物肝脏、菠菜等可以得到补充。再比如缺乏微量元素锌就会出现指甲容易折断,头发容易分叉,伤口不易愈合，通过多吃动物肝脏、红色肉类、菇类和海产品等可以得到补充。从人体缺乏维生素和微量元素的症状及应吃食物看，蔬菜和水果是维生素和微量元素的主要来源。

多吃蔬菜和水果非常正确，蔬菜和水果对预防癌症、心脏病和其他常见疾病有重要作用，还有助于免疫和健康。此外，熟透了的水果和优质的蔬菜是餐桌上最大的乐趣，有什么比切开一个香气扑鼻的甜瓜、一个满溢着果汁和香味的桃子或一个熟得像奶油一样的芒果有更好的享受呢？还有，来一碗用橄榄油和香醋调味的五彩缤纷的混合蔬菜沙拉，或者一碟几乎不用烹调的脆脆的甜豆荚，抑或是一根很棒的甜玉米等，对你来说是不是很有吸引力呢？许多人错过了这些乐趣，或是因为商业种植者挑选种植的都是耐储运而不是口味好的品种，或是因为蔬菜水果在没成熟前就被采摘了，或是因为在运往商店的过程中品质受损。还有一些人不喜欢吃蔬菜，恐怕是因为他们不知道怎么烹调蔬菜，从未尝过做得很好吃的蔬菜。新鲜水果和蔬菜比罐装、冷冻或干燥的产品对健康更有好处。

研究人员从水果和蔬菜中发现了越来越多具有保护作用的化合物，把这些化合物分离出来，制成补充剂供人使用，也是个好主意。例如，β-胡萝卜素是合成维生素A的水溶性前体，它是抗氧化剂，可以防癌。特别是从食物中摄取的β-胡萝卜素有助于防癌。β-胡萝卜素是胡萝卜素大家庭的一个成员，是水果，如桃子、甜瓜、芒果；蔬菜，如甘薯、西葫芦、南瓜、西红柿和深绿色叶菜等所含的黄色和橙色色素。其他胡萝卜素，如西红柿里较多的α-胡萝卜素和番茄红素具有防癌作用，或是它们与β-胡萝卜素协同发挥抗癌作用。那些食用水果和蔬菜较少的人可用复合胡萝卜素补充剂。建议每天吃一粒，但是不要把补充剂看成富含胡萝卜素食物的替代品。

对食用蔬菜水果的益处要从全局整体认识。每当我们发现自然界中的一种植物具有有趣的生物作用时，我们就想要确认并分离植物的“活性成分”给病人使用。传统中医的想法完全不同，他们不反对用科学的方法分析具有健康作用的植物，但他们不信任分离出来的成分，在他们看来，中药令人满意的药效是处方中所有植物和每种植物里各种成分协同作用的结果。

科学家在西蓝花里发现了一种化合物萝卜硫素，可能与这种蔬菜强大的防癌效果有一定关系。为了更好的健康效应，我们不能把服用萝卜硫素胶囊替代吃西蓝花，因为部分不能等同于整体。如果你不太喜欢吃西蓝花，试着采取别的方式烹调。这里有一个做西蓝花的简便方法，做出来的菜非常美味。

把一个大西蓝花的底部去掉，切下主茎，把纤维层剥掉，切成能吃的小块；把西蓝花掰成一口吃得下的小块，剥掉茎上的皮使它们更嫩；将西蓝花洗净放入锅中，加入 1/4 杯（1 杯约为 240 毫升）冷水，1 汤匙特级初榨橄榄油，适量盐和几瓣切碎或捣碎的大蒜；烧开后盖严锅盖焖不超过5分钟，直到西蓝花变得鲜绿软嫩。揭开锅盖，煮干大部分剩余的水分，就可以上桌了。你可以用这道菜来拌面条，用辣椒片和酱油调味，或者直接吃。它看起来很漂亮，十分好吃，富含维生素和矿物质，当然还富含萝卜硫素！

还有一种好吃的做法，像上面做法那样把菜准备好，放进锅里，加以下几种调料：2汤匙豆豉、2茶匙（1茶匙约为5毫升）切得细细的新鲜姜末、1汤匙芝麻油、2汤匙酱油、2茶匙糖、2茶匙红辣椒片、2汤匙切碎的大葱，再加1/4杯料酒。像上面的做法那样，水开后盖严锅盖焖煮，直到西蓝花变得软嫩。打开锅盖蒸发掉大部分水分，上桌前把西蓝花与豆豉搅拌均匀（如果你愿意，可以浇在米饭上吃）。在加工这些蔬菜水果时，尽量选无污染的天然蔬果做原料加工。

5. 饮水

水是生命的源泉。人对水的需要仅次于氧气。人体细胞的重要成分是水，水占成人体重的60%～70%，占儿童体重的80%以上。人的各种生理活动都需要水，如水可溶解各种营养物质，脂肪和蛋白质（蛋白质食品）等要成为悬浮于水中的胶体状态才能被吸收；水在血管、细胞之间川流不息，把氧气和营养物质运送到组织细胞，再把代谢废物排出体外，总之人的各种代谢和生理活动都离不开水。

水有调节体温的作用。当人呼吸和出汗时都会排出一些水分。环境温度高于体温时，人就靠出汗，使水分蒸发带走一部分热量，来降低体温，使人免于中暑。而在天冷时，由于水储备热量的潜力很大，

人体不致因外界温度低而使体温发生明显的波动。水还是体内的润滑剂。它能滋润皮肤。皮肤缺水，就会变得干燥失去弹性，显得面容苍老。体内一些关节囊液、浆膜液可使器官之间免于摩擦受损，且能转动灵活。眼泪、唾液也都是相应器官的润滑剂。

水是世界上最廉价最有治疗力量的奇药。矿泉水和电解质水的保健（保健食品）和防病作用是众所周知的。主要是因为水中含有对人体有益的成分。当感冒、发热时，多喝开水能帮助发汗、退热、冲淡血液里细菌所产生的毒素；同时，小便增多，有利于加速毒素的排出。

睡前一杯水有助于美容。当你睡着后，那杯水就能渗透到每个细胞里。细胞吸收水分后，皮肤就更娇柔细嫩。入浴前喝一杯水常葆肌肤青春活力。沐浴前一定要先喝一杯水。沐浴时的汗量为平常的 2 倍，体内的新陈代谢加速，喝了水，可使全身每一个细胞都能吸收到水分，创造出光润细柔的肌肤。

比起呼吸的空气，我们对于所喝的水具有更大的控制力。瓶装水到处都能买到，家用水过滤器也不太贵。为了保护人们免受有毒污染物的危害，公众健康机构关注的是水的消毒问题，其中最常见的消毒剂就是氯。毒素可以从许多渠道进入饮用水中，包括工业废物排放、酸雨、农用化工品渗入地下水、管道中金属和塑料的溶解等。

瓶装水比自来水好，如果你想买瓶装水，要一份分析数据看看，不要买那些味道不好的水，只买那些玻璃或硬塑料（透明）瓶装水，软塑料（半透明）瓶装水通常口感不好，这表明塑料瓶中的物质在水中溶解了。

过滤水比瓶装水更经济实惠，因为你不用花多少钱就可以安装一个过滤设备。目前最好的选择是蒸馏设备，但是家用蒸馏器很贵而且太耗电。其次是选择反渗透水处理设备，当水流过一层半透膜时，受污染的分子就被挡住了。反渗透水处理设备的价格较便宜，它从饮用水中去除的杂质比活性炭过滤掉的要多，不过它需要足够大的水压，而且会产生很多废水。它可以安装在厨房的水池下面，也可以安装在台面上方。买反渗透水处理设备时，要清楚更换过滤器的周期。

活性炭过滤器能除掉饮用水中不好的气味、颜色和口感，但是除不掉溶在水中的矿物质，用这些矿物质来去掉水中残留的氯很方便。消毒剂氯可杀死水中的细菌，预防感染性疾病的发生，氯过量也会危害健康，因为，氯作为一种强氧化剂，容易与水中的有机污染物结合生成致癌物质。饮用水中的氯也是引发心脏病的因素之一，而且会对健康造成长久的损害，因此，尽量不要喝带有明显氯气味道的水。

对饮用水的建议：

搞清楚饮用水的来源及可能含有的污染物；在厨房安装一个反渗透水处理设备；如果你喝瓶装水，只买那些使用玻璃或透明塑料容器盛装水的品牌，生产商应该能够提供水质分析或纯净度证明；不要喝含有氯气味的水；在不明确水是否干净时，尽量要喝烧开的水。

6. 膳食纤维

膳食纤维是植物性食物里无法消化的残余物，它是由一些化学结构过于复杂的碳水化合物构成。饮食中的膳食纤维可以促进消化，使人们有规律地排便并改善肠道内环境，有些膳食纤维还能够帮助身体清除胆固醇，因而有益于心血管系统。膳食纤维摄入量低的人群结肠癌发病率非常高，反之亦然。如果你吃的膳食纤维不够多，消化系统不会高效运行，进而影响健康。

膳食纤维的主要来源是水果、蔬菜和全谷物食物。非水溶性膳食纤维，如小麦麸，是调节大便的重要因素；水溶性膳食纤维，如燕麦麸，能清除胆固醇。需要通过膳食纤维来调节大便的人可以吃麦麸或车前草籽（一种外皮里含有膳食纤维的种子）制成的补充剂来获取膳食纤维。多吃水果、蔬菜、全谷物食物，以及用全谷物制成的麦片和面包更容易获得所需的膳食纤维，这些食物还有其他益处。

下面总结一下对健康饮食的建议：

（1）尽量少摄入热量。不吃高脂肪食品，修改菜谱，减少喜欢吃的饭菜中的脂肪含量，多吃全谷物和用全谷物制成的食品。还可以试试定期断食或限制饮食。

（2）大量降低饱和脂肪酸的摄入量。少吃动物性食物，不吃含棕榈油或可可油、人造黄油、氢化植物油或部分氢化油脂的食品。学会识别和避开反式脂肪酸（人造黄油、氢化植物油、部分氢化油脂和普通品牌的液体植物油）。

（3）减少或不用多不饱和脂肪酸植物油做菜，只用高品质的橄榄油。增加ω-3脂肪酸的摄入量。多吃合适的鱼，或在饮食中添加亚麻产品。

（4）适量吃蛋白质，尽量用鱼和大豆食品作为蛋白质的来源。

（5）多吃各种水果和蔬菜。

（6）饮用水一定要干净卫生，在不明确水是否干净卫生时，尽量喝烧开的水。

这些建议合理而实用，是健康饮食最根本的要素，因此值得一再重复。但这些建议并非要求你成为一名挑剔的食客，或者放弃所有你喜欢的食物。坚持这样做会帮助你的健康系统更有效地运行。

（四）滋补与保健食品

食物既提供人们需要的营养，又有一定的保健及治疗功能。其中药食两用食物就是既可以作为可口的食品食用，又能够当药材治病的食物。药食两用食物国家有明文规定。2002 年国家卫生行政部门公布了 86 种药食两用食物，2014 年又新增 15 种，共计 101 种。

中药与食物的共同点是可以用来防治疾病，不同点是中药的治疗药效强，也就是人们常说的“药劲大”，用药正确时，效果突出，而用药不当时，容易出现较明显的副作用；食物的治疗效果不及中药那样突出和迅速，配食不当，也不至于立刻产生不良的影响。要注意的是，药物虽然作用强但一般不会经常吃，食物虽然作用弱，但天天都离不了。我们的日常饮食，除供应必需的营养物质外，还会因食物的性能作用或多或少地对身体平衡和生理功能产生有利或不利的影响，日积月累，从量变到质变，这种影响作用就变得非常明显。从这个意义上讲，它们并不亚于中药的作用。因此正确合理地调配饮食，坚持下去，会起到药物所不能达到的效果。

药食两用食物要在限定使用范围和剂量内使用。它们分别是：丁香、八角、茴香、刀豆、小茴香、小蓟、山药、山楂、马齿苋、乌梅、木瓜、火麻仁、白果、白扁豆、白扁豆花、龙眼肉（桂圆）、花椒、红小豆、鸡内金、枣（大枣、黑枣、酸枣）、金银花、姜（生姜、干姜）、枸杞子、胖大海、茯苓、桃仁、桑叶、桑葚、桔梗、淡竹叶、淡豆豉、菊花、槐米、槐花、蒲公英、蜂蜜、酸枣仁、鲜白茅根、鲜芦根、橘皮、薄荷、薏苡仁；人参、山银花、当归、西红花、姜黄 等100多种。

国家卫生行政部门公布的可用于保健食品的中药名单如下：

人参、山茱萸、丹参、五加皮、五味子、生何首乌、当归、竹茹、红花、红景天、西洋参、吴茱萸、杜仲、牡丹皮、芦荟、玫瑰花、柏子仁、珍珠、绞股蓝、党参、野菊花、银杏叶、黄芪、蜂胶、熟大黄、熟地黄、鳖甲等100多种。

历代本草文献记载具有保健作用的食物名单：

聪耳（增强或改善听力）类食物：莲子、山药、荸荠、蒲菜、芥菜、蜂蜜。

明目（增强或改善视力）类食物：山药、枸杞子、蒲菜、猪肝、羊肝、野鸭肉、青鱼、鲍鱼、螺蛳、蚌。

生发、润发（促进头发生长、滋润、有光泽）类食物：白芝麻、韭菜子、核桃仁、鲍鱼。

乌须发（使须发变黑）类食物：黑芝麻、核桃仁、大麦。

长胡须（有益于不生胡须的男性）类食物：鳖肉。

美容颜（使肌肤红润、光泽）类食物：枸杞子、樱桃、荔枝、黑芝麻、山药、松子、牛奶、荷蕊。

健齿（使牙齿坚固、洁白）类食物：花椒、蒲菜、莴笋。

轻身（消肥胖）类食物：菱角、大枣、榧子、龙眼、荷叶、燕麦、青粱米。

肥人（改善瘦人体质，强身壮体）类食物：小麦、粳米、酸枣、葡萄、藕、山药、黑芝麻、牛肉。

增智（益智、健脑）类食物：粳米、荞麦、核桃、葡萄、菠萝、荔枝、龙眼、大枣、百合、山药、茶、黑芝麻、黑木耳、乌贼鱼。

益志（增强志气）类食物：百合、山药。

安神（使精神安静、利睡眠）类食物：莲子、酸枣、百合、梅子、荔枝、龙眼、山药、鹌鹑、牡蛎肉、黄花鱼。

增神（增强精神，减少疲倦）类食物：茶、荞麦、核桃。

强筋骨增力（强健体质，包括筋骨、肌肉以及体力）类食物：栗子、酸枣、黄鳝、荞麦、大麦、桑葚、榛子。

耐饥（使人耐受饥饿，推迟进食时间）类食物：荞麦、松子、菱角、香菇、葡萄。

能食（增强食欲、助消化）类食物：葱、姜、蒜、韭菜、芫荽、胡椒、辣椒、胡萝卜、白萝卜。

壮肾阳（调整性功能，治疗阳痿、早泄）类食物：核桃仁、栗子、刀豆、菠萝、樱桃、韭菜、花椒、狗肉、狗鞭、羊肉、羊油脂、雀肉、鹿肉、鹿鞭、燕窝、海虾、海参、鳗鱼、蚕蛹。

种子（增强助孕能力，也称续嗣，包括安胎作用）类食物：柠檬、葡萄、黑雌鸡、雀肉、雀脑、鸡蛋、鹿骨、鲤鱼、鲈鱼、海参。

所有能够促进健康，或帮助人们消除有害健康的危险因素的食物都会增进健康，滋补与保健食品恰好是能做到这一点的天然产品，也是人们追求健康的一个必要途径。食用滋补保健食品会增加身体弹性，进而增强人们从各种压力或伤害中复原的能力。

过度夸大滋补与保健食品的功效，以谋取不正当利益，导致滋补与保健食品在大多数人群中声誉很低。因此我们要正确认识保健食品的功效，正确选择和食用滋补与保健食品，就一定能增强身体的抵抗疾病能力。

天然产品最突出的代表是人参，它是人参属物种，与“万灵药”的词根相同，意思是“包治百病”。人参总是供不应求，结果导致很多假冒产品充斥市场，品质上佳的真品则价格高得惊人。

为了更好地食用滋补与保健食品，我们选择有代表性的滋补与保健食品做一介绍，它们有效、安全、容易买到。即使你没有慢性病，也没有虚弱或缺乏活力，你也可以体验一下这些引人注目的天然滋补与保健食品，在适量使用的情况下能够提高身体免疫力和抵抗力，还有抵抗健康危险因素对健康的影响。下面介绍一些常见滋补和保健食品，以供人们选择食用。

1. 大蒜

大蒜是葱属植物中最辛辣的成员，很多美食中都是重要的调味作料。大蒜是药用植物，富含具有生物活性的硫化物，研究表明它对健康的益处较多，它是真正的滋补品。

大蒜对心血管系统有益，它可以通过很多机制降低血压，这与一些最新的降压药的作用相仿，但毒副作用却很少。食用大蒜的事实一再证明每天吃大蒜就能起到控制轻度高血压的作用。此外，大蒜还能降低胆固醇和血脂（甘油三酯），提高总胆固醇中保护性的高密度脂蛋白水平，降低低密度脂蛋白－胆固醇氧化的可能性。大蒜还有阻止血小板聚集来降低血液凝结的作用。血小板聚集在由于动脉粥样硬化而变得粗糙不平的动脉管壁上，通常是血栓形成的前奏，其结果会导致中风或心脏病发作。大蒜对心血管疾病有重要的预防作用。流行病学家认为，西班牙和意大利某些地区的人们动脉硬化发病率低于预期，可能与经常吃大蒜有关。

除了上述作用，大蒜还有消毒和抗菌作用，能消弭多种致病细菌和真菌。还能增强免疫系统的活力，有阻止癌症扩散的功效。研究表明，大蒜具有抗癌作用，其作用的发挥除依赖激活免疫活力外，还能阻止一些肠道内的致癌物质形成，保护 DNA 免受其他致癌物质的损害。大蒜的其他作用包括保护肝脏和脑细胞免于退化，及降低血糖等。

任何形式食用大蒜都有好处。你也可以购买各种大蒜补充剂，如大蒜油胶囊、去味大蒜油胶囊或片剂。建议多吃新鲜的大蒜。把生蒜捣成泥调进沙拉调味汁里；用橄榄油炒一下加进面条里；基本上所有的菜都可以在出锅之前加些大蒜调味。我们应把大蒜当作最好的一种滋补品。

2. 姜

与大蒜一样，姜也是一种常见的食用香料，同时还是享有盛誉的药用植物。自古以来，中医和印度医生都视它为上品药，把它配进复方草药里，取它强身健体、提升精力的作用。现在，越来越多的人都很重视它的暖身作用和促进消化的功能，它能安抚胃部不适、减轻疼痛。姜含有的化合物超过 400 种，它们共同造就了其香味、口味和生物活性。姜的有效成分主要是两大类化合物，即姜辣素和姜烯酚，是它们赋予姜辛辣的味道。此外，姜的根含有的酶和抗氧化剂也是关键成分。

姜可以促进蛋白质的消化，能有效治疗呕吐及运动引起的恶心，能强健整个消化道黏膜，防止溃疡形成，对预防肠道寄生虫也有作用。中餐厨师在大多数菜肴中使用鲜姜，他们认为鲜姜能够消除其他食物（特别是可能造成消化不良的鱼和肉）不好的特性。

姜会影响一组叫做类二十烷酸的生物反应调节剂的产生和发展，类二十烷酸能调节健康功能和免疫功能。身体利用脂肪酸合成这类化合物，并通过它们来调节细胞功能。类二十烷酸合成和释放的不平衡是许多常见病形成的根本原因，包括关节炎、消化道溃疡和血小板聚集。它与现在非常流行的非甾体抗炎药一样有效，但毒性却小得多，因为它能保护胃壁而不是损害它。作为类二十烷酸合成调节剂的姜，对健康的促进作用更大。另外，姜还能强健循环系统，有抗癌作用。

姜干燥后化学性质就变了，特别是姜辣素，在鲜姜里含量很丰富，干了就转换成更辣的姜烯酚。这两类化合物有不同的性质，姜烯酚具有更强的消炎和镇痛作用，因此应该食用多种形式的姜。那些患有关节炎和其他炎症的人能从干姜粉胶囊里获得更多益处。姜无毒，但如果空腹一次吃得太多，就会感到烧心，建议在吃饭时吃。

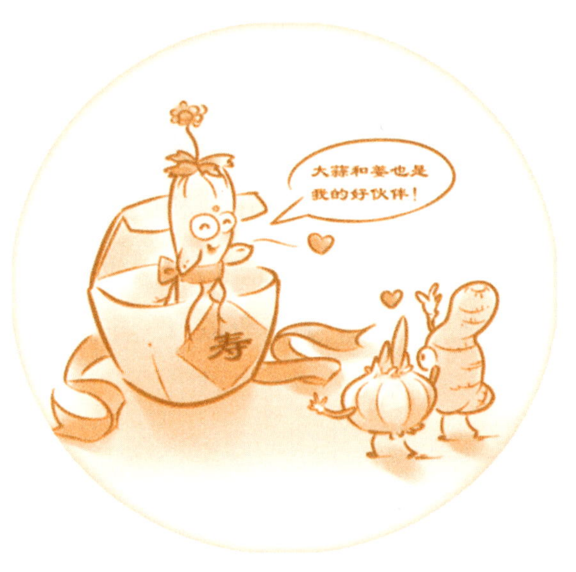

3. 人参

最受推崇的人参是原产于我国东北的人参和原产于北美洲东北部的西洋参。这两种参均有广泛的商业性种植，且具有增进身体健康的作用，其中人参令人兴奋和增强性欲的能力更强一些，西洋参则是调适的能力更强些。这种植物生长得很慢，年头长的参治疗效果比年头短的参要好。市场上有多种人参制品，从干燥的整棵人参到人参酒、人参茶和人参糖，应有尽有，而且还有很多片剂或胶囊提取物产品。人参的益处主要来自一种叫做人参皂苷的特殊化合物，如果人参制品是真的，就一定含人参皂苷，而且含量越多越好。

人参尤其受老年人珍视，因为它能改善食欲和消化功能，强健皮肤和肌肉，恢复下降的性能力。人参可能具有类似雌激素的作用，那些患有内分泌失调和雌激素诱发疾病（如子宫肌瘤、纤维囊性乳腺病和乳腺癌）的人不宜服用。人参通常是安全的，但用在某些人身上会提升血压，使人易怒。出现这些副作用的人应该减少用量或换成西洋参。那些缺乏活力的人、常年生病或年老而变得虚弱的人食用人参后效果更好。

4. 黄芪

黄芪广泛用于治疗伤风感冒。黄芪是豆科植物的一大属种，其中有些品种对家畜有毒（美国西南部的疯草也是黄芪属，牲畜食后会引起疯草病），但是毒素只存在于露出地面的部分，从不会出现在根部。药用的是黄芪无毒的根，它是一种多年生植物，有长长的纤维质根，原产于我国北部。市面上出售的既有野生的黄芪，也有人工种植的黄芪，它们被切成薄片销售，味带点甜。中药学家推荐在煮汤时加入黄芪薄片，喝的时候去掉，因为它们太难嚼了。你可以在中药店里购买干黄芪，买酊剂和胶囊，还有许多以黄芪为主要成分的中药产品可供选购。

传统中医认为黄芪是真正的滋补品，能使虚弱的病人变得强壮，全面提高对疾病的抵抗力。还可以提升能量、帮助消化、促进血液生成和循环。在现代中医学里，黄芪还是扶正疗法的主要组成药物，这种疗法为接受化疗和放疗的癌症病人恢复免疫功能制定。研究表明，接受中西医结合治疗的癌症病人的生存率提高了，同时还抵消了西药抑制免疫功能的作用。

黄芪能够提高免疫功能，它可以增加白细胞活力，同时，可促进机体产生抗体和干扰素。这些性能与其根部含有的多糖有关。向病人推荐黄芪是因为其安全有效。建议那些患有慢性传染病的人服用黄芪，例如支气管炎、鼻炎和艾滋病。向许多癌症病人推荐，他们既有正在进行常规治疗的人，也有已经完成治疗的人。定期地服用黄芪对那些老年人以及身体虚弱、缺乏活力、容易感到压力的人有益。

5. 刺五加

刺五加又名西伯利亚人参，是一种原产于我国北部和西伯利亚地区的大型有刺灌木的根部，现在是世界上广泛使用的滋补品之一。刺五加是五加科植物，前苏联科学家在寻找人参的替代品时发现了这个物种引人注目的“适应性”（防止压力的性质）。随着刺五加有益健康的作用被发现，前苏联的很多运动员和军人开始用它来增强体质和耐力。

刺五加具有保护身体的作用，同时还能增强免疫功能。其活性成分包括多糖和一组独特的化合物——刺五加苷。购买刺五加产品时，要买那些标明刺五加苷含量的酒精提取物或干燥提取物（胶囊或片剂），这是保证你买到真货的唯一途径。

当代中医对刺五加很感兴趣，现在已把它作为处方药使用，通常单独用于治疗慢性病。它是一种可靠的滋补品，具有全面恢复身体健康的作用，对缺乏活力的人尤其有用，而且可以安全地长期服用。除非你买的产品另有说明，否则每天服用 2 次刺五加产品，每次吃 2 粒或 2 片即可。

6. 当归

药用的是当归根部，在传统中医里当归被认为是造血的滋补品，能够改善血液循环。20 世纪，当归在西方作为一种通用的女性滋补品得到普遍应用，许多西方草药学家和自然疗法治疗师都把它作为治疗女性生殖系统疾病的药物，特别是月经不规律或痛经。中医认为，当归能够强健子宫，平衡女性激素分泌，但同时认为当归对两性都有好处，因此经常在给男性开的滋补品处方里加进当归，与人参和何首乌配伍。对男人来说，它有助于造血生肌。

当归无毒，很多人认为它具有类似雌激素的作用，其实并非如此。为患有月经不调、更年期综合征或者缺乏能量的女性推荐它，服用后效果都很好。可以每天 2 次，每次吃 2 粒当归根做成的胶囊，或者每次喝 1 滴管溶在水里的酊剂，服用 6～8 周，看看对你有什么作用。

7. 何首乌

这种滋补品具有恢复活力、永葆青春的力量。药用的是何首乌根，是非常有名的中医滋补品，据说可以清洁血液、提升活力，同时可以营养头发和牙齿。它是强有力的性滋补品，很多人认为如果经常服用，能够增加精子的产量，提高女人的受孕能力。研究表明它能降低过高的胆固醇水平。

体验这种药草好处的一个办法是服用一种叫做首乌精的液体药物，它将何首乌与其他滋补品配伍使用。这是一种香气怡人的黑色液体，应该稀释后再喝。把2汤匙首乌精加入1杯热水或冷水中，每天喝两次，至少喝1个月，看看它是否提升了你的活力和性能力。

8. 绿茶

绿茶由未发酵的茶叶制成。研究人员发现，绿茶的许多健康益处与它的儿茶素成分有关，儿茶素在制作红茶的发酵过程中大多遭到破坏。乌龙茶“发汗”的过程很短，因此颜色、口味和儿茶素含量都介于绿茶和红茶之间。儿茶素能降低胆固醇，全面改善脂类代谢，还有显著的抗癌和抗感染作用。

所有的茶都含有茶碱，它是咖啡因的近亲，大量茶碱非常提神，人们会对它上瘾，就像对咖啡上瘾一样。适量喝点微苦清香的绿茶是饮食的有益补充。绿茶是咖啡因饮料，它会令人放松。有一种绿茶叫抹茶，这种绿莹莹的粉末被用在日本的茶道仪式上，日常饮用也是很好的享受。它用非常嫩的精选茶叶制成，先蒸后炒干，最后研磨成细细的粉末。泡茶的时候，在陶瓷茶碗里放入1茶匙茶粉，加入少量开水，再用竹制搅拌器打出泡沫。抹茶通常与小甜点一起享用，非常提神，禅师们在长时间打坐冥想时都用它来保持清醒。

如果你现在喝咖啡、红茶或可乐，或许应该考虑换成绿茶，这不仅因为它是一种相对温和的咖啡因饮品，还是一种具有较多好处的通用滋补保健品。

9. 食用菌

食用菌是指能形成大型的肉质（或胶质）子实体或菌核类组织并能供人们食用或药用的一类大型真菌。可供食用的有2000余种，能大面积人工栽培的只有40～50种。常见的食用菌有：香菇、草菇、蘑菇、木耳、银耳、猴头、竹荪、松口蘑（松茸）、口蘑、红菇、灵芝、虫草、松露、白灵菇和牛肝菌等；少数属于子囊菌亚门，其中有：羊肚菌、马鞍菌、块菌等。生长在不同的地区、不同的生态环境中的食用菌，其食用价值也有所不同。

食用菌含有丰富的蛋白质和氨基酸，其含量比一般蔬菜和水果高。如鲜蘑菇含蛋白质为1.5%～3.5%，食用菌中含有组成蛋白质的18种氨基酸，特别是富含人体所必需的8种氨基酸。食用菌脂肪含量很低，约占干品重量的0.2%～3.6%，而其中所含脂肪的74%～83%是有益人体健康的不饱和脂肪酸。食用菌还含有维生素，特别是富含的VB_1、VB_{12}。食用菌还富含多种矿物质元素：磷、钾、钠、钙、铁、锌、镁、锰等及其他一些微量元素。银耳含有较多的磷，有助于恢复和提高大脑功能。香菇、木耳含铁量高。香菇的灰分元素中钾占65%，是碱性食物中的高级食品，可中和肉类食品产生的酸。

食用菌不仅味美，而且营养丰富，常被人们称作健康食品，如香菇不仅含有各种人体必需的氨基酸，还具有降低血液中的胆固醇、治疗高血压的作用，还发现香菇、蘑菇、金针菇、猴头菇中含有增强人体抗癌能力的物质。

食用菌中含有的多种生物活性物质，如高分子多糖、β-葡萄糖和RNA复合体、天然有机锗、核酸降解物、环磷酸腺苷和三萜类化合物等对维护人体健康有重要的利用价值。食用菌的药用保健价值有抗癌作用：食用菌的多糖体，能刺激抗体的形成，提高并调整机体内部的防御能力；能抑制某些物质诱发肿瘤的发生，并对多种化疗药物有增效作用。此外栗蘑菇中富含的有机硒，可作补硒食品，若长期食用，可以防止癌变。食用菌的药用保健价值还有抗菌、抗病毒作用；降血压、降血脂、抗血栓、抗心律失常、强心等；健胃、助消化作用；止咳平喘、祛痰作用；利胆、保肝、解毒；降血糖；通便利尿；免疫调节等多种有益健康作用。

食用菌还有其他健康功效。如灵芝、紫芝、蜜环菌、冬虫夏草和猴头菌等均具有镇静作用，可治疗神经衰弱。黑木耳有益气补血、止血、止痛、活血等功效。毛木耳有益气强身、活血、止血和止痛之功效。由于木耳、银耳具有凝血、止血、补血、活血的功能，是治疗妇科疾病的良药。每百克金针菇的氨基酸总量达20.9克，其中人体必需氨基酸占总量的44.5%，特别是精氨酸、赖氨酸的含量高于其他食用菌的含量。因此，金针菇能增进儿童健康和智力发育，日本称金针菇为“增智菇”。灵芝能滋补强壮、扶正固本。《本草纲目》记载“久服，轻身不老延年”。长裙竹荪和短裙竹荪的煮沸液可防佳肴变质，若与肉共煮，也能防腐。浓香乳菇与食物共煮或研成粉拌入食物可防止食物变馊，在欧洲一些国家，还将其粉末用做食品风味添加剂。

综上所述，由于食用菌有多种抗病治病的药用保健价值，现已引起国内外许多研究学者的重视，逐渐由食用扩大到药用开发与研究。国内外许多研究人员研发出不少新产品，除制成各种保健茶、保健饮料外，还可制成多种煎剂、片剂、糖浆、胶囊或研末服用，有的还制成针剂、口服液等。因此，从可食用的孢子菌中寻找新的抗肿瘤药物或其他药物具有重要意义，把真菌的食用与药用相结合，对食用菌的进一步开发更具有实用价值。

10. 冬虫夏草

冬虫夏草不是生长在树上，而是生长在一种活的蛾子幼虫体内。真菌体的细丝穿进幼虫体内，最终杀死它，使它成为“木乃伊”，然后这种药草的子实体就会冒出来，即一根细长茎顶着一个膨大的能够释放孢子的头部。冬虫夏草长在我国多山的西藏地区，现在也有人工培植的。作为一种增强体力、脑力和性能力的高级滋补品，它的需求量很大。中医认为冬虫夏草有提升能量的功效，具有镇静和益寿作用。人们用整棵干燥的冬虫夏草，包括僵化的幼虫和附在上面的菌座，在炖鸡鸭和做汤时放进去。此外，冬虫夏草提取物是多种复方滋补品的成分。人们认为冬虫夏草安全温和，适用于不同年龄、体质的人，甚至是身体最虚弱的人。

冬虫夏草在 1993 年中国的全运会之后引起全世界的注意。当时由 9 位中国女性组成的跑步队伍打破了 9 项世界纪录，其中有一项运动项目的用时一下子提高了 42 秒。运动员被指控服用了类固醇，但她们的教练召开记者会否认了这一指控，并拿出一盒他认为与队员表现有关的中药和一份证明这盒药材天然安全的实验室报告，这盒中药的主要成分就是冬虫夏草。

于是，人们对冬虫夏草的兴趣被激发起来，销售也火了。冬虫夏草有酊剂或提取物可供人们选用，对于一般性的身体虚弱症状，按产品建议的剂量每天服用 1 次；如果没有什么特殊的健康问题，只是为了促进健康，就每周服用 1 次。

以上介绍的这些滋补保健品，可以帮助人们抵御毒素、压力和衰老对健康的影响，为了健康，人们可以通过服用安全有效的产品提升健康潜力。现在对食用滋补保健食品总结如下：

（1）多吃大蒜和姜。它们吃起来味道不错，而且新的好处还在不断发现。记住葱姜蒜不间断。

（2）如果你喝咖啡因饮料，尝试喝绿茶，因为它是最健康的咖啡因饮料。

（3）如果你比较虚弱、缺乏活力，试试刺五加或冬虫夏草。

（4）如果你免疫力低下，周围一有风吹草动就会生病，可以吃一个疗程的黄芪。如果你觉得年老力衰、性能力下降，试试人参和何首乌。人参是男人通用的优良滋补品，当归则是女人通用的优良滋补品。

滋补与保健食品一直都很受欢迎，随着研究的深入，以及人们对其健康效应及安全性的充分认识，会有更多的人在追求健康中食用滋补与保健食品。

三、运动与健康

运动不仅能促进身体健壮、预防疾病，更是快乐的源泉。这也是人们为什么把运动作为终生伴侣的原因。运动与健康从运动之乐开始。

（一）运动之乐

任何运动都能带来快乐，运动通过促进大脑里内啡肽的分泌使人感到快乐，改善情绪、抵抗抑郁。不论是杰出运动员，还是普通大众都可以爬得高一点儿，跑得快一点儿，长得强壮一点儿，享受超越身体限制的乐趣。

不论多么简单的体能活动，只要科学设计，认真执行，就会使人觉得乐趣无穷。运动带来乐趣的基本步骤：确立一个总目标，并尽可能地包含多个实际可行的子目标；找出评估目标进度的方法；保持精神集中于所做的事情上，并且对活动涉及的挑战进行越来越精细的区分；培养随机应变所需的技巧；在活动变得令人厌倦时，随时提高挑

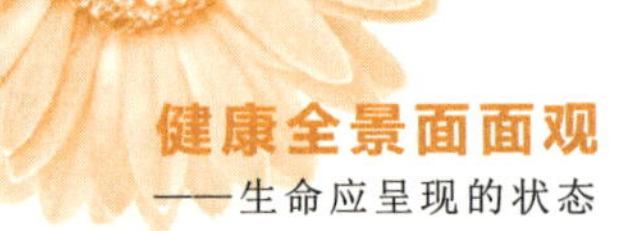

战的难度。

步行是最简单的身体运动，也能带来无穷的乐趣。步行可以有很多不同的目标，诸如行程的选择、要去什么地方、走哪一条路。路线确定以后，还可以选择在哪里停留，注意哪些特定的路标。其他的目标可能与个人风格有关，比如如何用更轻松有效的方法移动身体；用较少的动作得到较大的锻炼效果，则是另一个显而易见的目标。评估进度所需的回馈包括：走完预定距离的速度有多快或多轻松，沿途看见多少有趣的景物，路上产生哪些新观念或新情绪等。

活动所具备的挑战就是迫使人们全神贯注的力量。步行的挑战有很多种，视环境而定。对于住在大城市的人，平坦的人行道、棋盘状的市街，均使步行成为轻而易举的事。在山路上步行却是另一回事：对熟练的登山者而言，每一步都代表不同的挑战，落足点需要审慎选择，尽可能取得最好的平衡，同时还要考虑到身体与不同落足表面，如泥土、岩石、树根、杂草、枝干之间的动力与重心。在崎岖难行的山路上，经验丰富的登山者每一步都小心轻盈，不断根据地形调整步伐，犹如解答一连串涉及质量、速度、摩擦力的复杂方程式一般。当然，这套计算步骤完全是自动自发的，乍看好像是出于直觉；如果步行者对地形的资讯处理有误，不能适时做出调整，那么纵使不摔倒，也会很快就觉得疲倦。因此，步行虽然看似完全不自觉，而事实上却需要高度集中注意力。

城市的地形虽不具有挑战性，却也有培养其他技巧的机会，如繁华市景的吸引、都市环境中历史与建筑的背景，都为步行增添了许多

变化。步行者可以浏览橱窗，观察他人，思考人际互动的模式。有些步行者专挑最短的路程，有些人则会选择最有趣的路径；有些人以在精确的时间内走完同样路径而自豪，有些人则喜欢经常调整行程；有些人在冬天专挑有阳光的路面，夏天则专挑阴凉的路面走；有些人刻意调整步伐，以便过马路时刚好赶上绿灯。当然，这些享受乐趣的机会都需要培养，它们不会随便降临到那些从不设法控制行程的人身上。如果不事先设定目标，培养技巧，步行就是一件没有意义的苦差事。

步行是想象所及的最微不足道的体能活动，但只要我们设定目标，控制整个过程，它仍能带来无穷的乐趣。另外，现在有数以百计的运动及强身方法，从回力球至瑜伽，从骑自行车至中国功夫，如果我们科学设计，认真执行，那么它们都是乐趣的源泉。

还有很多注重节奏与动作和谐的运动都能带来乐趣。其中舞蹈就是最古老，也最引人注目的一种运动，它具有广泛的吸引力和复杂的潜力。舞者身体随着音乐舞动，通常被运用成为改善体验品质的一种手段。跳舞人常这样描述舞动时的感觉：一走进舞池，我就觉得像漂浮了起来，真愉快，觉得自己浑身动了起来。这种感觉好像喝醉酒似的，一切得心应手时，我会满身大汗，浑身发热，欣喜若狂。你四处舞动，想借这些动作表达自己，这就是重点所在。可说是一种身体语言，沟通的途径……如果顺利的话，我真的能利用音乐和周遭的人进行充分沟通。这表明了舞蹈的乐趣足够强烈。

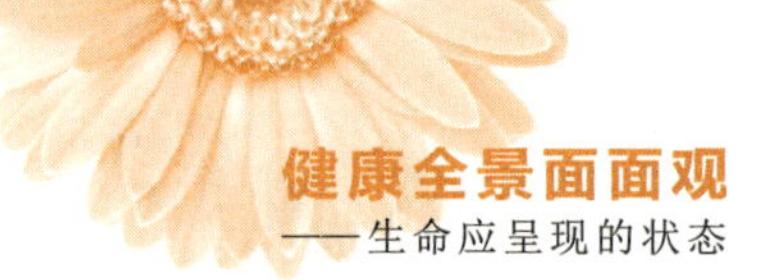

（二）运动有益健康

让身体得到适当的运动和充足的休息，你就可以体验到疾病的不治而愈和逐渐增进健康的功效。

体育运动对健康的好处有很多：改善血液循环，使心脏更有效率地工作，保持动脉血管的弹性；强健呼吸系统，提高氧气和二氧化碳的交换量，帮助身体清除代谢废物；促进汗液排放和肠道蠕动，进一步帮助身体排泄废物；通过促进大脑里内啡肽的分泌来抵抗抑郁、改善情绪；调节新陈代谢、节约能量，从而缓解压力，使人放松下来获得更好的睡眠；它甚至能增强免疫功能。任何提升健康及疾病康复的计划都必须包含有规律的运动。

运动种类多种多样，其中最易实现的有益运动是走路，人类就该走路。我们是直立行走的动物，身体生来就要走路。走路是一种复杂的行为，融合了大量感应和运动体验功能，它锻炼人们的大脑，同时也锻炼肌肉骨骼系统。想一下人体的平衡，这只是走路的一个组成部分，要在重力场中改变位置，走过不平的表面，下意识且毫不费力地保持身体平衡，大脑需要大量信息。这有赖于内耳里一个负责在三维空间里感知方向的机制，如果这一机制失灵，人体就无法保持平衡。除了耳朵传来的数据外，大脑还要依靠视觉输入和其他感官发来的信息维持平衡：触觉让它知道是身体的哪一部分接触地面，肌肉、筋腱和关节里的感受器则不断向它报告身体各个部分在空间中的准确位置。这一系统的任何部分出现问题都会导致人步伐不稳甚至跌倒。

当你走路时，四肢的运动是交错的，右腿和左胳膊同时向前移动，然后是左腿和右胳膊。这种运动在大脑内产生电子运动，对整个中枢神经系统都有协调作用，这是走路特有的好处。只要你在走路的过程中心率提高并充分出汗，就能满足身体对有氧运动的所有需要。作为理想的有氧锻炼，一次必须走 45 分钟，并在这段时间内走完 3 千米。如果你的心率和呼吸频率在走了 45 分钟之后没有上升，那么就应该走得更快些，或者爬个长长的缓坡。走路带给神经的益处还有对视觉、触觉和本体感觉的刺激。从短时间的行走或长时间的有氧散步中，你都可以获得这个效果，还可以通过来回摆动胳膊增强效果，同时可以尝试将胳膊的摆动和呼吸协调起来。

运动必须用休息来平衡。每个人都体验过疲乏和失眠的恶果，缺乏高质量的休息是身体易于生病最常见的原因。良好睡眠是有效的康复技巧，也有中止许多初发疾病的作用。因此，改善休息和睡眠的质量应该成为提高康复能力计划的另一个首要任务。

许多健康的人都是忠实的步行者。还有大量患有慢性病的人通过持续、合理运动改善疾病状态，恢复健康。早晨起来散步，晚上好好休息，你的康复系统就能够应对可能出现的任何挑战。

（三）运动是所有人的健康处方

人人需要“运动处方”。“运动处方”主要包括运动方式、运动强度、运动时间和运动频率，其中运动方式又分为有氧运动、抗阻运

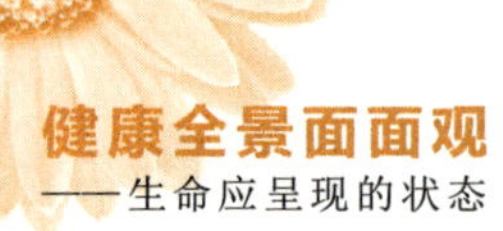

动、柔韧与平衡训练，个别疾病还需要呼吸训练。运动康复训练包括肢体康复，如骨关节炎、脑梗的康复训练，和全内脏康复等。研究证实，合理运动可有效预防和治疗高血压、糖尿病、心脏病、抑郁症和慢性肾脏病等 40 多种慢性疾病。此外，“运动处方”对病人建立自信心也有极大帮助。一些老人患病后，内心感到非常恐惧，经过运动测试，发现他们自己还很硬朗，自信心增强，生活态度也变得更加积极。

1. 制订个性化运动方案

就像中医会给不同患者开具不同药方一样，“运动处方”也因病而异、因时而异。不同疾病，同一疾病的不同时期，同一个人在不同的状态下，“运动处方”都有所不同。医生会根据患者的身体素质测评等情况，找到其短板，制订有针对性的运动方案。病情严重的患者要到医院进行运动康复，病情较轻的患者可以在医生的指导下在家运动，即使痊愈了也要坚持运动，定期接受随访，将好习惯保持终生。

针对几种常见疾病，给出了运动建议，供大家参考。

（1）高血压患者练练站桩、打打太极

高血压患者适合强度小、动作缓的有氧运动，例如太极拳、气功等，尤其推荐站桩，很多病人通过站桩练习，将血压恢复到了正常水平。站桩的具体做法是：两脚打开与肩同宽，两膝微曲，尾骨前翻，腰部后突；两手在胸前作抱球状，手指自然舒展，下巴内收，头顶微微向上顶；两眼微闭，自然呼吸，集中注意力，不胡思乱想；初次练习以5～8分钟为宜，之后每次可在前一次基础上增加2分钟，上限一般为1小时，每天练习2次，长期坚持能使人身心放松，强身健体。

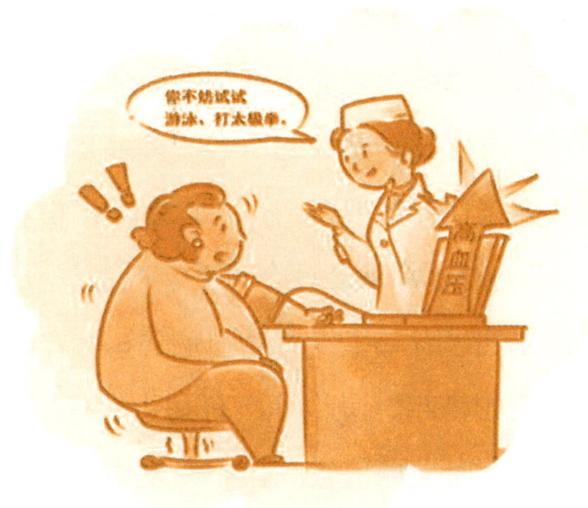

（2）慢性阻塞性肺病患者适合提膝和慢跑等

这类患者需要做肌肉力量练习和有氧练习，以中小强度为宜。随着身体机能水平的改善，症状逐渐减轻，锻炼时间可适当延长。还可以做简单的呼吸练习：慢慢吸气，鼓肚子；缓缓呼气，瘪肚子。这些运动都能增强患者的摄氧能力和膈肌力量，对内脏有按摩作用。

（3）骨质疏松、颈椎病患者可做全身性锻炼

具体做法：两脚打开与肩同宽站立，含胸收腹，腰脊放松；手从体侧缓缓举至头顶，转掌心向上，用力向上托举，足跟随双手起落；托举6次后，转掌心朝下，沿体前缓缓按至小腹。还可以两脚打开与肩同宽站立，双手下垂，气沉丹田；头部缓缓向左转动，两眼目视左后方，稍停顿后转正，再转向右侧，目视右后方，停顿后转正；重复做6次。这套动作可以活动全身，纠正不良姿势造成的病态。需要提醒的是，颈椎病严重者在转动头部时动作尽量轻缓。

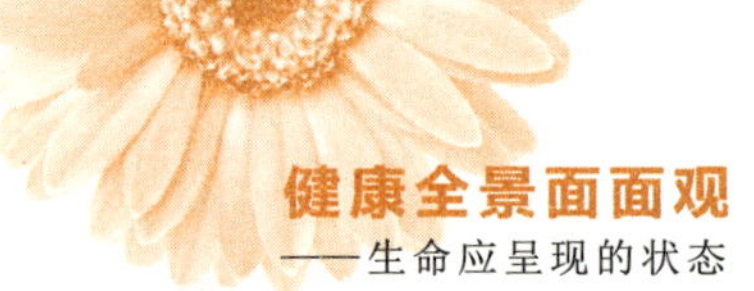

（4）冠心病患者试试蹲起运动

下肢力量练习有助于增加回心血量，冠心病患者做到低至中等强度即可。患者可以做蹲起运动，每组 20 个，每次做 1～2 组，感觉腿部疲劳就稍作休息放松，也可以练习站桩。

（5）糖尿病患者适合力量、耐力混合运动

糖尿病患者如果没有其他疾病，可尝试做力量和耐力结合的混合运动，例如蹲起、慢跑等，有利于保持血糖正常。建议饭后 1～2 小时运动，此时血糖值较高，不易发生低血糖。

2. 合理运动建议

合理运动是指运动量、运动方式、运动时间都要合理。做到合理运动有以下建议：

（1）能量消耗明显增加才是“身体活动”

身体活动为增加能量消耗的肌肉活动，可以理解为肌肉收缩（用力）做功（消耗能量）。从促进身体健康的角度讲，身体活动并不是所有增加能量消耗的肌肉活动，而是可以促进心跳和呼吸加快、加快体内物质代谢、改善神经和内分泌调节的肌肉活动。

所以，“身体活动”不宜理解为仅动动手指、扭扭脖颈这样的活动，而应强调大肌群参与、能量消耗明显增加的活动。因为后者促进健康的作用已得到确定的证据支持，有助于疾病的预防、治疗和康复。拖地板或步行等日常活动以及特定的体育锻炼都是典型的身体活动。

注意，除非有特殊说明，否则从健康角度推荐的“运动”一词与

“身体活动”是等同的。

（2）有氧运动更益于健康

区分有氧运动和无氧运动：凡运动时间较长、氧气消耗量大增的运动就是有氧运动，如走路、慢跑、游泳、球类、拖地板等；凡运动时间较短（受肌肉力量或氧气供应所限）、氧气消耗量增加不明显的运动就是无氧运动，如举重、冲刺跑、拉力器械、登楼梯等。对人们的健康来说既需要步行等有氧运动，也离不开爬楼梯等无氧运动。已证明有氧运动的健康益处：减肥、增强心肺功能、促进代谢等。

就健康效益而言，有氧运动效果更好。无氧运动通过有效地促进肌肉健康来体现健康价值。肌肉影响身体代谢功能，与代谢综合征、糖尿病、心血管病的发生、发展和预后都有关联。锻炼肌肉还有助于预防或缓解增龄性肌肉萎缩，肌肉具有重要的健康价值。

（3）活动有量才有健康效益

身体活动的益处主要与身体活动量（运动量）有关。不论何种形式的运动，都需要达到一定的量才有健康效益。

《中国成人身体活动与健康指南》提出有益健康的身体活动推荐量要求，公众每日进行 6～10 千步当量（1 千步当量相当于普通人中等速度步行 1000 步）身体活动，积极参加各种体育和娱乐活动，并经常进行中等强度的有氧运动，维持提高肌肉关节功能，同时，日常生活要“少静多动”。通过准确计算得出慢跑 3 分钟、羽毛球 7 分钟、中速爬山 8 分钟、拖地板 8 分钟、洗盘子 15 分钟、整理床铺 20 分钟等都各自相当于 1 个“千步当量”。

（4）运动强度要因人而异

运动强度指身体在指定时间内承受的物理或体力负荷大小，例如步行或跑步速度的快慢，往往速度越快强度越大。不同的运动强度产生不同的生理反应，健康效应也不同。

对正常人群来说，运动的适量指运动后的心率要求，即运动到你的年龄加心跳等于 170 的这个限制为适量运动。

间歇运动就是，以跑步为例子，达到最大心率的 90%～95%。如果你 20 岁，你最大心率就是 200，计算公式就是 220 减去年龄，所以你跑步的心率要达到 180 到 190，强度非常高，不能持续很长时间，但如果能持续到 30 秒到 1 分钟，然后休息，让你的心率下降到最大心率的 60%，也就是 120，然后重复这个间歇运动。以这种方式运动会收到较好的健康效应，但心脏病患者不宜使用。

做到坚持运动，适量运动，快乐运动。

（5）量力而行避免运动“副作用”

很多人热衷于讨论运动的“副作用”，如引起急性心血管事件的运动猝死以及运动创伤、关节损伤等，“过度运动”“空气污染不能运动”之类的说法也很多。这些都是为不爱运动找托词。运动猝死的实际发生率约在几十万分之一，且经常锻炼可以明显降低心血管事件的总发病率，因此利大于弊。

关节损伤或运动创伤则主要见于两种情况，一是从来不运动的人心血来潮抽疯猛跑（或其他运动）一次；二是职业运动员为了提高成绩而非常过量运动。对于决定开始运动的人，运动量的改变应循序渐进，以给身体一个适应过程。比如第一天只跑 5 分钟，跑一周后增加到 10 分钟，再一周 15 分钟，一个月后到 30 分钟。心血来潮突然大运动量造成的酸痛和受伤会让你误以为自己无法完成运动。“其实，你本来可以循序渐进地完成运动！”

对于普通人（非运动员）而言，只要掌握运动技术，循序渐进，量力而行，不要蛮干，就不存在运动过量的问题。

总之，成人、儿童、孕妇、乳母、老年人，甚至慢性病患者都适宜开展运动，“运动是全人群的健康处方”。运动锻炼可根据自己的实际情况、身体状况制订运动方案，因人而异，循序渐进，持之以恒。

（四）瑜伽对健康的作用

运动方式多种多样，在此我们介绍一种身心两宜的运动，即瑜伽。正如《瑜伽和真我的追寻》作者斯蒂芬·寇培所描述的那样，当人们重新开始体会到自我与身体的真正需求之间的联系，我们就会体会到一种全新的、热爱自我的能力。这是一种更高、更真实的自我关怀，让人们注意到我们的健康、饮食、能量和时间管理。这一更高的自我照护是自然而然产生的，而不是一种对于“应该”的回应。我们能够在自我关切中体会到一种直接的、亲密的喜悦感。

当人们长期处在愤怒或恐惧中，持续的肌肉紧张最终会导致痉挛、背痛、偏头痛、纤维肌痛症，或其他形式的慢性疼痛。他们可能会看各种各样的专科医生、进行大量的诊断性检查、接受无数的药物治疗，有一些药物可以让他们的部分症状暂时缓解，然而所有的这些药物都无法解决最根本的问题。对创伤等原因导致的各种病症及难以忍受的内心感受，这些影响都会以生理、心理疾病的形式表现出来。瑜伽有良好的改善效果。

1．瑜伽的治疗效果：自上而下的调节

瑜伽可以改善心率变异率，瑜伽练习者发展出一套有效方式，帮助人们找到他们的内在平衡和健康。研究确认，改善一个人的呼吸方式可以缓解愤怒、抑郁和焦虑等问题，瑜伽对这类健康问题（例如高血压、高压力激素、哮喘和背痛）会起到积极正面的改善作用。

瑜伽对心率变异率有改善作用，可以用仪器训练人们缓解他们的呼吸，让他们的呼吸和心跳同步，最终达到一种“心率和谐”的状态。

2．在瑜伽中探索

所有的瑜伽课程都包括呼吸练习、肢体伸展练习和冥想练习。不同的瑜伽流派强调不同的练习强度，或者对这些核心部分的不同侧重。例如，对于呼吸的速度和深度，是否使用嘴、鼻孔，或咽部都会产生不同的效果，有一些技术会对人们的精神状态产生极大的影响。很多病人几乎都感觉不到他们自己的呼吸，所以学会关注呼气和吸气的过程，觉察到他们的呼吸是快或者慢，在保持着一些动作的同时数着呼吸，对他们来说，都有巨大的效果。

学习瑜伽姿势，强调并不要求做到非常“正确”的姿势，而是帮

助参与者觉察到肌肉在不同姿势下的状态。动作的顺序是为了创造一个紧张/放松的节奏，这一节律是人们希望他们会在日常生活中逐渐觉察到的。

瑜伽练习中引入正念，正念将你的心灵中零碎的、被动的精神部分组织（聚焦）起来，成为一种连贯的心理力量，解决问题、获得疗愈。正念对无数精神疾病、身心症和压力相关症状，包括抑郁和长期疼痛，都有治疗效果。它对于躯体健康问题，包括免疫系统、血压和压力激素水平异常都有效果。研究表明正念可以激活大脑中有关情绪调控的部位，而且改变大脑中负责身体感知和恐惧的部位。正念练习甚至可以降低大脑的烟雾探测器杏仁核的活跃程度，从而降低对于潜在刺激的反应。正念不仅有疗愈心理创伤的作用，还可改善健康状况。

通过鼓励练习者观察他们在改变姿势时的状况，培养他们进行正念冥想的兴趣。对于创伤恢复而言，最大的挑战依然是进入一个真正的放松状态，能够安全地交出自主权。瑜伽练习关注创伤后幸存者是如何克服困难、感到彻底放松，使他们的身体感到安全，从而达到治疗目的。深度放松，全身心均放松对健康的意义非常重大。

3. 瑜伽使人们学会自我调节

瑜伽关注内心而不是外在，它关注聆听自己的身体，大部分人从来没有做过关注生存系统的事情。如果能够对自己的身体敞开，就可以学到很多很多，这样就不会每时每刻都和自我战斗。

对人脑的研究结果表明，高强度的冥想对身体自我调节起关键作用的部分有积极正面作用。对坚持瑜伽练习的人群，他们的大脑自我调节的基础部分，即脑岛和内侧前额叶皮质的活性都增加了。觉察、接纳身体感知可以对心灵和大脑同时产生巨大的改变，促进创伤的康复，提升健康修复力。

四、职业健康

职业活动占据人生命周期一半以上时间，职业健康对全生命周期健康起着关键作用。职业健康强调通过构建安全和健康的工作场所，提供职业健康服务，从而预防职业病和工作相关疾病，减少缺勤，促进和维持劳动者的身心健康。职业健康的目标是促进和保护劳动者在身体、精神的健康和社会适应的完美状态，这就是健康全景下的职业健康。我们引进职业之乐，更好地挖掘职业中的乐趣，从积极的一面更好地促进职业健康，针对人际关系是职业紧张的一个重要成因，提出良好的人际关系是职业健康的助推剂。职业健康就是要创造良好的人文和自然工作环境与场所，使劳动者可以安全、健康、高效和满意地工作。

劳动者的健康不仅取决于工作场所的职业危害，还取决于社会和个人因素，以及健康服务的获得情况。而职业健康服务的职能是使劳动者置身于与其生理和心理特征相适应的工作场所和工作条件中，保护其免受工作场所职业病危害因素的影响。职业健康在促进劳动者健康和福祉方面发挥着重要作用。目前，职业健康正向一种新的职业健康模式转变，将传统的职业病防治重点扩大到“健康风险管理”，即重点关注工作场所的危害和对健康的风险，包括疾病缺勤和康复、支持和管理慢性非传染性疾病（以下简称“慢性病”）以及促进工作场所健康的医疗方面。职业健康先从职业之乐谈起。

（一）职业之乐

1. 职业是保障健康的基础

职业是生存的保障，职业是个性成长的基础。健康全景的生理健康、心理健康、社会适应良好的三维健康都在职业活动中得以实现和提升。正如卡莱尔说：“找到性情相契工作的人有福了，这是人生在世所能祈求的最大福佑。”

人大部分时间都花在谋生上，身体需要的卡路里不会自动出现在餐桌上，房子和车子也不会自动组合供你使用。只有通过辛勤劳动，才能保障我们的生活需求，满足生理需求。对职业的认识可用意大利的一句俗话来形容：“工作可以使一个人高贵，也能把他变成禽兽。”这则讽喻适用于所有的工作，一方面良好的工作需要高度的技巧，并能提升自我的复杂性；另一方面，被迫做不需技巧的工作，往往造成精神压力导致精神心理问题。外科大夫在洁净明亮的医院动手术，奴隶则背负重担在泥泞中蹒跚前行。两种都是工作，但外科大夫每天都有机会学习新事物，知道一切都在自己的控制之中，可以完成艰巨的任务；奴隶却只能重复令人疲惫不堪的动作，一天天越发觉得自己的处境不可能改善。

一个人赖以谋生的工作有没有乐趣，对于他整体的满足程度有较大的差距。值得注意的是，一个人沉浸在自己喜欢的事业里，就不会受外界刺激的干扰。如一个熟知诗歌韵律或微积分原理的人，就可以不受外来刺激控制，无视外界发生的一切，自行创造一连串有秩序的观念。当一个人学会一套象征体系，并且有能力加以运用时，他就在心灵之中建造了一个随时与他同在、自给自足的世界。确实，一个人能在工作与人际交往中获得生命健康保障，就已踏上改善生活品质的正途了。

2. 工作与人生乐趣的获得

大多数人工作的目的是为了满足基本的需求与渴望。如果我们的生理健康问题得以解决，不在乎吃多少，能否住在坚固牢靠、装潢华丽的房子里，或是否能享受最新的科技发明，工作的负担就轻多了。我们投注在物质目标上的精神能量越多，达到目标的希望就越不可及，我们必须耗费更多心智与体能才能满足不断升高的欲望，这也就影响了工作带来更多快乐的感受。但很多证据显示，工作能带来乐趣，而且是人生最有乐趣的一部分。

有些文化能使日常的工作发展成为一种很接近心流的活动。有些团体里，工作与家庭生活既充满挑战，又和谐地结合在一起。工作中有休闲，休闲是为了更好地工作。

对于工作未必与求生息息相关的人们而言，深爱自己的工作，把工作的每一个环节难度不断拓展，这时发现新事物的惊喜永远伴随着他，这样工作会带给他莫大的乐趣。从个人的角度来讲，培养“自得其乐性格”对从工作中获得乐趣也非常重要。一个人若能培养“自得其乐性格”，把握与创造环境中的契机，他的体验品质很明显就超出一般人，拥有的乐趣也更多。

在心流之下工作是发挥人类潜能的最好方法，过去有很多宗教或哲学流派都曾提出这个观点。在马克思的心目中，人不分男女，都借着生产性活动构筑自我的存在。他认为，工作是唯一创造人性的途径。造桥、垦荒等工作，不但能改变环境，也把工作者从受本能支配的动物，转变成有意识、有目标、有技巧的人。这样的人肯定是心理健康、社会适应良好的人。

一个饶富趣味的例子就是，2300 年前，中国的庄子在《庄子·内篇·养生主》中讲了一个庖丁解牛的故事，这一故事就是很好的职业健康故事。庖是职业，丁是姓氏，他在梁惠王（即文惠君）的御厨里负责杀牛：

庖丁为文惠君解牛，手之所触，肩之所倚，足之所履，膝之所踦，砉然向然，奏刀騞然，莫不中音。合于《桑林》之舞，乃中《经首》之会。

译文为庖丁给梁惠王宰牛。手接触的地方，肩膀倚靠的地方，脚踩的地方，膝盖顶的地方，哗哗作响，进刀时豁豁地，没有不合音律

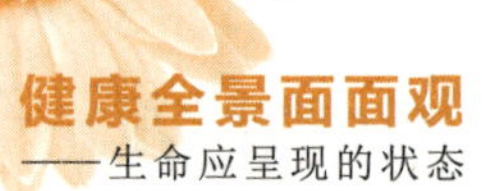

的：合乎（汤时）《桑林》舞乐的节拍，又合乎（尧时）《经首》乐曲的节奏。这段描绘了一个快乐和谐的宰牛场景。

文惠君对厨子在工作中感受到的快乐与和谐深感匪夷所思，盛赞他解牛的神技，但庖丁不认为那是种技巧，回答说："臣之所好者道也，进乎技矣。"他接着描述自己达到这种境界的历程，是一种对解剖牛体的神秘发乎直觉的体悟，这也是生命健康应呈现的最佳状态。最后牛肉经他一碰就好像自动分开似的："臣以神遇而不以目视，官知止而神欲行。"意思是我凭精神和牛接触，而不用眼睛去看，感官停止了而精神在活动。这种意识掌控宰牛过程，而不费力气的状态就是良好的职业状态。

一个人如何才能获得这种精神的趣味并超越现实呢？庄子在寓言里，提出了一个极具洞察力的解答：每至于族，吾见其难为，怵然为戒，视为止，行为迟，动刀甚微，謋然已解，如土委地。提刀而立，为之四顾，为之踌躇满志，善刀而藏之。大意为："每当碰到筋骨交错聚结的地方，我看到那里很难下刀，就小心翼翼地提高警惕，视力集中到一点，动作缓慢下来，动起刀来非常轻，豁啦一声，牛的骨和肉一下子就解开了，就像泥土散落在地上一样。我提着刀站立起来，为此举目四望，为此悠然自得，心满意足，然后把刀擦抹干净，收藏起来。"

这段文章谈的是庖丁自己的解牛方法。它说明了即使具备肉眼能见的技巧层次，还得靠发现新挑战（亦即引文中的"族"与"难为"）和培养新技巧（"怵然为戒，视为止……动刀甚微"）。这种神秘巅

峰并非如超人般一蹴而就，而得靠逐渐把注意力集中在周遭环境中的行动机会，等到技巧渐臻完美，一切动作就完全像发乎自然，给人出神入化之感。一位出色的小提琴家或数学家的表现，都有可能令旁观者觉得不可思议，其实这都可以用技巧与磨炼来解释。文惠君的厨子能在一般人想象不到的地方，从最卑下平凡的工作中，找到心流。更值得称道的是，早在2300年前的古人就对职业促进健康和良好的职业状态进行了全面描述。正如文惠君曰："善哉！吾闻庖丁之言，得养生焉。"大意为："好啊！我听了庖丁的这番话，懂得了养生的道理了。"这就是庖丁解牛对职业健康的启示。

3. 转化工作的不满

调查结果显示，只有3%的人说他们对自己的工作非常不满，52%的人表示满意。一个人可以一方面喜爱自己的工作，却仍然对它的某些方面感到不满，并且尝试去改进那些不尽完美的部分。

研究发现，人们对工作不满的主要理由都跟工作时的体验品质有关。一是缺乏变化与挑战。这方面的问题，在以一成不变例行公事为主的低层次工作中，问题最为严重。二是问题出在工作中的人际关系冲突上，尤其与直属上司有关。三是工作压力太大，太紧张，没有时间思考自己的事情或陪伴家人，这个因素特别令高级主管与经理人苦恼。

诸如此类对客观环境的不满，理由都相当充分，但这些问题其实都能借着自我意识的主观调整而改善。以变化与挑战为例，它们虽说

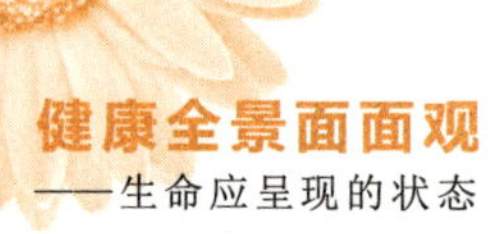

是工作本身的特性，但也可以随着个人对机会的观念而改变。一份工作有没有变化，最主要的是看工作者的态度，而非实际的工作条件。

这一道理也适用于其他两个问题。同事或上司也许不好相处，但只要尽力，情况也不至于太糟。工作上的冲突往往源自怕丢面子的自卫心理。有些人为了证明自己的价值，会设定目标，要求别人以某种方式对待他，并坚持别人按照他的理想行事。然而事与愿违的机会太多了，因为别人也有一套亟待实现的目标。避免这种僵局的最好办法就是，在实现自己目标的同时，也帮助老板和同事实现他们的目标；这么做当然比一心一意追求自己的利益来得迂回曲折，也耗费更多时间，但长此以往，这么做一定会有收获的。学会把工作与自己的成长及潜能发挥结合起来，对人们的健康会有很大促进。这就提出了一个值得思考的问题，即自己的人生目标如何与工作目标很好地结合、融合。

以上提到的压力太大问题，如何缓解压力有许多方法。紧张与压力不消说是工作最主观的一面，也最容易用意识控制。压力完全是一种亲身体验，由最极端的客观状况直接引起。相同分量的压力可能使一个人喘不过气，却对另一个人构成期待已久的挑战。消除压力的途径不下数百种，有时靠较好的组织、分工，或与同事、上司做较好的沟通就能解决；有时则须依赖工作以外的因素，诸如改善家庭生活、休闲模式或静坐之类的心灵修炼。

这些零零碎碎的方法或许有帮助，但真正能解决工作压力的方法却是把它当作改善体验品质的策略。要做到这一点，就必须把精神能

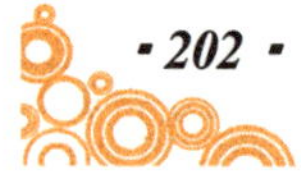

量集中投注在塑造个人目标上，无视一切转移注意力的诱惑。

工作与闲暇正如同人生，可以应我们的需求发挥作用。学会从工作中发掘乐趣，不浪费闲暇的人，会觉得人生越发有价值，这类人就是主动闲暇的人。主动休闲是转化工作的不满的很好手段，正如布莱特比尔写道："未来不仅属于受过教育的人，更属于那些懂得善用闲暇的人。"

4. 最大化工作乐趣

不论工作环境里的困难有多大，具备自得其乐性格的人仍能把限制化解成表现个人自由与创造力的良机。他们借由使工作更充实而找到乐趣，再就是改变工作本身，使工作条件更适合传导心流，这种方法对缺乏自得其乐性格的人也能发挥作用。工作设计为有变化、适度而有弹性的挑战，目标明确，有立即的回馈，乐趣就越多，不论工作者属于哪种层次都是如此。打猎就是一种具备心流特质的工作。千百年来，追捕猎物一直是人类重要的生产活动。正因为打猎的乐趣无穷，所以，至今很多人还把打猎当作一种嗜好。

如今，我们置身崭新的后工业时代，工作在一般观念中又变得可亲起来：典型的现代劳工，坐在气氛愉快的控制室里，监控电脑屏幕，真正的工作则交给生产线上设计精密的机器人负责。把大部分人从繁重的体力劳动中解放出来，即不直接从事生产，转而投入一种叫做"服务业"的行业，他们对工作的掌控能力和工作自由度在不断加大。

一旦人们了解工作体验的品质可以按照自己的意愿改变，就能在

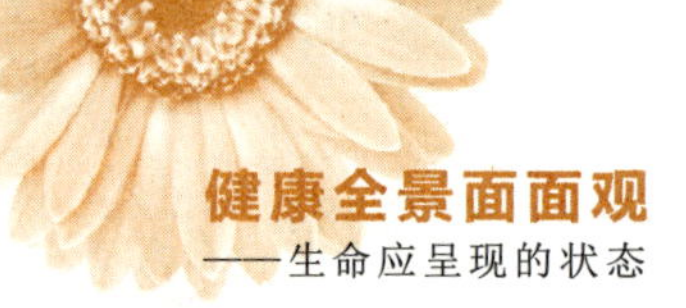

这个人生极重要的层面上力求精进。最优体验是对行动机会和个人能力的主观评估，工作潜能虽好，但工作者不知如何发挥，仍有可能感到不满。我们在安排设计工作时，调适工作程序使工作收入与心流获得的程序结合，这样既能消除工作的烦劳，又能提高工作效率，起到相互促进的作用。

通过工作提升生活品质，促进职业健康，需要两项辅助策略。一方面要重新设计工作，使它尽可能接近心流活动，诸如打猎、外科手术等。另一方面，还得培养自得其乐的性格，加强技巧，选择可行的目标。这两项策略若单独使用，都不可能使工作乐趣增加太多，若两者双管齐下，就能产生意想不到的最优体验。

大量调查研究证实，一个人处于心流状态的时间越长，反映体验的品质就越高。经常体验心流的人较易感觉坚强、活跃、有创造力、专注、进取。不论心流在工作还是休闲时出现，都比没有心流时积极。挑战与技巧运用层次都高时，当事人会觉得快乐、振作、强而有力、活跃；他们精神更集中，更有创造力、更满足。对任何阶层的工作者都是相同的。

（二）良好人际关系助推职业健康

社会科学调查的结论一致认为，人在有人为伴时最快乐。支持性的社会人脉能减轻压力：当一个人可以依赖别人情绪上的支持时，就不太容易被疾病或其他不幸的事件所击倒。

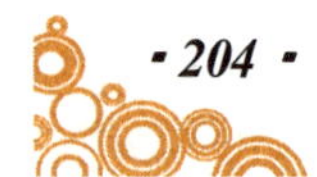

人生而合群，人类天生就需要同类做伴，已是毫无疑问。人类在生存进化的竞争中，凭借合作超越其他物种的动物，保持在能互相照应的距离内，存活的机会比较大。随着人类对文化的依赖日益加深，人们的工作、生活更多地需要团结一致。人类求生越是依赖知识，共同分享学会的一切就越有利于人类的发展和共同成长。

1. 职业活动需要良好的人际关系

随着生产力水平的提高，大生产活动的职业生涯，越来越需要人与人之间的合作。良好的人际关系对职业健康的影响越来越大。在职业活动中，独乐、众乐各有情趣，不论何时何地，若能享受独处时分，同时与朋友、家人、社群、团队和乐融融，便已踏上快乐的康庄大道。

懂得如何与他人相处，就能大幅改善生活品质。因此，商业主管渴望实现更好的沟通，以便更有效地管理；初出茅庐的人熟读社交礼仪，为的是争取社交圈子内同伴的接纳与称许。人际关系的弹性，能把不愉快的互动状况转变为可以容忍，甚或相当有趣的状况。我们对人际交往情况的定义和阐释，在人与人之间如何相互对待和因此产生的感受上，都会造成莫大的影响。大量事实证明，任何人际交往的情况都可以借着重新制订规则而改变。人际关系的调适性很强，运用适当的技巧就能改变它的规则。

我们的时代对资讯科技的依赖越来越深。在这样的环境中生存，必须熟悉抽象的象征语言。几代以前，一个不能读、不能写的人，还是能找到收入不错又体面的工作。如农夫、铁匠、小商人都可以借着向老师傅拜师学艺，习得一门手艺，并不需要接触象征的系统。但今天即使最简单的工作也得靠文字的指示，较复杂的工作更需要专门的知识，而且唯有靠不断摸索。

独处是良好人际关系的基础。一个人不能在独处时控制注意力，就不可避免地要求助于外在手段：诸如药物、娱乐、刺激等任何能麻痹心灵或转移注意力的东西。这是一种退化的反应，并不能带你前进。在成长的同时享受人生，就要学会在意识思维出现混乱时，学会创造更高的秩序形式。换言之，不要把新挑战看成需要压抑或逃避的东西，而是一个学习和改善技巧的机会。早早养成善用独处光阴的习惯，这种习惯越早养成越好。人们若能学会运用肉体与心灵创造快乐，不受外在条件限制，就已掌握了改变生活品质的钥匙。

2. 团队协作需要妥协与整合

所有人际关系都需要重新调整注意力，为目标重新定位。团队工作要求团队成员把应用注意力的习惯，调整到团队目标上来，只有这样才能形成合力。这时就出现了团队目标与个人自由的问题。解决这一问题就用到古罗马雄辩家西塞罗曾说过的那句话：要得到完全的自由，必须先臣服在一套法律之下。换言之，接受限制就能得到解放。因此我们甘愿成为一个团队成员，并为之献身，就必须找到把个人目标与团队目标结合的契机。并在实现团队目标时，充分发挥个人潜能，实现个人的不断成长。

在一个整合良好的团队里，每个人都把彼此的目标放在心上，独

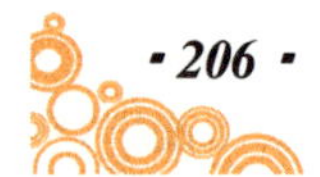

特性和多样性的整合是很重要的：共同的目标必须尽可能地反映各个成员的目标，即团队的目标是在整合每一个成员目标的基础上提出的。除了团队长期的目标，源源不断的短期目标也是不可或缺的。这些短期目标包括为自我提升技能和心智所需的学习、训练及实际锻炼等。

职业活动正如其他心流活动一样，也要提供清楚的回馈。在此指的是保持沟通渠道畅通，对职业活动进行评估，有利于团队成员更好地工作。回馈包括团队潜能挖掘，发现新挑战，人际关系更好的融合与发展。这会使团队成员获得乐趣或激起新的成长。

“业精于勤，荒于嬉。”小喇叭手要吹奏得好，绝不能荒废时日不练习；运动员若不定期锻炼，体能就会退步，再也不能享受跑步的乐趣；所有经理人都知道，只要他一分心，公司就会出问题。这些例子都说明，不集中注意力，复杂的活动就会陷入混沌。对于职业活动中的人际关系要不断地调适，使其处于永葆活力状态，达到既提高工作效率，又有利于人的身心愉悦，促进健康快乐。

（三）职业健康保护

职业不仅是谋求生计、获得归属感的需要，也是实现自我价值、寻求他人与社会尊重的重要活动。在个人职业生涯中，拥有良好的职业活动及和谐的人际关系，出色的职业角色承担，就会产生胜任愉快的感觉。许多心理健康的人热爱自己的职业，创造性地应对自己面临的挑战，出色地完成工作任务。在他们看来，工作不仅不会让他们厌烦，反而成了他们生活乐趣的来源。同时，我们也必须清醒地看到，职业生涯存在着职业危害、职业紧张等不利于健康的因素，应采取积极的应对措施，使职业活动高效运行，促进职业健康。

人们在职业活动过程中接触到各种职业病危害因素，可造成职业健康损害，甚至罹患职业病。职业危害因素的特点是种类多、分布广，接触人数众多，患病人数多。职业病具有隐匿性、迟发性，容易被忽视。职业病防治工作面临许多问题和挑战，表现为原有职业危害依然严重，随着新工艺、新技术、新设备、新材料的广泛应用，新的职业病危害因素不断出现。报告的新发职业病除了传统的尘肺病、职业性化学中毒、职业性噪声聋等常见职业病外，劳动力人口老龄化、精神疾病、工作相关肌肉骨骼疾患等成为目前最迫切需要面对的职业健康挑战。

1. 认识职业危害

职业危害是职工生产劳动过程中所发生的对人身的威胁和伤害。职业危害因人们所从事的职业或职业环境中所特有的危险性、潜在危险因素、有害因素及人的不安全行为的不同而有多种类型。包括职业意外事故及在生产劳动及其他职业活动中产生的职业性有害因素。

一是职业意外事故。意外事故是一种发生在人类生产、生活活动中的特殊事件，人类的任何生产、生活活动过程中都可能发生事故；意外事故是一种突然发生的、出乎人们意料的意外事件。由于导致事故发生的原因非常复杂，往往包括许多偶然因素，因而事故的发生具有随机性质。

二是职业性有害因素，又称职业病危害因素。是指生产过程及其环境中产生和（或）存在的，对职业人群的健康、安全和作业能力可能造成不良影响的一切要素或条件的总称。包括生产环境中的有害因素、社会经济的有害因素、有关生产生活方式导致的有害因素及各种原因导致的职业紧张等。分别如下：

（1）生产环境因素分为化学因素、物理因素、生物因素。化学因素是在生产中接触到的原料、中间产品、成品和生产过程中的废气、废水、废渣等可对健康产生危害的活性因素。这些物质又称为毒物，它以粉尘、烟尘、雾、蒸汽或气体的形态散布于空气中。表现形式为有毒物质：如铅、汞、苯、氯、一氧化碳、有机磷农药等；生产性粉尘：如矽尘、石棉尘、煤尘、水泥尘、有机粉尘等。

物理因素包括异常气象条件：如高温、低温、高湿等；异常气压：如高气压、低气压等；噪声、振动、超声波、次声波等；非电离辐射：如可见光、紫外线、红外线、射频辐射、微波、激光等；电离辐射：如X射线、γ射线等。

生物因素是生产原料和作业环境中存在的致病微生物或寄生虫，如炭疽杆菌、真菌孢子、布氏杆菌、森林脑炎病毒及蔗渣上的霉菌等；医务工作者接触的传染性病原，如艾滋病病毒、乙肝病毒等。

（2）社会经济因素，经济全球化、国民生产总值、财富分配、文化教育水平、生态环境、劳动立法、医疗卫生制度，都可影响职业人群的健康。如生产管理水平低、厂房建筑或设备简陋、过重体力负荷、生产布局不合理等。

（3）有关生产生活方式导致的有害因素包括劳动组织和制度不完善，作业制度不合理，工作节奏的变动，换班及夜班工作，劳动强度过大或生产定额不当，安排的作业与劳动者生理状况不相适应；不良生活方式，如吸烟及过量饮酒，缺乏体育锻炼；健康意识差，如个人缺乏健康和预防观念，违反安全操作规范和忽视自我保健。

（4）各种原因导致的职业紧张，如各种原因导致的与劳动者生理状况不相适应，个别器官或系统过度紧张，如视力紧张等；长时间处于不良体位或使用不合理的工具等。

2. 职业危害对人体健康的影响

职业危害对健康的影响是多方面的，包括对生理健康、心理健康、工作效能等都有影响，表现为以下几个方面。

（1）职业病危害因素对人体健康的影响

职业病危害因素在一定条件下可对人体健康产生不良影响，其影响主要取决于职业病危害因素的强度或浓度，以及接触有害因素的机会和程度(即接触时间的长短)，了解职业危害因素对人体健康的损害，是职业病防治的关键环节。

职业病危害因素作用于人体的强度、时间超过一定的限度时，人体不能代偿其所造成的功能性或器质性病理改变而出现相应的临床症状，影响工作能力，导致疾病的发生，这类疾病统称职业病。职业病分为法定职业病和工作有关疾病。

法定职业病是国家法律明文规定的由职业病危害因素引起的某些特定的职业病，应给予一定的劳保待遇，又称为需赔偿的疾病。职业病的特点是病因明确；病因大多可以检测，一般有接触水平(剂量一反应)关系；在共同暴露人群中，常有多人发病；如能早期诊断，合理处理，预后较好；只治疗病人，无助于保护仍在接触人群的健康；大多数职业病，尚缺乏特效治疗，预防是关键。

工作有关疾病指职业病危害因素是该病发生和发展的诸多因素之一，不是唯一的直接病因；职业病危害因素影响了健康，从而促使潜在的疾病显露或加重已有疾病；通过改善工作条件，可使所患疾病得到控制或缓解。

职业危害导致精神疾病和肌肉骨骼疾患对人类健康的影响日益严重。世卫组织指出：由职业性不良人体工效学因素所致的肌肉骨骼疾患造成的慢性病负担占腰背痛病例总数的 37. 0%，由职业压力导致的抑郁症所造成的慢性病负担占抑郁症病例总数的 8. 0%。在高收入国家，腰背痛和常见精神健康障碍等疾病已成为职业健康服务的重点领域。世卫组织将“工作场所的精神卫生”作为 2017 年世界精神卫生日的主题，认为在工作场所采取干预措施促进精神卫生，在工作中，为精神疾病患者提供帮助，不但有益于劳动者的健康，而且可提高生产力并获得相应的经济收益。工作场所是应对日益上升的精神疾病和肌肉骨骼疾患发病率和流行程度的关键场所，需要新的策略以遏制日益上升的趋势，确保职业人群健康。

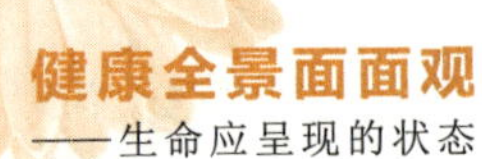

（2）职业紧张对人体健康的影响

职业性质和职业环境决定着人们的安宁、幸福和前途。同理，人们从事的工作往往是挫折和困扰的来源，职业特点和工作环境往往产生各种紧张性应激反应。研究表明，有两大类与工作相关的应激因素：一类是职业内在的因素，包括劳动条件、劳动范围、工作负荷等；另一类是职业人际关系及管理因素，包括组织结构和团体气氛、职业人际关系、个体的职业角色、个人职业经历等。工作场所的工作环境、工作安排、人际关系会直接影响职业人群的心身健康。在工矿企业中，往往由于工作疲劳和精神紧张产生各种心理障碍，工作引起的心理应激和心身功能低下是重要的诱发因素。调查表明，大约85%的工伤等灾难性事故是由人为因素造成的。

人为因素可能来自于两个方面：一方面是身体不适、疲劳和疾病致使精神状态和工作效能发生变化；另一方面是由于不良生活事件导致情绪波动，出现紧张、焦虑、抑郁等现象。这两方面的因素都使员工不能将注意力集中于工作，最终酿成灾祸。职业人群对自己、对同事、对工作是否满意，上下级关系是否融洽，能否与他人协调合作，都会影响个人的心理状态和劳动效率。工作要求高于个人能力、与个人愿望不符，工作性质突然发生变化，责任的突然增加或减少都会使人产生各种心理问题。劳动的性质和状态也是一个影响心理健康的重要因素。

一些特殊行业，如海员、飞行员、矿工等特殊职业从业人员都有其独特的心理问题，需要针对性地制订心理卫生措施。变动频繁、无

章可循的工作易使生活节律紊乱，引起生理和心理不适，例如出租车司机群体的工作往往破坏饮食、起居的规律性，没有好的应对措施就容易出现生理心理障碍。长期在强噪音环境中工作，会使中枢神经系统受到损害，出现植物性神经功能紊乱，可能诱发血压升高、心律不齐、消化不良、听力下降，严重的会导致行为异常。此外，工作负担过重、领导方式简单粗暴也会成为职业性心理应激的来源，影响职工的心理健康。

职业紧张是造成心理紧张的主要因素，心理紧张有积极与消极两方面的意义。从积极的角度来看，在劳动中适度的紧张可以消除单调的操作引起的厌烦情绪，同时可以提高工作效率。试验表明，紧张度过低不能激发职工的兴奋性，也就不能发挥其最好的工作能力。随着紧张度的提高，工作效率可以达到最高点，此时点称为最适合紧张度。超过这一水平，由于唤起水平过高，注意力难以集中而工效降低。心理紧张对健康的影响表现为加重已有的疾病及作为促发因素参与疾病的发生。

（3）职业枯竭对人体健康的影响

职业枯竭，又称“工作倦怠”，是指在工作重压下的一种身心疲惫状态，有厌倦工作的感受，有一种身心能量被工作耗尽的感觉。职业枯竭可表现为身体疲劳、情绪低落、创造力衰竭、价值感降低，工作上的消极状态还会影响整个生活状态。职业倦怠，不仅会使工作效率降低，严重者还会使人产生消极悲观、轻生厌世的感觉。富士康员工的连续跳楼，就不乏职业倦怠的因素。因此，如果说过劳死是身体的一种选择，那么自杀就是职业倦怠者心理的选择。

职业活动到职业枯竭一般经历5个阶段：一是“蜜月期”，即个人有旺盛充足的精力，工作有很高的热情和期望值，同时对工作的满意度较高；二是“适应期”，即开始接受正常的工作内容，慢慢进入角色并已习惯了频繁重复的工作内容；三是“先期厌倦期”，即开始对稳定的工作方式、乏味的工作内容及单调的工作环境产生了倦怠之感，仅存部分对个人晋升机会的渴求产生的工作主动性；四是“后期挫折期”，即个人的自信心受到威胁，对工作的热情、积极性与主动性逐步消减：出现了身心失调的不良表现；五是“淡漠期”，即职业枯竭症状出现期，表现为个人无法继续工作，出现严重的心理衰竭状况，对周围人、事表现出极端的麻木不仁、冷漠态度。了解职业枯竭的演变过程对于正确认识和预防有很大帮助。

3．职业健康保护

职业健康不仅仅是防治职业病，更是职业人群全面的健康管理。因此，需进一步探索一个整体的职业健康服务模式，将传统的职业健康与安全、疾病防治、健康促进和构架健康社区整合起来，解决职业健康服务的可及性、公正性和公平性，使所有的职业人群均“人人享有职业卫生保健”。以健康企业建设为有力抓手，大力营造有利于职业健康的工作环境，应对各种新的职业健康问题。以提高职业生命质量为抓手促进职业健康，提高职业人群的适应能力以维护他们的心理健康等方式和手段来全面促进职业健康工作。

（1）开展健康企业创建

对职业健康的理解应从仅注重实体工作环境延伸到关注社会心理和个人健康行为因素上。包括实体工作环境的健康和安全；社会心理工作环境中的健康、安全和福祉，包括工作组织和工作场所文化；工作场所的个人健康资源(雇主支持和鼓励健康生活方式)；通过参与社区活动，以促进劳动者及其家庭、其他社区成员的健康。该模式的核心是通过有效的领导来确保劳动者的参与，并促进工作场所的文化和价值观，这些均是健康和福祉的基础。这一切不但有利于预防职业危害，更有利于评估和改善人们的整体健康状况。

健康工作场所建设是创建健康企业的要求。健康企业建设就是要求企业管理层到所有员工在制订政策、企业决策及一切生产活动时都要把健康融入其中，倡导全员积极参与健康促进的氛围。努力做到：创建健康环境，打造无烟场所；提升基础设施，倡导健康饮食，合理膳食，控制慢性病的发生；弘扬健康文化，推进企业健康文化建设繁荣发展。

关注心理健康，注重健康锻炼。加强企业健身场所和健身设施建设，为职工提供良好的健身条件。组织引导职工常态化、规范化参加体育锻炼，定期参加《国家体育锻炼标准》测验，开展工间操、眼保健操和颈椎活动操等工作期间劳逸结合的健康微运动。对职工提供心理评估、咨询辅导和心理健康干预等服务。

强化职业健康管理，提高员工健康素养。规范建立职业健康监护档案，按照有关规定妥善保存和管理，并定期评估。妥善安置有职业

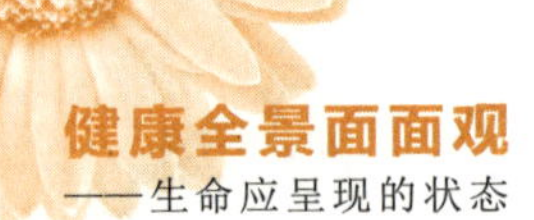

禁忌、职业相关健康损害和患有职业病的职工，保护其合法权益。对从事接触职业病危害因素的职工进行上岗前、在岗期间和离岗时的职业健康检查。对疑似职业病病人应依法、及时安排进行职业病诊断并承担相应的费用，如实提供职业病诊断、鉴定所需的资料。在诊断或医学观察期间不得解除或终止与其签订的劳动合同。依法依规安排职业病病人进行治疗、康复和定期检查。对于急性职业病病人，应积极抢救和治疗，并按照规定时限和程序报告。经常开展以职业安全和职业健康防护为主题的专题培训或主题活动。组织对职工开展健康评估，降低高血压、糖尿病等慢性病的患病风险。女职工每三年组织一次“两癌”筛查。强化健康教育，宣讲健康知识，普及《中国公民健康素养——基本知识与技能》，全面提高职工的健康素养。

（2）以提高职业生命质量为抓手促进职业健康

劳动者的生命质量，体现在劳动过程中的积极参与精神，以及在社会生活中的自尊、自信和良好适应状态。

职业健康促进已成为职业医学的重要内涵，不仅仅在于治疗有病员工，更要治疗有病的作业场所，做好作业场所健康促进，主要在于提高职业生命质量。

提高职业生命质量应从以下 5 个方面开展：

一是避免和减少由于职业危害对劳动者造成的身心健康损害。首先要把重点放在预防职业病上；其次要积极预防不良体位、局部紧张和不合理劳动组织所致的职业性肌肉骨骼损伤(如腰背痛)，以及因疏于安全防范所致的工伤(亡)事故。

二是要关注劳动者的精神心理卫生。积极预防各种可能造成不良的心理行为和精神紧张，以及由此所诱发的有关疾患。

三是关注“白领阶层”职业健康。如医疗卫生人员的职业卫生与安全问题。他们在日常工作中所面临的职业性危害，包括化学的、物理的、生物的，以及工效学和心理学因素，在处理突发性公共卫生事件中则是首当其冲的“高危人群”。

四是提高劳动者自身技术素质。提高劳动者业务技术必须先行，对劳动者的职业培训要贯穿职业全过程。保障劳动者在职业活动中的主动参与和自主权。

五是积极开展工作场所的健康促进和职业卫生服务。影响劳动者职业生命质量的因素多种多样，这些因素相互依存，必须从整体上考虑各因素的综合作用，协同防治。

六是以工效学为中心促进人-机-环境和谐运行。以人为中心，研究人、机器设备和环境之间的相互关系，旨在实现人在生产劳动及其他活动中的健康、安全、舒适，同时提高工作效率。不断运用和发展人类工效学，从更大的范围保护职业人群的健康、安全、舒适等。

（3）积极预防职业枯竭

职业枯竭的形成原因千差万别，主要有社会大环境因素、竞争压力、员工个人因素等。社会变革的加快，竞争越来越激烈及生活节奏的加快是产生枯竭的主要原因。为了生存和发展使部分员工产生越来越强的危机感，企业内部工作机制等导致超量的工作，加班文化的恶性循环，因长时间加班严重损害员工的身心健康，使大多数职业人对工作丧失了原有的热情与积极性，形成心理枯竭，心理契约的失衡。缺乏理性的职业规划；员工个人价值评价低及价值观念扭曲等都会对员工的心理造成不良影响。预防职业枯竭应从以下几方面努力：

首先做好职业规划。良好的职业生涯管理可以使个人更理性地看待工作和生活，更平和地处理各种问题，使职业生涯更充实和有实效，更好地实现自己的职业目标。为了健康，定期做健康体检，为了职业生涯的健康发展，也必须进行职业生涯年检。定期开展职业生涯实践评估，根据内外环境的变化修正自己的职业目标，针对自己的薄弱环节通过教育和培训进行充实和提高，引导职业生涯健康顺利发展，有效预防职业枯竭。

其次改变自身，实现超越。对职业枯竭的防治主要依靠自身的力量，首先，要提高自身的情商，学会宽容自己、善待自己，不但要了解自己的情绪，接受自己的情绪，管控好自己的情绪，更要理解别人的情绪，接受别人的情绪，做情绪的主人，为应对职业压力练好“内功”。在工作场所将自己的情绪和工作本身分开，体现自身良好的职业素养。及时补充工作资源消耗，除与时俱进地掌握新技能外，更要改变观念，重新认识自己的工作，创造性地开展工作，增加工作乐趣；再就是对职业压力要有正确的认识和判断，职业压力同时也伴随着职业机遇，当克服了压力，突破职业心理极限时，往往可使职业生涯产生质的飞跃，使个人站在更高的职业起点，这将更好地避免职业枯竭。

第三做好自测职业枯竭，根据自身实际早做预防。根据以下十道自测题，进行自我测试，对职业枯竭做出正确评估。

请对下面的问题做出“是”或“否”的回答。

A. 你的情绪变化无常，并经常感到莫名其妙的担心。

B. 你总感觉自己的精力透支，经常有即将“坍塌”之感，失眠现象严重。

C. 你的记忆力糟糕、思维迟钝、注意力不集中。

D. 脾气暴躁，为一点小事动怒。

E. 经常加班，每天平均睡眠不足 6 小时。

F. 经常胃痛、头痛、背痛，感觉全身乏力。

G. 一想到上班心情就低落，总是盼着假期快点到来。

K. 和同事关系紧张，想到见上司就发憷。

H. 户外活动明显减少，对家务活也提不起精神，过分贪睡，饮食不规律。

M. 自我评价降低，经常有失败感和无能为力感。

对于以上题目，如果你做出“是”回答的问题已经达到 4 个，说明职业枯竭症侵入你的生活为期不远了，要积极做到早预防，避免发展到职业枯竭。如果你做出“是”回答的问题已经高达 5 个或者 5 个以上，那说明职业枯竭症已经侵入了你的生活，这时就积极主动做好自我调节，以恢复健康职业状态，如果通过自我调节不能恢复就要求助专业人士帮助，尽快恢复健康状态。

（4）提高适应能力以维护心理健康

伴随着生产力的发展和社会进步，职业紧张因素与日俱增。对职业活动中可能导致的职业紧张要认真分析，积极主动提高从业者对社

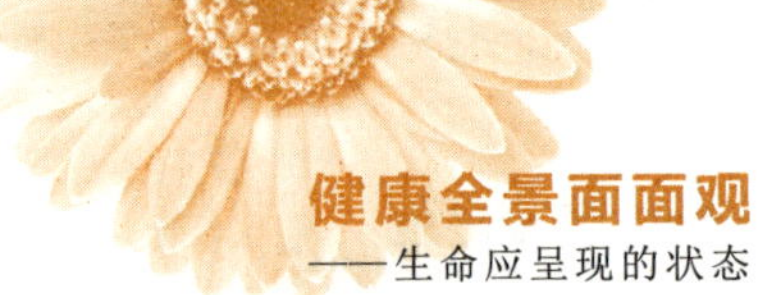

会环境的适应能力，个体可以通过 3 条途径改善适应状态。

首先是主动适应环境。被动适应是对环境无可奈何、被迫顺应的心理反应，是一种消极的适应，常常会伴有压抑、紧张、焦虑、痛苦等心理感受。主动适应是面对现实环境积极地寻求适应，是充分调动主观能动性，努力克服困难和走向成功的过程。主动适应往往伴有因为积极向上、最终获得成功而产生的喜悦和兴奋的心理体验。如下岗职工不安于现状，摆正自己的位置，他们努力挖掘潜能，重谋职业，寻求新的发展；在贫困中生活的人自强不息，变压力为动力，集思广益、勤劳致富；等等，这些行为都是主动适应的行为。主动适应有利于人的才能和潜能的充分发展，是人们心理健康的重要标志。因此，当我们遇到困难和挫折情境时，要善于积极主动地去适应环境，达到维护和增进健康。

第二是适当回避挫折。在实际生活中，有些环境我们难以适应，同时也有回避的可能。在这种情况下，我们也可以采用回避的方法来减少或消除环境对个体的不良刺激。如心理承受能力低的人就不宜炒股票、做期货生意。下岗再就业职工就不宜从事投资过大的事业，避免造成严重的新挫折，而应当循序渐进、从小到大地逐步发展。回避法虽然缺乏积极意义，但在一定情况下运用得当也可以解除或避免心理困扰。

第三是寻求社会支持。社会支持是指个体在遭受挫折时所能得到的他人的关心和帮助。研究表明，社会支持可降低生活事件造成的紧张性，促进更好适应社会环境。朋友、家庭、群众团体、党团组织、行政机构都能够为个体提供社会支持。社会支持不仅是物质上、经济上的有形支持，更重要的是心理无形支持。如有的生活困难者获取社会经济资助，当然这会使他们缓解生活困难，但是难以消除其自卑心理。社会心理支持可以帮助他们树立自强不息、积极向上的精神，有利于消除自卑感，挖掘潜力、发展能力，赢得人生的成功。

五、家庭与健康

原生家庭（即人们出生和成长的家庭）中的生活经历对人的一生具有极大的影响，这种经历的影响和作用并非仅限于童年时期。人们对自己的认识，对待他人的方式，以及世界观的形成，都是由原生家庭的环境塑造的。在原生家庭中习得的各种观念也会伴随人的一生。

在人生中的某个时间，大多数人都会离开自己的原生家庭，但人们在心理上很少能够摆脱原生家庭的影响。即使你跟原生家庭远隔重洋，或者离开之后再也没有返回过，但是你在自己建立的新家庭中，仍然会重复原生家庭的各种机制和规则。当然，某些具体内容和细节也许会有差异。

例如，你会做很多父母曾经做过的事情，虽然你总是发誓自己绝对不会这么做。毫无疑问，你的父母曾经也发过这样的誓。这种传统可以一直追溯到远古的穴居人，也许他们也曾发誓再也不像他们的猿人祖先那样生活。

人生最困难的事情之一就是从心理和感情上摆脱早期原生家庭环境的影响，不再重复原生家庭中的一切，也不刻意去做与之截然相反的事情。人们离开原生家庭之后，大多建立起了一些新的亲密关系。这些"新的亲密关系"主要包括：各种婚姻关系、父母与子女的关系、工作中的同事关系，以及朋友友谊等。一个成年人的生活是否幸福美满，很大程度上取决于他会不会处理原生家庭的各种影响。因此，全面认识、深刻理解人们出生和成长的家庭，对人生健康和幸福生活都有很大的帮助。家庭健康从认识家庭开始。

（一）认识家庭

家庭是社会最基本的细胞，是最重要、最核心的社会组织和经济组织，还是人们最重要、最基本、最核心的精神家园。家庭健康可持续发展是社会、国家稳定发展的基石，"家"破是"国"亡的催化剂。家庭为社会的良性运行起到重要的作用。

在以前，家庭大多是自给自足，满足家庭成员生理、心理需求的单位群体，融有经济生产、安全保卫、教育、社会化等功能，进行物质、人口、精神财富再生产。

从关系来说，家庭是由具有婚姻、血缘和收养关系的人们长期居住所形成的共同群体。

1. 家庭的结构

家庭有广义和狭义之分，狭义指一夫一妻制构成的社会单元；广义的则泛指人类进化不同阶段中的各种家庭利益集团，即家族，家族与家庭、亲属有着密切关系。我们的一生中，大部分人属于两种家庭。出生，并进行大多社会化的家庭是出身家庭；因结婚、生子而建立的家庭是生育家庭。现代社会，人们主要忠于自己的生育家庭。

家庭结构形式多样，一般有传统家庭与非传统家庭结构。传统家庭包括核心家庭及扩展家庭两种。核心家庭是由一对父母和未成年子女组成的家庭。扩展家庭分为主干家庭和扩大联合家庭。主干家庭是由一对父母和一对已婚子女（或者再加其它亲属）组成的家庭。扩大联合家庭是由一对父母和多对已婚子女（或者再加其他亲属）组成的家庭。扩大联合家庭曾经是中国人的梦想，人们常常用“子孙满堂”来表述长辈的成功与幸福。

非传统家庭结构有单亲家庭、单身家庭、重组家庭、丁克家庭、空巢家庭及其他家庭结构，如断代跨代家庭，以及由实体婚姻产生的其他多人共居组合家庭。

2. 家庭功能

家庭的主要功能有社会化功能（即教育和抚养儿童，使之适应社会）。家庭是一个亲密的小群体，父母对孩子有感情，有动力。家庭这一功能的发挥应根据子女的情况，制订家庭教育的计划和措施，并与学校密切配合做好教育工作；加强对子女的思想品德和健康人格教育；为子女的学校教育创造良好条件；保护子女的身心健康，增强体质。这些功能的良好发挥对人们的健康成长有着重要作用。

情感和陪伴核心功能。在现代社会，家庭是情感陪伴的主要源泉。缺少父母的关爱会导致儿童智力、感情、行为等方面的成长受到影响。从一些现状来说，家庭规模日趋微化，新婚夫妇日趋单独居住，而人们又很少能从家庭以外获得友谊和支持，迫使家庭成员在情感和陪伴上彼此深深依赖。提供情感和陪伴已成为现代家庭的核心功能。

性规则。对整个社会来说，性关系到怀孕，都有道德和法律规范要求，强烈提倡合法生育和性规范的制度化，为的是使儿童能够得到良好的照顾，以及平稳的代际过渡。

经济合作。在农耕时代及小农经济为主的社会，家庭通常是一个生产的主要单位。随着工业化、信息化、城市化、现代化的发展，家庭的主要经济功能由生产转变成了消费，如汽车、房屋、电器的购买等。随着女性就业的增多，家庭中女性对男性在经济上的依赖在减少。但家庭依然在赡养老人、维系种族的延续等方面发挥着重要功能。

随着社会需要的变化，家庭结构、功能等都有了新的变化。为了家庭健康，我们要积极适应新变化，要更多地满足人们的心理感情需要和个人发展完善的需要，真正达到健康幸福的新生活。

3. 家庭环境对人们健康成长的影响

除天性外，人的成长是与他所处的环境和后天的培养分不开的，其环境的影响最具有造就人和教育人的作用。人在家庭、学校、社会以及工作环境中，得到发展和开拓性的教育，良好的环境起着不可替代的作用。尤其是家庭对孩子的影响，有着潜移默化的教育作用。

家庭环境是孩子人生成长的第一乐园，父母是子女的第一任领导和老师。家庭教育是终身教育，它开始于孩子出生之日(甚至可上溯到胎儿期)，婴幼儿时期的家庭教育是“人之初”的教育，在人的一生中起着奠基的作用。孩子上了小学、中学后，家庭教育既是学校教育的基础，又是学校教育的补充和延伸。家庭教育是对人的一生影响最深的教育，它直接或者间接地影响着一个人人生目标的实现。在家庭对孩子的影响及教育中，更重要的是应该注重身教，身教是最具有影响的隐性教育。人都有一幅自我心理蓝图，也就是自我肖像，把自己想象成什么样子或什么人，他就会不自觉地按照那种样子、那种人行事。因为，环境中的那个人影响着他，使他心理中的理想人物得以在自身的行动上去实现。所以，自我意象既是一个前提，又是一个根据和基础。人的全部个性、行为，乃至环境都建立在这个基础之上，父母就是孩子第一个感受到的美好形象。以此为基础，父母的为人和行动对孩子所造成的印象，常激发孩子去想、去做，其影响远远胜出直接对孩子的管教。家庭教育中最有影响力和权威性的是以父母的品质、修养、能力、习惯和作风等形成的家庭环境教育，父母就是孩子心目中的“模特儿”和描绘心理蓝图的样本。因此，良好的家庭是由父母良好的文化素质和品质等促成的环境氛围。孩子在这种环境的氛围中，受到的影响和感染是任何一个显性教育所不及的。这种影响和感染就是一种潜意识的熏陶或无声的教育。

家庭环境中，作为父母迫切需要提倡的是：勤劳朴素，诚实为人；忠厚善良，礼貌待人；尊老爱幼，和睦相处；作风正派，教育后人。

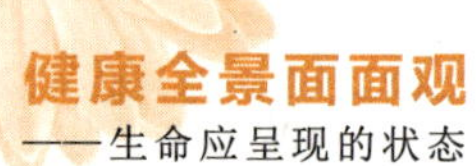

不管社会如何变化，家庭环境中这些基本的要求必须坚持。为人父母者，不仅要为子女创造优越的生活和学习环境，更重要的是培养子女面对困难的勇气和意志，教育孩子养成良好的行为习惯，以及教他们如何做人和促其成才。这些品质和能力养成将为子女健康成长打下坚实的基础。

（二）家庭的运行

家庭的良好运行必须有一定的物质基础做保障。家庭的良好运行还有赖于清晰的家庭边界，良好的运行模式，科学的运行机制，以爱为基础的家庭成员间人际关系做支撑。原生家庭好的家风、好的作风及习惯要传承，不好的要改进。分析家庭运行机制和规律，对创建家庭健康提供技术支持。

1. 家庭边界

健康的家庭边界：最好的爱是用对方喜欢的方式去爱。拥有灵活的、合适的边界，一个家庭才可能有更加健康的环境，孩子的发展才可能更好。

家庭就像一个大系统，需要通过内部的子系统发挥作用，维持生活的正常运转，这些子系统包括夫妻、亲子、兄弟姐妹等。在这些系统内部，每个人需要根据自己的具体身份，承担相应的权利和义务。家庭中拥有合适的边界，意味着每个人能较好地明确自己的身份，并按照相应的结构进行互动，在某些情况下也能及时做出调整。所以，家庭中的边界是为了保持相对稳定的结构，明确彼此之间的责任，让家庭运行顺畅、灵活。

家人的距离不适，爱就变味。在不健康的家庭中，父母与孩子之间通常会有以下几种互动模式：

一是过于坚硬边界，易导致情感疏离。有些家长觉得，在孩子尚未成家之前，父母与孩子的关系就是一种教育者与被教育者的关系，父母拥有更多的社会经验，在家庭的各类大事小事上拥有决定权。这样过于强硬的边界，阻碍了父母对孩子真实想法的了解，所以孩子的感受常常会被父母轻视和否定，造成孩子自身的能力和发展被压抑。在漠视状态中，父母是以自认为合适的方式关心孩子，父母对孩子的忽视程度更为明显，他们很少关心孩子，不仅在情绪和感受上，在言语和肢体行为上也很少表达亲近，他们对孩子来说似乎是高高在上的存在，这会让孩子对自我价值感到怀疑。

二是家庭边界过于模糊或弥散，易导致责任和义务不清晰。家庭边界过于模糊，或过于弥散，这样个人的责任与义务就不清晰，有人会逃避责任，而有人可能承担不必要的责任，部分家庭成员形成过度依赖。随着孩子的成长，需要承担越来越多的个人责任。部分家长过度呵护孩子，亲子关系中的边界无形中消散了。有些孩子恰恰喜欢和依赖父母对自己的溺爱，这样自己就不必面对成长的压力。过度依赖还有相反的情况，就是父母无法较好胜任自己的角色，让孩子承担本不应该担负的责任，比如父母比较敏感，内心脆弱，需要自己的孩子来照顾自己的情绪，孩子被迫成为了照料者的角色，而父母习惯了这种模式，反而对孩子形成了依赖。

过于模糊的家庭边界会导致家庭成员以自我为中心。有些父母有强烈的自恋特征，完全以自己为中心，将孩子视为自己的附属品，因此亲子关系中的边界几乎就不存在了，更像是对孩子进行单方面的控制。比如，他们想让孩子报某个大学，可能只是为了实现自己当年未能完成的愿望，而不是从孩子自身的兴趣和利益出发。

三是反复变动的边界，导致人们无所适从。家庭中的边界会在不同的环境下有所变化和调整，但还有一种相对特殊的情况，就是家庭中的边界反复无常地变动，并非为了匹配环境。这可能是由于父母的人格特质引发的，有时候他们对孩子可以无微不至地关心，有时候会快速变成呵斥和贬低，孩子在两个极端状态中摇摆而不知所措，这对他们的身心健康会造成不良影响。

更好的爱，从关注孩子的真实需求出发。混乱的家庭关系各有各的样子，而健康的家庭边界往往有着相似的特点。健康的家庭边界是相对清楚的，又是灵活的，可以根据环境合理变化，保证家庭功能的正常化。在当时的处境下，家庭成员能明白自己有什么样的责任，该怎么对待其他成员，不会因过于坚硬而造成情感上的阻碍，也不会因过分模糊而造成依赖或争斗。不同时期，孩子对自主性和归属性的需求是不一样的，这就需要家庭中的边界做出相应的调整。从具体行动上来说，这需要父母对孩子的真实需求能有所观察与思考，并做出合适的回应。

比如，孩子刚学会走路的时候，是个人发展中的特殊节点。学会走路，意味着个人能力的提升，孩子可以自由自主地探索周围世界，但探索过程又带有一定的未知性和危险性，有些父母不愿让孩子尝试，还有些父母在孩子遇到挫折折返的时候，会批评他们来阻止下一次行动。其实，这个阶段恰恰是孩子对自我能力的认定过程，也是他们对自己与父母之间感情连接的再确认过程。他们之所以在遇到挫折后回到父母身边，是因为他们渴望回到温暖安全的地方。这时候，父母的态度应该是关爱和给予再次行动的情感支持。这会提升孩子日后在独立与情感连接之间的平衡能力。

同样，青春期也是特殊的阶段，父母与孩子之间的边界需要及时做出调整，在物理空间和心理空间上给予孩子更多的自由，因为他们渴望对自我生活有所掌控，渴望个人隐私受到尊重，同时在情感沟通上需要维持相对畅通的渠道，通过仔细的观察与理解，在适当的时候给予支持。

营造边界清晰的家庭环境。健康的家庭边界也需要父母与孩子的共同努力，才可能更好地建立。

从孩子角度来说：首先，要认可自身的独立性。成长不仅意味着知识和经验的提升，也是一个与父母逐渐分离的过程。我们可能习惯在情感上将自己与亲人的感受融为一体，但成长后的独立恰恰需要人们理解，哪些东西是我的，哪些是父母的，这样更容易意识到自我的存在。分离并非结局，而是为了让人们作为独立的个体与别人保持亲近的关系，而不是以某种共生的方式存在。其次，探索属于自己喜欢的生活。在相对独立之后，多去探索，去发现自己的爱好、自己的趣味，建立让自己满意的生活模式。最后，以真诚的态度进行沟通。在走向独立的过程中，自己的步伐可能与父母期待的节奏发生冲突，在遇到冲突，要真诚地沟通，全面了解事实真相后商议解决。

从家长的角度来说：在养育孩子的过程，需要多以孩子为中心，了解他们的真实需要和感受，在此基础上进一步判断和行动。这样的互动，会让孩子对自己的内心状态更加清楚，同时也会提高他们对自我价值的认定。父母应逐渐避免指导式交流。小时候，孩子在知识上的学习常常需要父母的直接指导，但随着成长，尤其在关于生活选择的情境下，你可以多与孩子互动，了解他们的想法和态度，并进行适当的交流。在适当的时候调整生活重心，找到属于自己的生活。为人父母，最令人难过的就是：与孩子相遇的这段旅程，恰恰是以分别作为终点的。或许，这也令人欣慰，因为分别的那一刻，恰恰说明自己的孩子已经成为了独立的大人，可以独自面对这个世界。所以，在孩子成长的过程中，你需要逐渐调整自己的生活重心，让孩子逐渐独立地走出家庭，也有意识地寻找自己的新生活。当这一天到来，原来的家庭边界或许不再存在，新的边界是两个人之间最自然、最温情的距离。

2. 家庭运行的原理

每个家庭成员都会形成自己独特的个性，但这种个性不是凭空形成的。每个人个性的形成和发展与其他家庭成员的个性紧密相关，也与他本人的个性有关。无论是跟你同住一所房子的母亲，还是30年前就远渡重洋跑到国外去的伯祖，家中每个成员都会以某种方式影响着家里的其他成员。在一个家庭中，没有什么事情是孤立发生的。一旦家中有人生病，其他成员都会因此受到影响，并且做出相应的调整。生病的家庭成员也要做出一定改变，以适应其他成员的变化，而这又会在家庭中引起进一步的变化。这样的连锁反应会不停地持续下去，就像一件类似风铃的悬吊饰品，被风吹来吹去。每次特定的部位都会增加或者减少一定的重量，趋向或远离整体的重心。所有部分都会失去平衡，直到发生改变的那个部分回到自己原来的位置，或者其他部分做出相应的自我调整。

当一个家庭成员陷入法律纠纷、学业上有所成就、在职场上得到提升、生儿育女或生病住院时，其余成员都要进行一定的平衡性“抵偿”。无论家中最初发生的变化是好是坏，这种“抵偿”现象都会发生。因为这种变化会造成家庭内部关系的失衡，从而迫使其他成员必须尽快做出调整，以恢复和重建平衡状态。这种制造平衡与不平衡的方式都会影响所有成员的整体健康状况与幸福指数。

3. 家庭运行规则

家庭及成员之间的关系都有其内在的规则。这些规则有“显规则”和“潜规则”两种，而且数量众多，各不相同。可以明白说出来的“显规则”比较简单。如“不要打断别人的讲话”，“有话就说”，“不要把音乐声音开得太大”等。家庭中的每个成员都知道这些规则，他们可以公开谈论这些，甚至可以对这些规则进行争辩和修改。

那些隐含的“潜规则”就完全不同了。也许家庭成员都能理解，甚至默认这些规则，但这些规则是不能公开承认或讨论的。一旦有人把这些“潜规则”公开提出来，即使它最坚定的拥护者也都会予以否认。例如一些家庭中有这样一条“潜规则”：家庭成员不能发怒，但可以抑郁。没人想把这条“潜规则”原原本本地公开表述出来，但这条规则就在那里。当家庭中有什么事让你不顺心时，你不能发怒，但可以让自己感到压抑。

在另外一些家庭中，“恐惧”的情绪是不允许表露出来的，或者只有女性才能表达自己的“恐惧”之情。这样一来，“潜规则”就变成这样：当这个家庭中的男性感到害怕的时候，他们必须否认自己的“恐惧”情绪，然后用“愤怒”代替“恐惧”，乃至在盛怒之下采取一些行动。

还有在一些家庭中，家庭成员不能表露出“悲伤”的情绪。有些家庭禁止内部争吵。各位成员之间必须保持亲爱和睦。

夫妻二人都认为自己在爱着对方，对方却不爱自己。他们也都认为自己处理家庭矛盾的方式是正确的，对方却犯了错。他们二人还都认为对方“破坏了规矩”。他们认为彼此对爱情的看法是一致的，而对方在故意破坏婚姻感情。这个简单的例子可以说明当原生家庭中的“潜规则”悄悄控制了人们的行为时会发生什么事情，而且没人会发现这到底是怎么回事。

这些规则的基本目的是调整家庭成员之间的关系，并协调他们交往的方式。如果家庭成员都遵守这些规则的话，家庭关系就会保持平衡。家中的孩子一般会通过两种方式学会这些规则：一是当他们破坏规则之后，会产生焦虑感；另外是当他们破坏规则之后，会感受到父母的焦虑。

孩子破坏家庭规则（无论是潜规则还是显规则）之后，父母也许会体罚孩子，但通常最为有效的一种惩罚是对孩子置之不理（或威胁要遗弃孩子）。人们在年幼时常常都会因此而产生一种“被遗弃的恐惧感”。当父母威胁要遗弃孩子时，孩子就会产生焦虑，为了摆脱这种焦虑，只能做出相应的改变。

在其他情况下，家长还会利用这种“遗弃的威胁”来影响孩子的性格。因为年幼的孩子往往非常依赖父母，很难离开父母而独立生活，所以他们宁可压抑自己性格中不讨大人喜欢的一面，也不愿意忍受焦虑的痛苦。实际上，孩子们心中常常想：“我一个人不行，我需要父母，所以我不能惹他们生气，不能让他们把我扔掉。”这样一来，我们很小就认为：显露出自己的真实性情常常是一件很危险的事情。

即使父母没有对破坏家庭规则的孩子实施身体或者心理上的惩罚，孩子也会因为父母的焦虑而认识到这种规则的存在。年幼的孩子为了在家庭中更好地生存下去，必须对父母的焦虑非常敏感。小孩子往往非常关注父母在不在身边，也逐渐学会了辨识父母的情绪。当父母心情不快时，无论是否明白地说出来，小孩子都能感觉到。通常情况下，孩子们会认为是自己让父母产生了焦虑。如果孩子的某种特定行为让父母感到不快，小孩往往自己也会感到难过。若这种事情经常发生，那么孩子就很有可能从此以后不再做出那种行为。

4. 出生顺序与性别影响人的性格及婚姻

影响人们性格形成的因素有很多，其中就包括出生的顺序和性

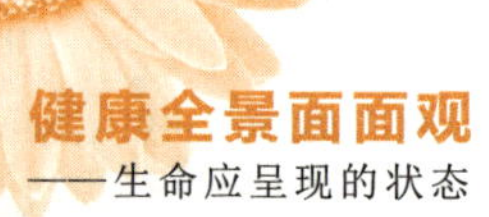

别。性别和出生顺序还影响人们长大后的自我认知方式，以及与人们交往的方式。

出生顺序和性别是在原生家庭中赋予的一个角色，是人们认识自我及他人的镜子。这就是大多数出生顺序和性别序列相同的人具有某种相同性格特征的原因。这些共同性格特征是描述性的，而不是必然如此。如果你能认识到自己与配偶在各自原生家庭中的出生顺序如何影响夫妻关系（或你父母各自的出生顺序如何影响他们之间的关系），这将非常有助于改善你的家庭关系。在其他条件相同的情况下，有些夫妻常常比其他夫妻的关系更为和睦，仅仅是因为夫妻双方的出生顺序和性别相互契合。这里“相互契合”指的是跟夫妻二人在婚姻生活中扮演的角色与他们儿时在各自原生家庭中的出生顺序和性别相符合。如果妻子有几个兄长，而丈夫正好有几个妹妹，那么他们的关系较融洽。双方都会对这种特定的性别和年龄关系感到满意。“小妹与长兄式”的夫妻组合常常十分成功，这并不是因为他们之间有什么特殊的优秀品质，而是因为夫妻双方都很适应这种组合方式。他们知道应该如何与对方相处。即使他们之间也会存在问题，但是同样的问题放在其他家庭里也许会更严重。

夫妻二人最好的组合方式应该是夫妻双方的角色与其在原生家庭中的出生顺序和性别特征相符合，但这并非是人们在寻求伴侣时所采取的标准。在寻找伴侣的过程中，我们一开始常常会被那些与自己有很多相同点的人所吸引。因此，两个原生家庭中年纪最长的子女有着共同的不快与困难而彼此吸引、惺惺相惜。他们此时也许会感到自己找到了知音。在一起生活一段时间之后，他们会发现：也许夫妻二人的确有很多相似之处，但性格常常不和，会因为争夺家庭的统治权而发生矛盾和冲突。

当然，对于大多数人来说，现在去找出生顺序和性别特征互补的伴侣或配偶，已经太迟了。不过，即使你和伴侣的关系不那么融洽，也还有希望，只是要付出更多努力来克服这种障碍。在一个家庭中，仅仅是夫妻双方的出生顺序与性别特征就可能造成极大的差异和不同，所以有些家庭矛盾并不能怪任何人。这只是夫妻之间的一种差异罢了，只不过这种差异比其他差异更难应付。假如你的婚姻因出生顺序与性别特征不契合，常发生矛盾和冲突。一旦明白是这个原因，双方再起争执时，就可以避免相互指责，反而认为这是夫妻双方出生顺序与性别特征不能互补造成的现象。明白道理后，你的夫妻关系会更融洽。

（三）家庭人际关系

人都是一方面需要“亲近感”（或称为“聚合感”），另外一方面也需要“距离感”（或称为“分离感”）。人们都需要一定的归属感和安全感，希望得到别人的支持、欣赏和爱；但同时也需要独立、自主、自由和自决权。这两种截然相反、相互对立的需求贯穿整个人生，随着生活环境和人生阶段的不同而变化。

1. 家庭成员之间的亲密与疏远

婴儿时，人们完全依赖于父母，时刻离不开父母的关爱。大约在2岁左右，我们开始尝试跟父母分开，但是又不敢离父母太远，只能时时让父母处于我们的视线之内。如果父母离开一段时间，或者我们找不到父母时，就会感到焦虑。随着慢慢长大，我们越来越坚信：只要我们需要，父母就会出现在我们身边，所以我们可以跟父母分离的时间也越来越长。

青春期，我们开始要求与父母彻底分离。有时在很多方面仍然依赖着父母，而我们已经能够独立生活。这种分离与依赖的两难困境常常让青春期的少年感到痛苦和迷茫。我们成年之后不久，就真正离开了家庭，独自一个人踏上了人生的旅途。再过一段时间，我们就会遇到某人，跟这个人再来一段新的“亲密”与“距离”交替纠缠的新关系。

通常情况下，人们往往会被具有同样“亲疏需求”的人所吸引。也就是说，如果你想要的人际关系距离跟某人想要的人际关系距离相似时，你们就会相互吸引。在那些有可能成为伙伴或伴侣的人群之中，我们常常可以找到跟我们具有同样“亲密度舒适区”的人。但这并不意味着我们表达出来的需求是一样的。通常情况下，双方的关系往往表现出的是一方想要亲近一些，另一方则试图疏远一点。甲对乙说：“我们再多聊聊吧！”乙却对甲说：“别来烦我。”实际上，双方都在试图维持人际关系的平衡，只不过一方扮演的是“追逐者”的角色，另一方扮演的是“疏远者”的角色。如果其中一方发生了转变，另外一方常常也会随之转变，这样才能维持家庭关系平衡。例如，如果“追逐者”开始疏远，原来的“疏远者”则会变得焦虑起来，然后开始向“追逐者”靠近。

很多夫妻矛盾和冲突大多都因为这些问题。一般情况下，妻子会向咨询师抱怨丈夫冷漠，丈夫则嫌妻子太“黏人”。但是如果妻子变得独立一些，不再那么依赖丈夫，丈夫则会开始倾向于依赖妻子。也许丈夫并不承认这一点，但是他会抱怨妻子很自私、不管孩子等。

在各种各样的人际关系中，人们大多数时候要么是“追逐者”，要么是“疏远者”，但是每个人都能够扮演好这两种角色。一般来说，在一段亲密的感情关系中，女性往往扮演着“疏远者”的角色，男性则扮演着“追逐者”的角色。如果无法建立起比较亲密的关系，“追逐者”就会感到失望，因为“追逐者”是需要别人的人，他们的行为受到“遗弃威胁”的驱动。

相反，如果二人关系过于亲密，“疏远者”就会感到不悦，甚至会感到“窒息”。“疏远者”想要特立独行，总害怕自我被别人“吞没”。

在良好的人际关系中，关系双方可以根据不同的状况随时转换“追逐者”与“疏远者”的角色；双方都应该及时发现并表达自己对关系亲密或疏远的需要。

人们可以改变自己的“亲疏舒适度”，可以在一定程度上选择比原来更亲密一些或更疏远一些的人际关系。但是即使在新的“亲疏舒适度”上，我们仍然会不断地进行“亲密”和“疏远”的调整，以达到人际关系的平衡。

2. 关爱和亲密感是健康保障

人对亲密感的需求也来自原生家庭。大约在6～9岁时，人们开始认识到父母并不能提供给所需要的全部关爱、包容和安全感。随着逐渐长大，我们慢慢产生了一种幻想，幻想着将来会有一位理想的伴

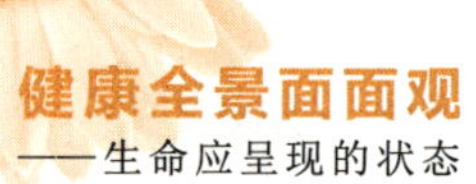

侣来填补人们心灵上的空虚。这种幻想在青春期达到顶峰。于是我们从少年时期就开始期待着“坠入爱河”，体验真正的“亲密感”。把从父母处得不到的东西，想要从伴侣身上得到。

我们的内心悄悄盼望着伴侣可以带来期待已久的灵与肉的完美结合。那些更富有幻想的人希望伴侣“具有我想要的一切”，其余的人则认为可以把伴侣改造成自己想要的样子。

如果人们幼年时缺乏必要的关爱和指导，长大后就容易产生强烈的幻想，幻想将来会有一个“特殊的人”给自己带来美好的生活。他们真正爱上的是这个想象中的伴侣为自己带来的感觉。当现实与想象不符时，他们就会愤怒、沮丧、失望，甚至感到备受伤害。然后，他们就会绞尽脑汁去思考如何从对方那里得到自己想要的感情。

当人们得不到自己想要的东西时，往往会认为是某人的责任。如果他们埋怨自己、认为自己错了的话，就会尽力迎合对方的喜好，以取得对方的赞许和热爱。这是舍弃自我，以获得自己想要的东西。如果他们认定是对方的错，就会想尽各种办法来改变对方。这些方法包罗万象，也许是奉承吹捧，也许是批评，甚至可能是肉体上的攻击。

在家庭关系中，过分的“亲密”和过分的“疏远”都有可能产生不良的后果。夫妻在发生过亲密关系之后可能会打架，这种现象并不鲜见。这是因为他们害怕过分亲密的关系会让他们失去独立的自我身份，或者让他们变得容易受到伤害。很多人都误以为建立亲密关系就意味着个体独立地位的丧失，过分亲密与过分疏远一样，都认为是十分可怕的。因此，家庭的人际关系中的一个极大挑战就是如何学会亲密、开放、包容，并同时保持自己独特的个性。

（四）家庭成长与发展

家庭成员都是在融合与分化中成长、变化的，分化的程度决定了人们的健康与幸福。原生家庭为我们提供了成长的物质基础和情感依托，使每一人成为独立的个体走向社会。这也是原生家庭的一个重要任务：帮助人们发现自己到底想要什么，鼓励人们追求自己真正想要的东西（也就是说“做自己”），同时与别人保持亲密关系。人们在家庭中的成长是从成功分化开始的。

1. 成功分化，做自信有责任心的人

做真正的自我对有些人来说是一件非常困难的事，因为人们常会被别人的说法和评价所左右。一些人认为：不让别人说自己的坏话，就是保持“真正的自我”，结果是他忽略了最初的人生目标。一个人若过分关注别人的评价，最终会让自己陷入困境。对于别人的所作所为，我们做出的反应越大，就越远离自己本来的目标，也就越容易受到别人的影响。情感上成熟的人，应该能够在感情上跟别人接近，又不被别人的意见、需求和评价所左右。心理治疗师把这种现象叫做“分化”，就像是一个细胞与另外一个细胞分离开来，但是仍然保持着一定的关系。

只有那些“分化”成功的人才可以真正地“做自己”。他们可以做自己想做的事，说自己想说的话，自由地思考问题和感受事物，而

不用过度考虑别人的喜好或批评，也不用过分批评或奉承别人。这样的人是开放的，他们愿意接受自身与别人的差异。当别人要求他们做出改变时，他们也不会做出过分的反应。他们也愿意做出改变，乐于接受新信息，善于对自己重新定位。他们并不认为需要“改变”就意味着自己有不足和缺陷。只有这样，生活才能变得充实和快乐起来。如果我们不能这样去做，那将会一直受到原生家庭的影响和控制。

分化程度是一个人成长的标志，也是衡量心理成熟程度的指标。分化良好的人的特征是人们在家庭中成长和促进心理健康的努力方向。“分化”良好的人具有以下特征：

第一，具有目标指向性。这是指一个人能够清醒地认识到自己的价值，并且能确定什么东西对自己来说是重要的。这样的生活方式，会使人们无论在人际关系、工作，还是其他方面，都能够真实地表达自己，例如表达自己的需要、信仰和价值。不论你与周围的亲友之间存在多少差异，你能自由地表达出来。这种表达并不是去攻击别人，或者用自己的价值观压倒别人的价值观。而是在充分考虑别人的感受下的自由表达。这还意味着你可以自己选择想要成为什么样的人，不受别人否定或赞许的影响。

“目标指向性”的人，可以拥有深刻、良好、亲密的人际关系，并且在维持人际关系时遇到的麻烦更少。与“目标指向性”相反的是“关系导向性”。“关系导向性”的人在情感上不太成熟，他们的自尊和满足感完全依赖于别人。他们把自己的精力和时间全都花在所谓的人际关系中，以求获得别人的认可和尊重，而不是专注于确立和追

求自己的人生目标。

对于“关系导向性”的人来说，别人对他们的喜爱和关怀才是至关重要的。他们痴迷于争取别人的认可和赞扬。他们喜欢别人，也希望自己能被别人喜欢。他们往往过分敏感，能从自己与爱人之间最细微的差异中看到关系破裂的征兆。

第二，能够区分思考与感受。面对人生路上的很多抉择，“分化”成功的人会细致地分析各种选项的好处与坏处。他们往往能够做出理智的判断，这是因为他们可以很好地区分自己的思想和感受。他们并不强求别人接受自己的信条，也不会因为别人的信条与自己不同而攻击别人，或对别人怀有戒心。

“分化”成功的人从来不会失去自己的感觉，因为在需要的时候，他们可以自由地体验和表达自己的感受。他们会把自己的感受当作生活信息来源之一。只要愿意，他们也可以激情澎湃。对一个“分化”成功的人来说，他们可以恰当地选择是否根据自己的感觉行事。“分化”成功并不意味着没有感情。只要愿意，他们也可以深陷感情之中不可自拔。如做爱时他们都会沉浸在感官的世界中，抛弃了一切理性的界限。

“分化”成功的人往往从自身位置出发考虑问题，他们有自己的立场和底线，同时也会听取别人的意见。他们既不任性，也不死板教条。他们愿意接受新信息，但不会被感情上的讹诈或威胁所左右。同时，他们不会指责那些与自己观点不同的人。相反，他们会尊重别人，并且向别人学习。实际上，他们会对人与人之间的差异感到愉悦，而不是恐惧。最为重要的是，他们也会用同样的方式对待自己最亲密的人，如配偶、父母和子女等。

那些没有“分化”成功的人往往分不清自己的思维和感受。他们善于处理那些“事务导向性”的任务，而不是“人际关系导向性”的工作。但是一旦涉及比较亲密的人际关系时，他们就会陷入迷茫，变得非常敏感和脆弱。为了维持密切的人际关系，他们甚至愿意做出一些不合理的妥协。正是因为“分化”不太成功的人分不清想法和感受，所以他们常常会把自己的主观感情当作事实情况的真实反映。这是导致家庭矛盾和人际冲突发生的主要原因。

我们常把别人所说的话理解为自己的感受。在同一个情境下，对同一个事物有多种可能的解读。一个“分化”不太成功的人会认为仅仅是某人的话语让他产生了某个特定的感受。他完全不考虑自己解读的作用，认为完全是某人让他感到恐惧、受伤或者愤怒等情绪。一个“分化”成功的人则不同，他明白对外在事件有多重解释的可能，并会采取有效的方法解决，不会受到自己不良情绪的影响。

在成长的过程中，人们都在不断地树立并修正对他人和自我的态度与信念。原生家庭中的生活经历会决定人们在这个世界上的各种人际关系中能做什么样的人，或者必须做什么样的人。这些信念会逐渐成为人们对外部世界做出反应和感受的情感基础。无论家庭成员如何影响我们，家庭并不能让我们形成特定的信念和感受。每个人都会形成自己对这个世界的独特认识，而这个形成过程会受到各种因素的影响，其中包括一个人作为子女的长幼顺序、父母在其各自原生家庭中的经历、某些特定的生物学基础，以及许多不可预见、不可界定的品质等。

实现自我良好的分化，做自信可靠的人。在同一原生家庭出生的兄弟姊妹，对原生家庭方面知识的了解与醒悟的差异，必然导致他们的“分化”程度大不相同。除了上述提到的内容之外，实现自我分化的过程还包括：回到自己的原生家庭中，对家庭成员的人生产生兴趣，并询问他们的生活情况。并要想办法与他们建立联系，客观面对他们的喜怒哀乐等各种感情，在这些过程中，自己一定要保持客观冷静。这样做，可以还原真实的自我，形成独立于原生家庭的、更清晰的自我。这也更有利于我们在与生活中其他重要人物交往时，保持真正的自我。

如上所述，人的个性与情感都是自己创造出来的，这就意味着我们同样可以改变自己的性格和感受。我们不必等待他人做出改变，而要首先改变自己。

2. 影响健康成长的融合

“融合”恰好与“分化”相反。所谓“融合”就是陷入一种共生或寄生关系的泥潭中。融合是分化的基础，如果长期处于融合状态，而不能形成分化就会导致成长不足。这种状态就会引发一系列家庭矛盾进而影响家庭成员的身心健康。亲疏关系中不当反应策略都是“融合”的不同体现。

母亲和婴儿之间的关系从一开始就是一种“融合”的关系，随着婴儿的成长，融合的成分就要越来越少。成长过程就是让自己成为独立自主、自力更生、可以满足自己需求的成熟个体。

“融合”是夫妻关系中一个强大的因素。处于“融合关系”中的夫妻像了解自己一样熟悉对方。即使对方不说一句话，丈夫或者妻子也能明白对方的需求、愿望、想法和感受。

在高度“融合”的家庭中，成员之间的差异往往是被忽视和否认的。家庭中各种不能言说的“潜规则”制约着家庭成员的行为。一个家庭的“融合”程度越高，家庭成员就越不愿意承认这个规则的存在，更不愿讨论它的内容。这样一来，很多家庭就一直保持这种状态，而不会发生任何改变。一旦某个成员有了足够的自信，不再与其他人保持一致，并且敢于面对自己的行为带来的后果时，这样的家庭就不得不发生改变。还有另外一些家庭，当子女到达青春期之后，也不得不做出一些改变，或者至少认识到自身存在的问题。这种融合状态的打破就为分化提供了机会。

家庭中子女成长到青春期时，家里的各种“潜规则”和“显规则”都会受到挑战和质疑。在“融合”型的家庭中，一切秩序都要开始崩溃了。子女要求“分离”的愿望超过了“融合”的需要。特别是到了 13～16 岁这个年龄时，子女开始特立独行，追求自己想要的东西，不再与父母保持一致。如果父母对这一生长规律的认识不充分，就会变得焦虑起来。对这一现象没有充分认识，处理方式不当，就会造成不良后果。有些父母中的一方会以频繁惩罚和控制子女的方式来应对这种情况。这种方式只能是推迟分离的时间而已，更有甚者会让子女彻底地与父母断绝关系，或者出现离家出走等不良后果。

一个家庭的“融合”程度越高，该家庭中的子女感到的“威胁”就越大，他们就越希望打破这种“融合”的状态，并且在感情上与自己的原生家庭保持一定的距离。在这个阶段，父母对子女施加的控制越强，双方之间的矛盾和斗争就会越激烈。最后，为了表明自己不愿受父母压力的控制，处于青春期的子女往往会做出一些令父母勃然大怒的出格之事，来展示自己的“特立独行”和与众不同。

“融合”程度越高，家庭内部成员的边界就越不清楚。一个家庭的“融合”程度越高，家里可以让人产生不快的话题就越多。避开这些“令人不快”的话题其实是为了避免触犯家里的某个成员。同时也避免了自己不想感到的不快。一般的状况大概就是如此：家庭成员谁也不愿意谈论和触及彼此之间的差异和不同，因为这也许会使家庭内部发生令人不快的事情。他们假装完全一致，以维持家庭的和平气氛。当家庭气氛变得紧张起来的时候，再强求一致，就会令人感到不安。这样一来，在紧张的气氛下，“融合”型家庭的成员们就失去自控能力，会相互指责。这种状况不利于矛盾的解决，加之家庭成员互相抱怨，还会进一步激化矛盾，或导致小问题升级，产生更大的伤害。

高度融合意味着一个人完全依赖于别人给予的爱和支持才能生存，这样他不得不按照别人的意愿去做事和做人，以获得并维持别人的爱和支持。为了获得别人的认可，而出卖了自我和个性。但这种人际关系最终还是要破裂的，要么会因为一些无关的事情对别人无端发火，要么会拿自己出气，做出一些损害自己身心的事情，比如说陷入抑郁状态等。因为真正的“认可”和“接纳”是对人与人之间差异与不同的认可和接纳。只有认可和接纳了我们的独特自我个性时，才是真正地认可和接纳了我们。有时候，我们会在别人面前刻意掩饰自己的真实个性，以免让别人感到不快。但这只能在短期内而为之，长期这样必然引起混乱和纷争。

3. 家庭分歧原因

每个人都处在一个复杂的家庭关系网中，与各代家庭成员都有密切的联系。我们无法改变这个关系网中的任何成员。显然，很多人常常无视这一点，他们会因为各种矛盾或“没有共同点”之类的原因与亲属断绝关系。当人们认为家庭关系无足轻重时，这会危害到自己的身份感，还会损害自己的社会与情感背景。

引起家庭分歧的原因有许多，其一是错误归因导致。许多人结婚时都认为自己与配偶在日常生活中是相似的，而且自己与配偶的生活追求是一致的。不久就会发现事实并非如此。生活在一起时，如果不能及时发现双方之间的重大差异，就不可能建立起真正的亲密关系。尽早发现那些容易引起矛盾的分歧，才是人们应该采取的正确处理方式。大多数人都把这些分歧当作“理想关系”的威胁，他们认为夫妻双方的“理想关系”应该是一种持久的和谐，双方应该在同一时间想到同样的事情。

当夫妻双方发生分歧时，按照一般的模式，我们常会认为是对方的行为导致了我们的焦虑。问题双方常会从心里说：“我之所以不高兴，全是因为他（她）。如果不像现在这样，而照我想的那样去做，我就不会烦恼了，所以这都是他（她）不好。”这就是错误归因产生的不良结果。

其二是过度追求夫妻之间的协同一致，必然导致对方不当应对。夫妻关系双方中随着各自成长与发展，会产生较大差异和不同，当关系中的一方因为差异而感到焦虑时，通常会竭力促使对方发生改变。改变成自己理想的，或想象的模样。这样一来，夫妻之间就会存在一种求同的压力。但是要改变他人绝非易事，可能努力 50 年都不一定能够取得成功。

无论是你要求对方做出改变，还是对方要你做出改变，重要的是一定要认识到：当一方要求另外一方做出相应变化时，回应的应对方式常常是顺从、反叛、攻击、断绝关系 4 种策略。这些方式只不过是试图消除对差异的焦虑，或消灭家庭中对“亲密”和“疏远”关系的威胁罢了，并没有使问题得到真正的解决。对这 4 种应对策略做一简单分析，以利于我们采取正确策略处理人际冲突。

顺从模式 这种模式下的顺从者的基本要求都是“不惜一切代价维持和平”。他们害怕发生冲突，尤其是冲突可能导致关系的破裂。从表面上看，似乎仅仅是一方在努力避免冲突，但是实际上双方都有问题，双方都在无意识地、不知不觉地用这种模式来避免焦虑。双方都没有充分考虑过对方的信仰、原则、思想和感受。相反，他们否认差异的存在，也从来没有认真地去了解对方和认识自己。因此，他们不知道夫妻之间的差异可以给他们带来好处，还可以帮助他们解决问题。

“顺从者”常是精神或者肉体上不太健康的人。他们与差异的斗争往往会以各种疾病的形式表现出来，比如频发的头疼或背疼、轻度抑郁、酗酒、频繁失业，甚至癌症、心脏病、严重的精神失常等，乃至需要被送进医院进行治疗。

反叛模式　“反叛者”表面上看起来似乎想要更多的距离和独立性。喜欢与众不同，但是当他们真正做到与众不同时，却感到自己缺乏安全感。“反叛者”痴迷于叛逆的行为，他们实际上是不知道自己到底想要做什么。“反叛者”总是忙着抵制别人设定的生活目标，却无法给自己设定一个目标。对于“反叛者”来说，“独立”意味着做与别人相反的事情。但是这样一来，“反叛者”还是受到了他人制约。其他人仍然限制着“反叛者”的自由，而“反叛者”只不过是按照与别人相反的方式来行动罢了。这样的关系也许可以持续很久：夫妻中的一方扮演着“权威人物”的角色，总是试图证明自己是对的；另外一方则扮演着“反叛者”的角色，从来都不用为自己的行为负责。

攻击模式　这种模式下的“攻击者”也会因双方差异产生焦虑，他们认为这种焦虑和其他一些不好的东西都是别人造成的。他们知道自己到底想要什么，如果得不到的话，就会感到沮丧和挫折。他们认为夫妻关系中的另外一方造成了其挫折感。婚姻关系中的“攻击者”往往把另外一方看成是麻烦和障碍，不惜采取一切可能的方法改变对方。如果夫妻双方都是“攻击者”，那么这个家庭必然冲突不断。这样一来，夫妻双方都要把大量精力浪费在让对方听话和认输上，陷入“家庭权力争夺战”。

“攻击者”身上常常有一个潜在的问题，那就是他们大多自信和自尊都十分脆弱，对别人的批评和指责都极度敏感。无论是有意识的还是无意识的，夫妻双方都觉得自己不够好。每个人都想让对方与自己保持一致，从而让自己的自我感觉更好一些。当然，受到攻击的一方不会心甘情愿做出改变，于是这种做法从根本上来说是失败的。当他们开始学会对自己的情感负责，不再过多地苛求对方时，“家庭权力争夺战”就慢慢消失了。不再要求对方做出改变，反而自己争相做出更多的改变。

断绝关系 这种模式是当争端发展到一定程度，让他们感到难以忍受的时候，他们就会抽身而去，或者至少在情感和精神上貌合神离。很多与家庭断绝关系的人表现出一种假象的独立，他们的“独立”常常建立在“拒人千里之外”的基础上。当他们在感情上向别人靠近时，就会感到非常焦虑。在原生家庭中尚未解除的依赖性越大，就越有可能在感情上与别人断绝关系。原生家庭中没有解决好的问题还会带入新组建的家庭关系中。在一段亲密关系中，被抛弃和被断交的人往往无法在那些主动断绝关系的人面前保持自己真正的个性。

对家庭成员之间自然形成的差异不认识不了解，是导致家庭分歧产生的主要原因，而人们往往会用以上 4 种方式中的一种做出反应，其结果都不会有利于分歧的很好解决。

健康的家庭分歧处理方式与以上 4 种策略相反。一个健康的、运行良好的家庭应该能够容忍家庭成员之间的许多差异。良好、健康的家庭会认为成员之间的差异是有趣的、正面的，还会利用这些差异进行相互激励、共同成长，而不是害怕差异。这就是实现家庭健康的基础。

（五）实现家庭健康

人们在一生中养成的反应模式，个人对“聚”与“散”的接受程度，以及个人的焦虑度，已经深深植入了人们体内。我们对它几乎习以为常，从某种意义上说，它已成为人性的一部分，塑造着个性发展与成长。无数事实证明或将证明，只要我们有从内心获得改变的动力，竖起改变的勇气，都可以完善自我个性，这会对自身及未来家庭健康有很大的帮助。

要记住，性格是自己塑造的。你的家人只是提供了环境，以及他们自己的个性风格而已。一个人会以自己独特的方式，对家庭环境以及家庭成员的个性风格做出反应。没有任何其他人可以塑造你的个性，这一点的好处在于只有你能够改变自己。你的改变并不依赖于别人的改变。你无须再像幼年时那样，对家人所营造的环境以及他们的个性风格做出机械的反应，你完全可以做真正的自己。要做到这一点，你必须对自己负责，不再怨天尤人。

为了使自己已建立或即将建立的核心家庭健康运行，我们需要对原生家庭做深入了解、系统分析，找出原生家庭的运行机制和规律。

无论自己在原生家庭的作用大小，角色发挥到位与否，我们一定要客观真实全面地调查、了解原生家庭的一切，用专业的分析还原自己在原生家庭中的原型，掌握自己的成长背景。通过这些过程，为自我实现分化成长创造条件，促使自己成长为个性独立、情感成熟、乐观开朗的人。

1. 了解是改善原生家庭关系的基础

无论家庭成员是否常联系，或是否迁移到别的地方居住，我们要确认自己的家人，弄清你的原生家庭都有谁。我们有必要知道是什么原因让这些家庭成员失去联系，或离家出走。不管是什么原因，我们都需要了解清楚。也许你以前从来都不知道这些人的存在，也从来没有见过他们，但他们依旧会对你身边的至亲造成影响，而你的至亲会对你产生影响。例如，如果你的爷爷是个酒鬼，那么你的父亲就有可能受他的影响而成为酒鬼，或受反面影响而滴酒不沾。你父亲对酒的态度也会影响你对酒的态度。

为了更好了解原生家庭，我们要绘制家谱图，填充缺失的家庭成员姓名和重大事件日期。通过各种途径，采取各种方式，从自己最亲的人开始了解，若父母或至亲已经去世，可以从他们周围的一些人，那些年轻时就认识他们的父母，甚至与他们的父母关系很好的人那里了解，比如家庭的共同朋友、邻居、保姆和管家，父母的同事以及其他很多人。他们对你父母有所了解，可以提供许多有用的信息。

创建一段家庭历史纪事，创建包括三代人在内的“家庭编年史”。应该标明具体日期、事件，以及你认为该事件可能对家庭造成的影响。重要的事件和日期主要包括出生、死亡、结婚、分居、离婚、重大疾病和住院、收养、职业变化、被人辞退、主动辞职、经济状况变化、居住地变化、毕业、离开家乡或回家。总之，家庭成员数量、地点和状态的任何变化都是很重要的。这些变化都会影响家庭生活的质量。在调查了解原生家庭活动中，要充分认识到家庭成员中有分化成长不足，没有好人坏人之分。尽量遵循以下几点：

第一，尊重并理解每个人在生活、婚姻和家庭中遇到的各种困难。不要因为这些方面把家庭成员划分成“好人”和“坏人”，尽量不用“有害”之类的词语来形容家庭中的任何成员。

第二，在对家庭成员关系进行综合全面探讨时，应把家人们置于生活的大环境背景之下进行研究，尤其是放在由人所组成的人际情感体系之内进行研究。我们都在更大的情感体系之内成长和发展，并学习如何处理人际关系。因此，把自我放进情感体系的大背景下进行研究，不仅能给人们带来一些新的理解，而且会为人们提供一些在人际关系中改变自我的新方法。

第三，以更大的包容性，更加开放的态度，处理要了解的家庭成员情况。从基本的人性上说，人都是相似的，都面临着类似的奋斗和挣扎。不要把自身存在的问题和不足错误归因于自己的家人，更不要只看见家人的缺点和不足，总认为是家人的缺点和不足造成了自己性格上的缺陷。

通过探亲与家访等多样的形式进行原生家庭调查研究，了解包括家庭成员的姓名、出生日期、婚姻或离婚的情况，以及逝世时间等内容。然后，请他们告诉家谱图中各位家庭成员的状况，诸如他们从事什么工作、如何度日、生活得怎么样等。调查口吻不要流露出想“探究家庭隐私”的意思，应表达的是自己对家庭感到自豪，并希望对“自己人”了解得更加深入。

通过一系列活动使自己与原生家庭成员建立起一对一更为开放的新关系，这是工作的目标，而不是出发点。结果是自己与家人形成一种新的亲疏舒适度。这就为你与其他家庭成员之间建立更加安全、相互尊重，并且开诚布公的人际关系打下了良好的基础。

开展这些工作，必须克服以自我为中心，不要把关注的重点放在自己与家人之间的关系上。否则会导致被询问的家庭成员产生戒心，从而导致双方讨论终止，或者发生争吵。在做原生家庭调查时，培养家庭成员之间的安全感是一个必须关注的首要问题。例如，父母对成年子女的指责最为敏感，最害怕子女说他们没有尽到做父母的责任，所以只有采访者与父母建立起了充满安全感的关系，他们的采访和讨论才能涉及更敏感的话题。当双方可以坦诚开放地讨论二人关系中的任何问题，并且愿意放下戒备，相互倾听对方的心声时，才算是真正建立起了“一对一”的关系。

发现家庭内部运行模式。将所有信息整合在一起，并试图找出其中的意义。发现家庭内部运行模式的最好方法是研究家里的主要三角关系。首先，拿出一份家谱图，使用单色或多色笔，将主要三角关系中成员之间的关联性勾勒出来。这样可以使你更直观地了解家庭中的三角关系。然后，将关注的重点转移到家庭中的各种二元关系和三角关系上。把自己置于与每个家庭成员“一对一”的关系之中，感受一下你们之间的关系，然后添加第三个成员。在三角关系中，对你处于核心位置的情绪、心理状态等细心体会与感受。你体验到身体和情感上的经历如何解读，怎么处理。家庭体系中一位重要人物的死亡会催生出一系列新的人际关系，并且产生新的三角关系模式。家庭中某位重要成员去世之后，还会发生另外一种常见的现象，即“功能不足”的家庭成员会担心：“现在这个重要的人去世了，我以后该怎么办啊？”在这种情况下，人们总是想要找到其他人来代替逝者。无论能否成功找到，至少他们会去尝试寻找。

在这一系列的探亲与家访之中，你应该关注的是自己，你要观察自己在家庭体系中所发挥的作用。在拜访期间，你要及时检验自己对家庭的假设是否准确，并适时进行修正。

需要记住的是：你是在为自己搜集信息。你的家庭成员向你讲述了家庭过去和现在的样子，以及他们在家庭生活中的经历，这都是为了帮你认识自己。经过这些活动后，你会发现自己能够以一种全新的、更开阔的视野来看待问题，甚至有可能重新评估你对自己的看法。

2. 在成长中不断调适家庭成员角色功能

不同的家庭成员均有不同的角色功能定位，各自功能良好发挥对维系家庭健康起着重要作用。功能过度与不足都影响着其他人。在不健康的人际关系中，“功能过度”与“功能不足”双方的角色往往是固定的。“功能过度”者表面上看起来是在照顾对方，而“功能不足”者似乎在这个关系中完全处于依赖和被“融合”的地位。但实际上，无论是“功能过度”者还是“功能不足”者，双方的“分化”程度都不高。在这种关系中，“功能过度”者与“功能不足”者互相依赖。在人际关系中，如果一方扮演了“功能不足”者的角色，那么，另外一方必然要成为“功能过度”者。“功能过度”者与“功能不足”者总是一起出现，任意一方都不可能单独存在。

在健康的家庭关系中，也存在成对出现的“功能过度”者和“功能不足”者，他们的角色从来都不是固定的，而总是在不断变换。双方都能意识到这种角色的变化，并且愿意随时随地转换角色。每人都同意在特定的阶段、特定的领域内让对方占据主导地位。只要他们愿意，随时可以从原来的角色中解脱出来，而不会相互对立、相互指责，或相互防备。

想要在感情上变得成熟起来，我们就要学会如何在类似情景下做出恰当的行为，并且在合适的时候改变自己的观念和行为，在不断成长进步中，及时调适自己变化的角色功能，及时适应新的角色定位。

3. 在还原真我中不断成长

完成研究工作、弄清自己在家里的位置之后，你就要开始着手改变自己在家庭中的角色了。对于那些你想要改变的事情，可以按照轻重缓急或难易程度进行分类。要按先易后难的顺序着手改变，以防使自己感到挫败和无助，从而打击自己的积极性。

一切行动的关键在于改变自己，并且你要注意如何应付自我改变之后家人对你的反应。如果你的目标还包括改变他人，那你肯定会受挫。你还必须假定“家人现在什么样，以后也会什么样”，并且把这当作你行动的假设前提，虽然事实可能并非如此。如果你成功地改变了自己在家庭中所扮演的角色，就有望改变整个家庭。如果你忠于自我，与家庭成员保持亲密的关系（即使他们试图让你变回原样，你也不要过分怨怼），那么他们很有可能会逐渐适应你的新角色和新行为，而且家里所有人之间的关系也都会随之发生变化。

这就意味着你不能将目标设定为希望整个家庭更加亲密、更加温暖或是类似的目的，尽管这些目标都是人们所希望的。也许你探访亲属的行为会使家庭关系变得更加亲密和温暖，但是如果你把这些当作目标，就很难实现。

要成为一个分化成功，情感成熟的人，就需要站在“我”的角度，而非“你”或“我们”的角度去思考问题。拥有一个“我”的立场，意味着你必须做到：

一是接纳自己的信仰、立场和感受，不要求他人为自己辩护；在不冒犯他人的前提下，清楚地表达自己的信仰、立场和理念。

二是在幽默与严肃之间找到平衡点，避免出现冷嘲热讽；明确区分自己的想法和感受；学会清晰有效地表达自己的感情。

三是学会欣赏与享受自己与他人之间的不同；接受自己与他人之间的差异，并能够很好地应付这些差异导致的焦虑；不因人际关系中的压力而流露出不适感，也不要被他人的焦虑情绪所操纵。

四是与亲人保持亲密联系，同时敞开胸怀，倾诉自己的想法；准确“检验”他人的想法，明确理解他们的希望和意图；必要时与别人进行求同存异的协商，协商过程中必须考虑自己的目标和他人的想法。

五是不要一概而论地将家人分为“圣人”或“恶人”，也不能有“非好即坏”的观念；不要因为他人的威胁、欺凌或操纵，而替别人承担责任；也不要威胁、欺凌或操纵别人，让他们担负本属于你自己的责任。

六是为自己追寻目标，而不是为改善与别人的关系而追寻目标；按照自己认为有意义的关系模式与方式去生活，而不是依从他人制订的规矩。

七是在与重要成员建立亲密关系的过程中要保持自我；若与他们的关系疏远，则要充盈自我；坦诚地接受自己错误造成的责任；当你无法接受他人的所作所为时，不要被无力感吞噬，而要关注自己拥有的选择。

八是不要将他人视为自己问题的根源，要勇担自己的失落、悲痛、缺憾等情绪；不要为了自己高兴，而对他人应该做或不该做什么提过多的要求，也不能强求别人必须如何感受、行动或思考等。

九是与家庭中的每位重要成员都建立起公开、透明且一对一的联系；不要与家庭中的其他成员结成联盟，不论这类联盟有多大作用；特别是不要扮演任何三角关系中的长期角色。

如果能在原生家庭中做到上述这一切，你会发现自己已经“分化”成功了。你会成为这个世界上独一无二的自己！这些都是我们希望达成的目标。只要你的努力开始见效，一定不要放弃。若变得过于自我保护，开始为自己的行动辩护，或者对别人的威胁和责难采取对

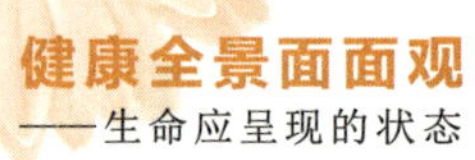

立的手段，这些都会使你所取得的成果付诸东流。

对此基本的信念应该是："我明白这会使你感到不快，你不喜欢这样的情况出现，但这是我要做出的转变，对于我来说意义重大。"此时做出不恰当的反应，例如逃避等，只会让对方持续不断地攻击你。你需要维护自己的立场，既要与亲人保持亲密关系，又要保持开放的心态，沉着冷静地应付对方的反应。

通过以上原生家庭调查研究、分析、评估过程，可能引发一些新的问题，免不了犯错误，但你要把错误当作学习的机会，而不是把它们看作失败与挫折。我们要本着澄清自己的立场就够了，无须顾忌别人的对错。你的目标应该是做真正的自我，也就是以自认为有意义并且自我愉快的方式行动和生活，这样就能使你与他人自由、热情地交往。

要务必记住：为了家庭健康，过去许多人也是这样做的。那些心理和情感上成熟的人，能够做真实自我的人，都经历过类似的过程。他们都曾努力解开心结，了解真实的自我，然后下定决心要为自我负责。他们都学会了接纳自己，也学会了接纳与自己完全不同的他人。我们都有能力做到，真心希望所有人都能够在自己的人生旅途中取得成功。

原生家庭方面的调查研究与思考可以改变人内心长久以来一直存在着的自卑和羞耻感。出于某些原因，人们常会因为自己的身世、出生家庭，或父母的行为处事方式、家庭的重大变故等原因，对自己及原生家庭感到惭愧，这种感觉让人常常缺乏自信。大量的家庭问题调解案例，以及开展原生家庭方面的调查研究与思考的实例证明，还原了人们与家人关系模式的客观原型，了解自己身世及家庭重大变故的真实原因后，对自己原生家庭的认识都会发生改变。充分认识到，他们艰苦奋斗、克服重重困难，才取得现在的成就；认识到他们在重大艰险时，顽强挺过来的艰辛努力时，就会顺利打开我们错误认识的心结，也就越来越对自己的家人感到骄傲。不再紧盯着他们的不足，转而关注他们奋斗的力量和优点。这时，自己内心的自卑和羞耻感完全消失了。在这个过程中，我们对原生家庭的看法往往代表着自己内心深处对自我的认识。随着我们对原生家庭认识的改变，存在问题的心结打开，这不仅改变了自己在原生家庭中的客观地位，改变了对自我的主观认识，也改变了自己的婚姻关系，还改变了自己与家人和朋友之间的关系。更重要的是改善了我们的整体健康状况。

六、艺术与健康

艺术包括音乐、文学、舞蹈、戏剧、电影、书法、绘画、雕刻、建筑等。艺术是语言的重要补充形式，就像讲话中我们会用大声代表生气，用笑声代表开心，用手舞足蹈代表焦急或者其他的心情来传递给对方。所以，每件艺术品都应该有它独特的诉求，这种诉求就是艺术的生命力。不同的艺术形式对健康有着不同的影响。

人生道路是一场没有彩排的现场直播，社会角色重塑一个人的个性及特征。社会角色的成功扮演也将一个人赋予该角色的属性，从而增加自信心，提升力量感和成就感。戏剧让人们切身地、深刻地体会到，除了一个现在所处的状态和样子，他还可以逐渐成为一个与众不同的存在。有了这种新的自我体验也许会改变一个人的人生道路，直到他成为一个有创造力的、可爱的成年人。

艺术可以是宏观概念，也可以是个体现象，是通过捕捉与挖掘、感受与分析、整合与运用（形体的组合过程、生物的生命过程、故事的发展过程）等方式对客观或主观对象进行感知、意识、思维、操作、表达等活动的过程，或是通过感受（看、听、嗅、触碰）得到的形式展示出来的阶段性结果。我们的健康不仅与感知觉有关，还与意识、思维等有关。艺术通过不同的形式影响感知觉能力，通过提升意识、思维判断能力等促进人们的健康水平。

人们的自主感和控制感，都是由人们与自我的身体和节律决定的：我们醒来、睡着，我们何时吃饭、坐下、行走，这些活动共同决定了我们的生活。音乐等艺术形式通过增强人体节律改善健康；演戏，是一种使用你自己的身体去创造生活的体验。总之，艺术通过不同的形式影响或改善人们的健康。

（一）艺术促进健康

不同艺术形式，通过它的表现手段，以提升人们的情感能力，意识、思维能力等来增加个性的丰富内涵促进健康。

1. 戏剧增进人们的情感关联

从远古时代开始，人类就利用一些共同的仪式对抗那些强大和可怕的力量。其中，希腊古典戏剧是人们最早的有文字记录的仪式，它包括了舞蹈、歌唱和反复演出的神话故事。在公元前 5 世纪，剧院在公共生活中扮演了重要角色，观众们坐在环绕舞台前半圆形的剧场中，让他们观察每一个人的表情和反应。这一切活动和仪式增进了人们之间的相互了解，建立了更深刻的情感关联。

希腊戏剧曾经的目的也许是利用仪式来重新接纳退伍士兵。在埃斯库罗斯写下奥瑞斯提亚三部曲时，雅典正面临迎来第 6 次战争；因为战士之王阿伽门农在前往参加特洛伊之战前，他的女儿牺牲，戏剧就以被妻子谋杀为序幕，悲剧的齿轮开始转动。每个雅典人都必须服兵役，所以毫无疑问，观众都是退伍士兵或休假的服役士兵。演员本身也一定是一些民兵。正如多里斯在他后来所说的那样：“任何一个遭受过极度痛苦或死亡的人，都能毫无障碍地理解希腊戏剧——因为它都是关于战争见证者的故事。”演员的亲身感受塑造了活生生的战争场面，使人们对战争危害有了深刻的认识。就是这些对战争的深刻表达，把人们的情感紧紧地联系在了一起。

2. 协同一致提升战斗力

共同的动作和音乐创造了一种超越人们个人生活的场景，一种超越个人命运的意义。全世界的宗教都包括节奏性的动作，从围绕着耶路撒冷哭墙的哭诉，到天主教弥撒的咏唱和动作，到佛教仪式中的叩拜默想，还是穆斯林每日 5 次有节奏的朝拜等都是如此。

音乐是美国民权运动的主心骨。在当时，无论是谁都不会忘记游行示威者互相挽着手臂，坚定地站在大量警察前，唱着“我们不会屈服”。音乐让人们紧紧维系在一起，即使单个个体会被吓退，但当人们聚集起来，他们就会变得更有力量，让他们更能够支持自己或他人。和语言一样，舞蹈、游行、歌唱，都是人类独有的、传达希望和勇气的方式。艺术会促进人们协同一致，达到提升战斗力的目的。

3．乐器演奏与唱歌促健康

吹、拉、弹、唱概括地讲就是演奏乐器与唱歌，是人们主要的业余文化生活形式。乐器演奏和人的演唱是表现音乐内容最重要的形式，要想准确地把握住音乐作品的意境并把它反映出来，就必须要提高自己的音乐修养，这包括对音乐的旋律、节奏、音色及主题意义的掌握，以及如何将自己的思想感情融入作品当中去，因此演奏和演唱的本身就是一个很好的音乐欣赏和精神享受，能使人精神振奋，胸怀开阔，令人心旷神怡，感受到生活的美好。

大家知道唱歌有益于健康。演奏乐器同样也对身心健康有益。要演奏乐器首先要会识谱，识谱像做数学题一样，具有益智作用。演奏乐器时须将印在纸上的乐谱转变为用乐器奏出的音乐，这就需要眼睛看谱的同时，演奏者根据乐谱演奏乐器或者根据大脑的记忆来演奏。整个演奏过程是大脑、眼睛和双手高度协调的同步活动过程。无论演奏管乐、弦乐还是打击乐或键盘乐，不仅要求脑筋反应快捷，对双手也有很高的要求，左右手要熟练配合，手指动作要灵活自如。众所周知，手的动作是否灵巧与人的健康状况有关。管乐都需吹奏，需要呼吸配合，因而锻炼心肺功能。可以说演奏乐器是既练脑又练手的活动。实践证明，经常玩乐器确有健身作用。演奏乐器对于提高记忆力，延年益寿，防止老年痴呆颇有裨益。因此对于爱好乐器的人来说，演奏乐器既能使人心情愉悦，又能陶冶情操。医学研究表明，演奏乐器还有助于提高人的免疫力，有益于健康。总之演奏音乐是一项非常好的活动。

4. 书法艺术与身心健康

书法是最具有中国文化特征的艺术活动，书法的书写过程是特殊的动作过程，长期的书法活动对人的生理、心理具有独特的保健功能。一般认为，书法运作的情境及过程能使书写者产生愉快、轻松、清虑、专心和舒畅等心理反应和状态。这就是书法能使人达到修“身”养“性”效果的原因。事实上，在书法书写时，书写者的心理准备，情绪稳定，注意集中以及手指灵敏都是写好字的重要条件。同时，书写的整体活动对书写者身心的有利影响，也是古今书法家体会颇深的经验之谈。

从生理方面来看，写字要求正确的姿势，如头正、身直、臂开、足安；执笔要指实、掌虚、背竖、腕平、肘起，若全部达到这些要求，才能对书法有所体悟。因此，历来书论均认为书写之前，不要紧张，要轻松、安详、自然，通过全身的调和，顺乎人的本性，这样才能把

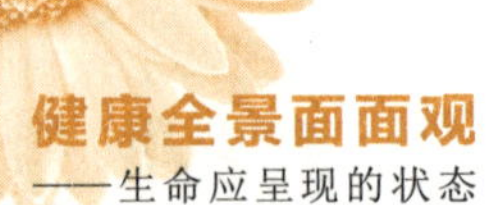

字写好，如果受到外界事物干扰，即使有最好的书写工具也是写不好字的。因此，在书写活动过程中，强调精神专一、松静自然。强调书写前要澄心定志，调和情绪，以便达到最佳的心境，这和儒、道、佛三家的修身养性的要求是完全一致的，它们的共同点都是强调人的松静自然和精神专注的状态。通过书写过程的运作以达到身心健康的作用。

5. 舞蹈、音乐和戏剧疗愈创伤

数以千计的艺术、音乐和舞蹈治疗师在治疗受虐待的儿童、患有创伤后应激障碍的士兵、乱伦受害者、难民和虐待幸存者中取得了巨大的成功，他们证明表达性的治疗是行之有效的。艺术、音乐和舞蹈可以绕过恐惧带来的无言，这是它们能用于创伤性治疗的原因之一。

戏剧疗愈，也被称作戏剧心理治疗、戏剧疗法等。它是以戏剧和剧场活动为手段，用以协助人们去了解与舒缓社会及心理上的难题，解决精神上的疾病与障碍的一种治疗方式。它以简单的象征性表达、创作性的架构，包括口语与肢体的交流，使参与者借着个人与团体来认知自我。戏剧疗愈常用于心理疾病治疗，适用于所有人。

现代的、科学的戏剧疗愈，是一出具备完整结构的戏剧。编剧是案主（社会工作服务的对象）自身，角色和情节是其真实的心理投射。治疗师作为掌控局面者，给予案主充分的自由，而在关键节点引导案主找到情绪的出口，达到解开心结，疗愈疾病。

所有的戏剧治疗团体都有以下共同点：通过共同的动作和行动，

直面充满创伤的现实及符号化的改变。爱与恨、挑衅和放弃、忠诚和背叛充盈在戏剧中，也在创伤经历中。训练演员，就是让演员与这种否认自我感受的倾向抵抗。让演员不仅仅感受自己内心深处，而且需要将这种努力不断传达给观众，直到所有的观众都能感受到自己内心深处的感觉，而不是拒绝这些感觉。

受过创伤的人们害怕自己内心深处的体验。他们害怕表达情绪，因为情绪意味着失去控制。相反，戏剧包容人们的情绪，让情绪足以发声，变成人们的内在韵律，让他们可以扮演不同的角色，接受不同的情感。

受过创伤的人害怕冲突。他们害怕失控，害怕再次处在败者的一方。但冲突是戏剧的中心——人物的内心冲突、人际冲突、家庭冲突、社会冲突以及这些冲突的后果。创伤是试图忘记，隐藏自身的恐惧、狂怒和无助。然而，戏剧是寻找一种途径，向你的观众传达你最深刻的真实感情。这就需要你克服困难，寻找你内心中的真实，探索和检验你的内在体验。只有这样，才能让你站在舞台上时，通过声音和身体传达出最真实的感情。

通过戏剧治疗创伤需要创造一个安全的、可以让人们注意到其他人的环境。一旦人们的身体可以更自由地活跃起来，就要这样鼓励他们："不要用眼睛盯着其他人——盯着地板。"他们中的大多人都会想："太好了，我已经在这么做了。"再过了一会儿，就会说："现在开始注意你对面的人，但不要让他们知道你在看着他们。"然后说："现在和其他人视线接触，1 秒钟。"再然后说："现在不要视线接触……现在视线接触……停止视线接触……现在和别人视线接触然后保持住，直到视线接触得太久。你会知道什么时候是太久，太久的意思是说，你也许想要开始和这个人约会，或者和这个人打一架。”

他们在以往日常生活中是不会进行这么久的眼神接触的，甚至面对着他们正在交谈的一个人，他们也不会这么做。他们不知道对方是不是安全的。所以你要做的事情是：让他们在眼神接触时，或者被别人盯着时，一点点感到安全，而且不需要让自己消失。慢慢地、慢慢地……情感交流、合作共事、协调一致、共同行动。

为了成为真正的搭档，他们也要学习互相信任。有一个练习是，让一个人蒙着眼罩，由另一个人牵着他的手前进。这个练习对有创伤经历的孩子来说极为困难。对他们来说，无论是成为带领者、被一个脆弱的人所信任，还是成为被带领者、被蒙住双眼只能被人牵着，这两件事同样可怕。一开始，他们只能持续 10～20 秒，但我们逐渐可以让他们保持 5 分钟。之后，他们中的有些人可能必须要自己待一会儿，因为感受到这些情绪可能实在让他们太不堪重负了。

演员在训练时，通过做练习来让身体肌肉放松，这样就能自然而充分地呼吸。音乐、戏曲、舞蹈促进健康的作用更重要的在于，通过节律、节奏和协调性锻炼，使人们找到你内心的声音，使内在的韵律更加协调有序，也达到情志舒畅。这一切的结果会让演员发现自己成为自己的母亲，自己会好好地照顾自己，并告诉自己会好的。这就好像回到过去，改变了故事。我终会感到足够安全地去表达痛苦——得到这种保证，是我生命中最珍贵的部分。

演奏乐器、舞蹈和戏剧表演都可以促进自主性和沟通性的发展。这些活动都需要孩子们不断挑战自己，试图成为一个非常规的角色。这些深刻的、相互的努力令孩子们学会合作、妥协，并专注解决手中的问题。他们之间经常变得非常紧张，但孩子们一直都坚持进行这些艺术活动，因为他们想要获得老师和导演们的尊重，不想让小组失望——而这些感觉都能够与脆弱、被肆意地虐待和忽视，以及在创伤中荒芜的孤独感抗衡。最后达到提升自我领导力，促进健康。

6. 文学也是一味“药”

有人说，文学也是一味“药”。虽然这味“药”不能直接缓解病症，却能让患者不再受身心的苦难。心灵的痛苦比生理痛苦更难受，而健康全景下的疾病更需要文学这味灵丹妙药来解除人们的病痛。

文学之所以能疗疾，因为优秀的文学作品传递的是作者的人生体验和思想沉淀，是人类宝贵的精神财富。文学能够开拓读者的视野，让人们了解各地的风土人情、前尘往事。文学作品中的真知灼见能够让人们对人性、人生产生更深刻的理解和思考。通过阅读与医学相关的文学作品，能够让人们对疾病的痛苦感同身受，促进医患沟通。文学作品能够塑造人的灵魂，提升医务人员的人文情怀，同时也能增进患者对生死有正确的认识，患病时，对治疗的依从性提升。

医学与文学有着难舍难分的情缘。《七发》是我国文学史上关于阅读疗法最早的作品。作者枚乘在辞赋中假设楚太子有病，吴客前去探望。吴客认为楚太子的病因在于贪欲过度，享乐无时，不是一般的用药和针灸可以治愈的，只能“以要言妙道说而去也”。随后吴客向楚太子分别描述音乐、饮食、乘车、游宴、田猎、观涛6件事的乐趣，一步步诱导太子改变生活方式，令长期处于病态的太子痊愈。当今社会慢性病呈井喷式发生，这些疾病多是由生活方式导致的。这就需要文学作品的引导，使人们树立良好的生活方式和行为习惯，以达到防病保健康的效果。

早在古罗马时期，意大利就诞生了吟诗疗法。索拉诺的医生以创作诗歌和戏剧来治疗病人。特别是阅读疗法用于精神病患者的治疗。很多患有精神或心理问题的患者通常有封闭且独特的内心世界，进入他们的内心世界是精神心理医生首先要跨越的障碍。文学作品往往可以成为医患之间的桥梁。

文学和医学有关系，从起源上讲，哲学和医学实际上都起源于人类对于自身生病和死亡的恐惧。古今中外，写与医院、医生、护士、医药、医学之间关系的文学作品不胜枚举。比如《三国演义》中关羽刮骨疗毒的情节，各种武侠小说中关于蒙汗药的运用，英国著名侦探小说《福尔摩斯探案集》中福尔摩斯的助手就是医生。医务人员应该多从文学作品中获得人文滋养，并将其渗透在日常诊疗过程中。大众从优秀文学作品的精华里受到心灵滋养，起到防病保健康的作用。

（二）音乐疗疾

“百病生于气，止于乐”。早在2000多年前，中医的医学典籍

《黄帝内经》就提出了“五音疗疾”的理论。“上医治人，中医治病”，古代真正的大医，拈花为剑，曲乐疗病，以角、徵、宫、商、羽五音入心，一曲终了，病退人安。音乐可怡情悦性、颐养身心。《左传》亦云：音乐像药物一样有味道，可以使人百病不生，健康长寿。古代贵族宫廷配备乐队歌者，除了娱乐，还有一项重要作用便是舒神静性。

在中医心理学中，音乐可以通过感染、调理情绪，从而影响身体。

生理学上，当音乐振动与人体内的生理振动（心率、心律、呼吸、血压、脉搏等）相吻合时，就会产生生理共振、共鸣。这就是“五音疗疾”的身心基础。

五音治疾 古代五音**“角、徵、宫、商、羽”，对应简谱“3、5、1、2、6”，与五脏“肝、心、脾、肺、肾”**相对应。即以某个音为主音，其余各音围绕主音进行有序的组合与排列，构成特定调式的音乐。其方法是根据角、徵、宫、商、羽5种民族调式音乐的特性与五脏五行的关系来选择曲目，防治五脏的疾病。

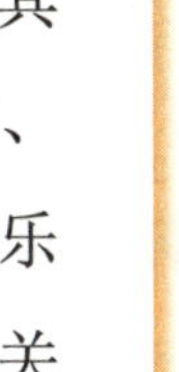

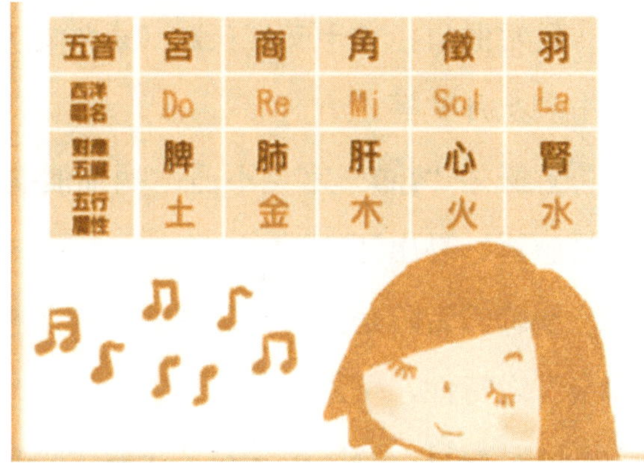

五音	宫	商	角	徵	羽
西洋唱名	Do	Re	Mi	Sol	La
对应五脏	脾	肺	肝	心	肾
五行属性	土	金	木	火	水

五脏之“**心**”常见不适：失眠、心慌、心胸憋闷、胸痛、烦躁、舌尖部溃疡。

属心的音阶是徵音。徵调式乐曲热烈欢快，活泼轻松，性情欢畅的气氛，具有“火”之特性，可入心。

欣赏曲目：《紫竹调》《高山流水》《采茶曲》《出水莲》《百鸟朝凤》等。

五脏之“**肝**”常见不适：抑郁、易怒、乳房胀痛、口苦、痛经、舌边部溃疡、眼部干涩、胆小等。

属肝的音阶是角音。角调式乐曲有大地回春，万物萌生，生机盎然的旋律，曲调亲切爽朗，有“木”之特性，可入肝。

欣赏曲目：《胡笳十八拍》《行街》《姑苏行》《牧笛》《鹧鸪飞》等。

五脏之“**脾**”常见不适：腹胀、便稀、肥胖、口唇溃疡、面黄、月经量少色淡、疲乏、胃或子宫下垂。

属脾的音阶是宫音。宫调式乐曲风格悠扬沉静，淳厚庄重，有如“土”般宽厚结实，可入脾。

欣赏曲目：《十面埋伏》《春江花月夜》《月儿高》《塞上曲》《平湖秋月》等。

五脏之“**肺**”常见不适：咽部溃疡疼痛、咳嗽、鼻塞、气喘、容易感冒、易出汗。

属肺的音阶是商音。商调式乐曲风格高亢悲壮，铿锵雄伟，具有“金”之特性，可入肺。

欣赏曲目：《阳关三叠》《慨古吟》《长清》《白雪》《鹤鸣九皋》等。

五脏之“**肾**”常见不适：面色暗、尿频、腰酸、性欲低、黎明

时分腹泻。

属肾的音阶是羽音。羽音调式乐曲风格清纯，凄切哀怨，苍凉柔润，如天垂晶幕，行云流水，具有“水”之特性，可入肾。

欣赏曲目：《二泉映月》《梁祝》《汉宫秋月》《乌夜啼》《稚朝飞》等。

七、激活健康潜能 最大化生命意义

每个人都有强大的健康潜能，激发健康潜能对人们的健康、幸福生活都有很大的帮助。健康潜能的激发需要一个触媒来引爆，这个触媒可能是与朋友的一场推心置腹的交流，可能是老师或长辈的一场演讲，也可能是一本书的启迪，一场大病后的顿悟，一场揪心意外的灵感触动，一时静思的内感觉发声等。只要我们做有心人，就会抓住激发健康潜能，提升健康能力的一切机会。

（一）认识健康潜能

有一个认识健康潜能的很好案例：美国大兵梅龙尔的身体原本很健康，19 岁那年他赴越南打仗，被流弹打伤了背部的下半截，后送回美国治疗。经过疗养，他虽逐渐康复，却丧失了走路的功能。他整天坐在轮椅上，觉得此生已经毫无意义，常借酒消愁。有一天，他从酒馆出来，照常坐着轮椅回家，却碰上3个劫匪，动手抢他的钱包。他拼命地呼喊，拼命地抵抗，却激怒了劫匪，他们竟然放火烧他的轮椅。轮椅突然着火，这时的梅龙尔忘记了自己的残疾，他拼命逃走，竟然一口气跑完了一条街。事后，梅龙尔说："如果当时我不逃走，就必然被烧死。我忘记了一切，一跃而起，拼命逃跑，直到停下脚步，才发觉自己能够走动。"

这个故事说明了一个道理，人类的健康潜能一旦激发出来将会迸发出极大的健康动能。这些生活的奇异现象都指向一个答案，即健康潜能。健康潜能是潜藏在生命体内的一股神秘力量。

健康潜能包括3部分：①基本潜能，人类生理本能和生命的原动力，即欲望、冲动能激发出人的潜能。如遇到火灾、危难关头出现的神力都属于激发了健康本能的表现。②中层潜能，人类过去为了生存下来遗传积淀的经验、记忆与创伤复原的能力等。人类的噩梦、恐惧性的梦很多是曾经受过惊吓或创伤沉淀在自己潜意识记忆中的反馈。高层潜能，人类大脑尚未发掘的能量，包括直觉、灵感、智慧等都属于高层潜意识。③高层潜能不仅对发明创造有帮助，更对人们的健康有促进作用。

我们可从以下方面理解健康潜能：

1. 健康潜能与意识密切相关

意识影响潜意识，潜意识反作用于意识。意识通过大脑皮层将信息传送到潜意识中去，一旦你的潜意识接受了这种信息，它立即开始实践这种指令，它会唤起无穷的生命潜力去帮你逃脱危险，远离火灾、地震等灾难。潜意识又是充满智慧的，你有疑难问题时它会启发、提醒你，包括你的为人处世。你晚上睡觉前告诉它，我想明天早上 6 点起床，它就会让你在 6 点前醒来。潜意识也是人们身体的建造者和治愈者，如果每天睡觉前让你的内心充满健康的信念，那么潜意识就会为你的健康服务，治疗你的疾病。

潜意识无法辨别对与错，你往负面去指引它，它会带来失败、屈辱和痛苦。你让它往正面发挥，它就能带来健康与成功，这就是为什么有的人永远摆脱不了恐惧和焦虑的纠缠，而有的人却能够始终满怀信心；为什么有的人成就卓著，而另外一些人却终生落魄；为什么有的人罹患绝症后还能重获新生，而另外一些人却因为一点小病就一命呜呼的原因。

把人的心灵比作一个花园，这个花园非常肥沃，不论种子是鲜花还是毒草，只要你种下去，都会开花结果，这是潜意识神奇力量造就的“因果关系”。

给人鼓励的、肯定的、赞美的话，包括为自己树立人生偶像，都会在潜意识中产生意想不到的健康结果。

2. 自我保护（预感力）功能是健康潜能的组成部分

你身体健康出问题，手指割破出血了，医生包扎伤口后告诉你说自然会好。这里的“自然”指的是自然法则，也是潜意识法则，通过自我暗示，达到自我修复治愈。你周围有潜在危险，有可能出现外来的伤害时，潜意识也会向你发出信号，并采取行动。美国林肯总统被害前三天就梦见白宫有暗杀行动，可惜这种潜意识的警报并未引起他和幕僚们的重视而防患于未然，结果悲剧发生了，一代杰出的政治家林肯在大剧院看戏时被枪杀身亡。自然灾害如地震、海啸来临前人类的各种预感现象也都是潜意识的功能在起作用。大量资料证明：亲人之间，如母子之间、夫妻之间都有强烈的亲情感应，它不受时间、空间距离限制，其来源就是人的潜意识功能。

3. 健康潜能存在于潜意识中

人的潜意识的功能持续一生，永不休息，它每天工作 24 小时。你在睡眠入静时告诉它你要做的一件特殊的事，第二天醒来，你会惊喜地发现，你内在的力量已被释放出来，将你引向目标。它是你力量和智慧的源泉，这不仅与创造能力是一体的，更能保持良好的健康状况。

自然界有很多定律，像力的作用与反作用，运动与静止等都是在两股力量达到平衡后才会出现，精神和身体也同样必须和谐，才能生存下去。世界上之所以充斥着那么多混乱和悲剧，因为很多人并不了解他们大脑中意识与潜意识的相互作用，当这两个动因和谐一致，并顺利运转时，你就会远离疾病和悲剧，得到健康、幸福。

我国的各种健身法、佛教禅修、印度的瑜伽是东方民族健康养生的法宝，潜意识、精神疗法是西方心理学的智慧结晶。那么结合中西方的智慧与法宝，互生互补，禅定入静，引发自身气机通畅，调动自己潜意识的力量去治疗疾病、健身益寿、增强创造力和预感力是传统技能的创新与升华。

4．健康潜能有助于疾病的防治和康复

健康潜能的能量和作用是无法衡量的。它控制你的心跳、血液循环，调节你的消化、吸收和排泄功能。很多的疾病都源于意识，治愈的方法有一个，那就是信念，即潜意识的神奇效力。担忧、焦虑、恐惧和绝望都会阻碍心、肺、胃和肠的正常工作。

通过打坐修炼身心有平衡自律神经系统，提高疾病自愈力，有助改善大脑功能，提升免疫力，保护心血管的作用。让人的脏器充分休息，帮助排毒，开启内在智慧。打坐有着与睡眠同样的作用，使人精力充沛，感到愉快。

现代人的工作、生活压力越来越大，要防止因焦虑、恐惧等心理疾病转化为生理疾病（如高血压、皮肤病、失眠等）。我们要经常用自己潜意识的力量来预防甚至治疗疾病。某些因忧郁诱发的癌症，采用医学与心理学相结合的治疗方法往往会收到奇效。

唤醒健康潜能这股巨大力量，把人类的潜力发挥到极致，把生命延续到极致！

（二）激活健康潜能

健康潜能受多种因素影响，针对影响健康潜能的因素采取措施，为人们激活健康潜能找到发力方向。

1. 目标与健康潜能

人生的目标能激发生命活力，目标感强对健康有益。因为生活中是否有追求，这决定了一个人的心态，进而决定其生理状况。

英国科学家在40～90岁的人群里做了一个7年的追踪调查，结果发现：没有明确生活目标的人群，比有明确生活目标的人群病死率或自杀率高出1倍；相比患心脑血管疾病的人数也多了1倍。退休后，一些人因生活目标突然消失，身体健康和精神健康状况常会急剧下降。

如果你的人生没有目标，死亡便成了唯一的"目标"，那么隐藏在你潜意识里的自毁机制就会悄然启动，让你的身体每况愈下。

有了目标，特别是有发自内心要实现的目标，我们就会有积极的心态，努力去寻找实现目标的途径，就会勤于用脑积极行动。科学家发现，勤于思考的人脑血管经常处于舒展状态，从而保养了脑细胞。常用脑可促进脑的新陈代谢，延缓衰老。

目标激发潜意识里的生命活力，战胜疾病。有一案例：一位老人患了癌症，他总觉得自己来日无多。但当他的儿子儿媳突然出车祸去世之后，他的病竟然好了，因为老人有了新的生活动机、新的目标：他得抚养无依无靠的孙子。

目标的实现会让人快乐。诺贝尔奖得主们之所以长寿，有个原因就是他们功成名就、获得社会认可，这给他们的身心带来了巨大的愉悦。国家最高科技奖获得者的健康启示也说明了这一道理。这些人的共同特点是人生目标明确。

无论你做什么，只要牢牢记住自己的最终目标，就会获得无穷的前进动力。实现一个目标后，马上再为自己订立一个新的目标，这就是成功的要诀。人生的意义，就在于不断地追求新的目标。对于退休人员来说，要把退休当作人生转折，即进入到一个不同于工作期的人生阶段。在新阶段制订新目标，才能使生活规律，良好的生活习惯才不至于废弃。

人要树立自信，不断给自己设定新目标。要善于肯定自己，关注个人的成长，关注自己兴趣爱好的实现，关注自己经验的积累，关注自己未来的生命目标，一点一点去努力。

实践出真知，有目标的人生，会使自己充满信心与激情，哪怕是受到挫折，潜意识中仍然有支撑你的力量。这股力量完全可以让你调整思路与策略，再去拼搏。只有这样，才会使自己的生命活力持续良好运行。当某人在某个时期感到茫然、萎靡不振，其原因与目标的迷失有关。其结果必然导致生命活力运行不畅。

人生有目标，健康潜能被调动起来，促进了“有益激素”的分泌，自然也提升了自己的身心健康。激光的原理是将无数的散光聚合在一点，其力量可以切割钢铁。人若集中全力去做一件事，何愁事业不成功！目标明确的人，内心少了患得患失，生命活力少了消耗在无为的事上，保存了精力，促进了健康。

2. 预感力与健康潜能

预感能力是健康潜能的一种形式，它是一种天生的自发能力。几乎每个人身上都具备，只是不同人有不同的差别。直感的形成与人的经验、智慧有关，不受主观意识的影响。

人类最大的毛病是自大、懒惰、怕麻烦，不愿去预见生活、事业中各种潜在的危机。当你被鲜花、掌声、媒体所包围时，常对身边存在的危机有所忽视。预见能力的重要性正是它的“提前效应”，万事比别人快一步，收获就会比别人多好多倍。具有强烈超意识的人，总有一种独特的预测能力，他们能从一件微小的事情上得到暗示，从而对其发展做出准确的预知，并马上采取积极行动，无论危机多么深重，无论世事怎样变化，都不会对他们造成致命打击。健康也是同样的道理，疾病，身体的不适等，常是人体对健康发出的警示，预感力弱的人常会忽视这些提示，最终导致疾病进一步加重，甚至导致死亡。

双胞胎之间、母子血亲之间、夫妻之间似乎存在预先感应，这种感应在人们的生活中也经常出现。

潜意识的智慧有预测外界事情的预知功能，也有预测自己身体健康的内视功能。动物在天灾降临前也有预感，而人类已离开大自然，住在钢筋水泥楼里，各种与生俱来的预兆能力在急剧退化。

人们何尝不是一直在预见未来，在天马行空中提出创意，最后终其一生将之变成现实。对未来的预见，其实来自人们的危机感、自信心、创造力……未来一直在按照我们预知的模样，在我们的前方静静地蛰伏着。相信预感力，养成良好的健康行为习惯，为我们的健康服务。

3. 暗示与健康潜能

心理暗示是指人接受外界或他人的愿望、观念、情绪、判断、态度影响的心理特点。它是人们日常生活中最常见的心理现象，也是人或环境以非常自然的方式向个体发出信息，个体无意中接受这种信息，从而做出相应反应的心理现象。

巴甫洛夫认为：暗示是人类最简单、最典型的条件反射。从心理机制上讲，它是一种被主观意愿肯定的假设，不一定有根据，但由于主观上已肯定了它的存在，心理上便竭力趋向于这项内容。我们无时不在接收着外界的暗示。

有一个暗示成功的故事：有一位秀才进京赶考，考试前两天他连做了三个梦。一是梦见自己在墙上种白菜；继而梦到下雨天，他戴了斗笠还打着伞；后又梦见自己和心爱的女人背对背睡在一起。困惑的秀才找算命的解梦。算命的说："完蛋了，你考取功名无望啊！高墙上种白菜意思是说你白费劲；戴斗笠打雨伞是指多此一举；和自己心爱的女人背靠背睡觉说明没戏啊！"秀才心灰意冷，准备收拾行李直接回家。他出门时遇到店老板，店老板问他为何没参加考试就要回去，他如此这般解释一遍，店老板大笑说："还是我给你解解梦吧。依我看你这次一定会考取功名的。墙上种白菜意思是要高种（中）啊！戴斗笠打伞说明你有备无患。第三个梦是指翻身就可以得到的啊！"于是秀才精神抖擞去参加考试，结果中了个探花。

这个笑话表面看仅仅是个玩笑，但是里面却蕴含着深深的寓意。一方面说明对待同样的一件事情，人们怎样看待它，怎样认知它，也

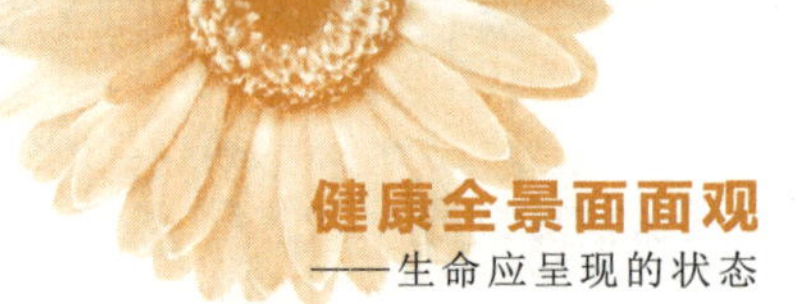

决定了会采取怎样的行动和态度去解决它。另一方面也说明外界对于个人的心理暗示作用发挥着怎样的强大力量。在生活中当人们对事情的结果不是太确定的时候，会更加关注外界环境中原本没有关联的事物发生的变化，并把这些变化和自己心里想的事情联想起来，从而进一步加强自己的方向感和确定性，减轻自己的焦虑。

消极的暗示会使一个人的心态变得多疑、沮丧、恐惧、焦虑、悲伤、受挫。积极的暗示会使人的心态自信、自爱、坚强、快乐、兴奋。可以想象，不同的心态会给你带来不一样的结果。

再谈谈老年人群体。“衰老是一个被灌输的概念。”心理学家认为，“老年人的虚弱、无助、多病，常常是一种习得性无助，而不是必然的生理过程。”关于衰老的很多思维定势是经不起推敲的。比如人老了，记忆一定会衰退吗？

脑神经科学的证据显示，一半以上的老年人，其大脑活跃程度与20多岁的年轻人并没有区别。他们在短期记忆力、抽象推理能力以及信息处理速度等方面的能力都不差于年轻人。那么，到底是什么抑制了他们的真实潜能？

根据心理学家的分析，这是因为人们身处一个崇拜青春而厌弃老年的社会。年轻的时候，我们想当然地以为自己永远不会老。与此同时，我们固执而轻率地认定衰老和能力减弱有着必然的联系。某天早上我们醒来，惊恐地发现自己已步入老年，这种思维定势往往极具杀伤力。当人们发现自己的记性越来越差时，最现成的解释似乎就是我老了，而很少再去寻找其他的可能性，这也许是失去了记忆的动机和意图。

事实上，很多心理测试都证实，一个人衰老的速度与环境暗示很有关系。与一个比自己年轻的人结婚，往往长寿；相反，与一个比自己年老的人结婚，往往短寿。社会的共同认知规定了什么样的年龄应该穿什么样的衣服，否则就是为老不尊。

潜意识对一些事物或现象的暗示最为敏感，分别是信心、爱、欲望、音乐、友情、盟约、折磨与痛苦的体验、自我暗示、恐惧、对神经刺激的物体，其中信心和爱是最有力量的。

认识了潜意识的暗示原理，就要训练自己，开发有益的正面暗示，严格控制负面暗示。对过去无意吸收到的消极信息，学会清洗，让潜意识充满正能量。学会放松自己，学会植入健康信息，吸收正能量，把你冥想的健康内容输入到你的潜意识中。大家都知道，人在放松的时候，处于一种催眠状态。这时，你的潜意识自然会浮现出来，任何信息在这个时候都非常容易进入。这是输入健康、正能量信息的最佳时间。比如：我一定会成功！我上台演讲充满信心！我会战胜胆怯与软弱！在患病时，要暗示自己，我会战胜疾病恢复健康！每天给自己制造一个机会，对自己的心灵发出有益呐喊 20 声。

4. 情绪与健康潜能

一些从事艺术、学术创作，书呆子型的知识分子，他们容易出言伤人、行为古怪。这类人常被指责为狂妄或不谙世事。事实上，这些直言不讳的语言往往来自人的无意识（也称潜意识）。人从意识层面说出的话语一般都是经过理智控制的。俗话说的“直肠子”，就是指人说的话没经过大脑思维，没经过意识层面的思考和判断脱口而出。从人际关系上说，这类性格的人容易得罪人，群众考评常不合格。但从心理学角度，这类性格的人往往直觉强，灵感多，富有创造力。

潜意识是非不分，积极消极、好的坏的统统吸收，常常跳过意识而直接支配人的行为，或直接形成人的各种心态。所以，成也潜意识，败也潜意识。训练对潜意识的控制能力，使它为人们的健康潜能服务，而不是把人们导向反向。

潜意识里存放喜、怒、哀、惧、惊、厌恶等基本情绪，是人类得以延续的基本动力和保障。基本情绪还引导着人体内巨大的动力，一旦被外界情形引发，里应外合，如水银泻地，事关生死存亡，潜意识大门大开。情绪越强烈，人的潜力就越容易被激发，潜意识大门越容易打开。

音乐、绘画、寓言等艺术作品之所以能够让人们记忆深刻，影响人们的行为，就是触发了人们的情绪，避开了人们意识的审核，悄悄地撬开了人们的潜意识大门，把附载的信息神不知鬼不觉地放入进去。

情绪是一种流动的能量。它很难控制，它是一个人内心真实想法的体现。情绪对生存具有重大意义，它会提醒人正面临的危险，为人们提供信息，帮助人们应对现实世界。当人们产生情绪的前后，便会做出一定反应，生气会做出攻击行为，快乐会继续作为，伤心会选择离开，惊奇便会设法探听，厌恶会想方设法离开，惊恐会选择逃避等。

每当因工作、事业、家庭、恋爱等引发生气或失望时，人们往往会把自己关在房间或厕所里，敲打电脑键盘、摆弄手机、发呆、哭泣。周围的人只能推测他们发生了什么，很容易对他们做出最坏的假设，但又不敢问他们。于是，他们感觉被冷落、被抛弃，而身边的人因为无法解开这个谜而困惑。因此，不管是对孩子还是大人，在他们不会或不愿表达自己的情绪时，我们只能让自己学会感知他们的真正情绪。感知不是用眼，而是用心，用自己敏感的心灵给出指示。

为了健康，我们要学会管理不良情绪。在不良情绪将要发作时，及时逃离现场；可以改变认知，反省自己；如无法躲避，要尽可能控制情绪，尽量不大喊大叫，学会深深长吸一口气，默念“这没什么”。进入自己的潜意识世界，与自己的心灵对话，将自己心中的委屈、不满、压力用意象或冥想告诉潜意识，启用潜意识的能量帮助你消除。当你学会用潜意识力量发泄、消除不良情绪时，也就提升了你的健康潜能，这也是管理情绪的最佳办法。

5. 入静与健康潜能的发挥

静有着无穷魅力和非同寻常的力量。静是韧性的智慧，静是一种奇妙的心态。静是大自然的赏赐，静是一幅和谐温馨的社会风情画！对一个人来说，静是一种成熟，一种素养与内涵。那些动若脱兔者自然是充满活力与朝气的，但是，他们缺乏静所拥有的耐心与毅力。动者善于行动，而静者善于观察，他们很细心，也很严谨，他们慢条斯理，举手投足间显现出大家风范。

静出奇迹的一个案例：有一个巨商，为躲避动荡，把所有的家财置换成金银票，特制了一把雨伞，将金银票小心地藏进伞柄之内，然后把自己打扮成普通百姓，带上雨伞准备归隐乡野老家。不料，途中出了意外，他打了一个盹，醒来之后雨伞竟然不见了！

巨商毕竟经商数年，他不露声色地仔细观察，发现随身携带的包裹完好无损，断定拿雨伞之人肯定不是专业盗贼，估计是过路人顺手牵羊拿走了雨伞，此人应该就在附近。巨商于是就在此地住了下来，购置了修伞工具，干起了修伞的营生。

春去秋来，一晃 2 年过去了，他没有等来自己的雨伞。但是，巨商在修伞的过程中，了解到有些人的雨伞坏得不值得一修的时候，就会重新买新的雨伞。巨商于是又挂出“旧伞换新伞”的牌子，换伞不加钱。一时间，换伞的人络绎不绝。

不久后，有一个中年人夹着一把破旧的雨伞匆匆赶来，巨商接过一看，正是自己魂牵梦绕的那把雨伞，伞柄处完好无损，巨商不动声色给了那人一把新伞。

那人离去之后，巨商转身进门，收拾家当，从此消失得无影无踪。

静出健康与智慧。巨商的无言等待，是静后的智慧。在突如其来的事件面前，巨商能够沉着应对，从而化险为夷。

静会让你懂得，一旦面前出现惊涛骇浪、乌云笼罩，焦虑、苦恼非但于事无补，有时还会使事情变得更糟，而恰如其分的静，能够让你稳住阵脚，挽回损失。

诸葛亮《诫子书》中提到：“夫君子之行，静以修身，俭以养德；非淡泊无以明志，非宁静无以致远。”诸葛亮忠告孩子宁静才能够修养身心，静思反省。如果不能够静下来，则不能有效地计划未来。从静中能领略感悟人生真谛。佛家参禅，讲究静。所谓静，是指心界，而非物界的沉寂。从古至今，有不少健康规律的认识及良好行为的养成都是从静中体悟到的，并积极践行。只有静心才能专注，专注则更容易事半功倍。专注的人内心平静，少了患得患失之心，更有益于健康。

在工作、生活中出现的危险、危机，人与人之间的矛盾冲突，都能在选择克制、沉着时，让自己先冷静下来，找到解决问题的最好办法。静的力量无时无刻不在我们生活中出现。

学习入静冥想对健康有神奇功效的原因是肌肉、心灵放松后，与快乐、兴奋有关的内啡呔、多巴胺等激素的分泌会越来越活跃，不知不觉就清除了坏情绪，减少紧张、焦虑、疼痛、恐惧不良感觉等，使潜意识的思考能力、记忆力、创造力变得更清晰。

6. 梦与健康潜能

心理学家荣格认为，梦是未加修饰的真理，梦是无意识智慧的表现。像睡眠一样，梦境很容易受到心理和生理健康问题的影响。很多情况（比如生活压力、药物）会影响并干扰梦境，使做梦更加困难。

焦虑往往伴随着噩梦，而噩梦的出现则可能暗示了某种心理冲突。研究者发现，在所有的重度抑郁症患者中，做噩梦的次数与患者的自杀倾向有关。处于抑郁或者焦虑中的人更有可能做压抑、不安和恐惧的梦，有时甚至会反复做梦。

有证据表明一直使用一种类型的药物来治疗抑郁症可能会改变梦境。一种名为选择性五羟色胺再摄取抑制剂的药物似乎会通过多种方式影响摄入者的梦境，这种药物会加剧患者做梦的频次，也会使更多的积极情绪在梦境中出现。停止使用这种药物，则可能导致患者做噩梦。

药物和酒精也会影响梦。酒精会扰乱正常健康的睡眠时间，导致睡眠碎片化。酗酒或者临睡前喝酒可能会改变和减少快速眼动睡眠的时间。研究表明酒精成瘾的人会做更多的带有消极情绪内容的梦。大麻同样也会干扰和减少快速眼动睡眠的时间。研究也证明了戒掉大麻和可卡因后会少做奇怪的梦。

有一定睡眠障碍的人可能伴随有梦境变化。失眠会提高对梦境的回忆，也会导致做更多紧张和不安的梦（忧郁症和焦虑症患者很多也是失眠患者）。阻塞性的睡眠会暂停呼吸，因为它会干扰正常的快速眼动睡眠，从而干扰患者，使他们做更多带有奇怪和消极内容的梦。发作性睡病是一种由于白天极度疲劳以及睡眠周期改变造成的失调，也会导致患者做很多消极和奇怪的梦。

对一群头脑清晰可以正常做梦的人所做的研究发现，这些人可以利用梦境很高效地解决一些创造性的问题（在这个研究中，创造性的难题是由研究者指引的一个隐喻意思），梦也会影响我们清醒时的思维。

通常来说，梦境提供人们对于什么占据着、困扰着人的思想情感相关的洞察力。梦时而有治愈的能力，时而又很神秘，总之梦是迷人的，梦可以塑造人们，帮助认识自我。

做梦是睡眠活动中的一种表现形式，俗话说：“日有所思，夜有所梦。”人们往往有种误解：做梦多了，睡眠质量就差，对身体不好。但是最新的科学研究表明，做梦不仅对身体无害，反而有利！做梦对人的健康有一定的益处，表现如下：

（1）解除疲劳，休整身体

疲劳就是人在体力活动或脑力活动以后，能源耗竭的感受。睡眠可以解除这种疲劳，睡着了，人的新陈代谢降低，肌肉的能量消耗也降低了，为了节能，体温也降低。人在睡眠的时候，还有一个功能，就是合成新的蛋白质。人体所需要的新蛋白质，多半都是在睡觉的时候合成，所以睡眠是缓解疲劳与休整身体必不可少的行为。

（2）整理信息，带来顿悟

白天经历了很多事情，我们的大脑要时时地记忆，时时地监控，时时地记录你周围所发生的一切。视觉信息量很大，只要你眼睛一扫，所有的刺激都会跑到你的大脑里面去。当你睡眠的时候，脑子就会回放，一边回放，一边整理，然后根据不同的内容，分别把它放到脑子不同的功能回路里边。

另外，大脑在夜间还有学习的功能。比如说西方有个很有名的奇案，侦探白天就百思不得其解，想不出来这个案子是怎么发生的。结果他晚间做梦，梦出来是怎么回事，第二天按照梦的提示，他破了这个案子。梦有时候会带来顿悟，有时候会带来创新性思维。

（3）调节心理

我们知道，如果前一天晚上做了好梦，第二天就会感到精力充沛，心情舒适。但如果做了噩梦，第二天心情会不愉快，感觉没有睡好，心情焦虑、烦躁、爱发脾气，做事静不下心来。可见做个好梦是保持良好心态的一个必不可少的环节。

从精神分析角度看，梦的意义就在于欲望的满足。不管你是高尚的人，还是卑微的人，我们的心灵深处，都收藏了太多太多意愿，以及能够说出口和不愿或不能说出口的欲望。这些无穷无尽的欲望中，许多在现实生活中无法即时满足或根本不能满足。现实生活中未能或不能获得满足的欲望，可以在梦中获得心理上的满足，调节心理平衡。

如果没有梦，那么大大小小的欲望就会让人们无法安睡。即使人们有时在梦中感到焦虑不安，也一样可以让做梦和睡眠两不误。

（4）治病的力量

梦能医治抑郁症，著名作家威廉·斯泰伦年轻时并不相信梦有何种意义，然而他梦见一个女子的倩影，灵感如泉涌般地写下名著《苏菲的抉择》后，开始注意梦境，甚至养成记录梦的习惯。

20 世纪 80 年代中期，这位功成名就、生活优越的老人，有段时间突然感到沮丧，长期陷入忧郁与悲伤中，这半年是他人生中最黑暗的时期。患上抑郁症的他感到对什么事都提不起劲，没有灵感，不想见人，更没有记下任何梦境。有一晚，他做了一个很长的梦，梦中的场景转得极快，但全部都是发生在游乐场中，他在玩各种刺激的游戏。醒后，他觉得焕然一新，沮丧退缩的症状也逐渐减轻，他认为自己的抑郁症因这刺激的梦而痊愈。

（5）发泄情绪的力量

梦中发泄情绪恢复心理健康的案例：有个老役夫在富人手下干仆役，整日被差遣，白天累得精疲力竭，在呻吟哀求中度过，入夜，他在昏沉疲惫中入睡。有一晚，他在精神恍惚中入睡，他竟然梦见自己当上国君，地位居万人之上，游宴宫殿，寻欢作乐，尽情地享受人间的一切。不过早晨梦醒之后，却仍然劳累如故。后来，有人看他这样辛苦便来安慰他，可他却自有看法："人生百年，昼夜各半。我白天下苦力，晚上做国王，真是其乐无比，又有什么可以埋怨的呢？"通过梦境使不满与怨恨得到疏解。

对于做了自己亲近的人出现在噩梦中要重视，而地点、人物表情是分析噩梦的重要依据。我们做噩梦后要正确对待，首先不用紧张，自己分析是否因为心理担忧、焦虑引发的噩梦；其次对属于事业受损、车祸、身体、天灾人祸的噩梦，可以有意识地在近日内采取一些相应预防措施；最后要学习解析自己的梦，人类 1/3 的时间在睡梦中，也许一个梦的预示会改变你的一生！

唤醒人的潜意识智慧，将事故、厄运防患于未然，将命运掌握在自己手中。

7. 疾病康复与健康潜能

大脑功能由意识和潜意识构成，潜意识总是不断地听从暗示，潜意识完全控制着人们的身体功能和感觉。几乎所有的病症都可以通过暗示的诱导，在受试者身上产生。疾病康复及抗衰老与健康潜能有着密切关系。很有代表性的例子比较多，如报道有人由于在医院把化验结果张冠李戴了，给没有某种疾病的人错误地戴上某种疾病的帽子，结果这人身体马上不行了。医生对病人治疗康复的信心不足，给了一种治疗无望的暗示，也会使病情加重，特别是肿瘤病人，如果医生认为病人没有康复的可能，病情会很快加重，甚至导致死亡。

发挥健康潜能使疾病康复的事例也很多，如有个案例：美国一位女心理学家，做活组织检查时发现胃部有癌细胞，专家建议的治疗方法当然是开刀动手术，她在同意治疗之前，决心先试一下调动潜意识的力量，每天睡觉前，她都安静地祈祷："每个细胞、神经、组织、器官都痊愈起来吧！我的整个身体都会重新获得健康与和谐……" 1个月后，各项检查表明，她体内没有癌细胞了。女心理学家的自我解释是：一旦在感情深处建立了希望，潜意识的动力学行动会在睡眠期间仍然保持活动状况，此时意识和潜意识的冲突减弱到最低点，使潜意识的能量发挥到最高点而出现奇迹。

法国医学教授希波莱特·伯恩海姆谈到一个案例：一位患舌头麻痹症的病人失去了说话的能力，各种治疗都不起作用。他告诉患者说，他有一个新设备可以治好他的病。其实只用了一个袖珍口腔温度计放在病人的口中，病人却认为这是能治好他病的一种特殊仪器。几分钟后，病人居然大叫了起来，他的舌头恢复了自由。毫无疑问，对病人的口头暗示可带来组织的变化。其实有很多安慰剂治疗疾病见效都是这一道理。

这些事实都清楚地表明，潜意识不断地服从于意识暗示的作用；

潜意识能控制身体的各功能、感觉及状况。所有这些现象都反映了暗示的作用，经常提醒自己，治愈的力量在你的潜意识里。

潜意识具有对疾病的防治和康复功能，其能量与作用是无法衡量的，它控制你的心跳、血液循环，调节你的消化、吸收和排泄功能。潜意识存在于我们每个人的大脑中，当我们能认识它，并发掘它为我们所用，也就能增强自己的生命能力，研究开发潜意识的力量，对社会有益、对健康有益。

美国心理学家艾伦·朗格教授在1979年做了一个很有趣的心理学实验。故事是这样的：在匹兹堡的一个老修道院里，朗格教授和学生精心搭建了一个“时空胶囊”，这个地方被布置得与20年前一模一样。他们邀请了16位老人，年龄都在七八十岁，8人一组，让他们在这里生活1个星期。

这1个星期里，这些老人都沉浸在1959年的环境里，他们听50年代的音乐，看50年代的电影和情景喜剧，读50年代的报纸和杂志，讨论卡斯特罗在古巴的军事行动，美国第一次发射人造卫星。他们都被要求更加积极地生活，比如一起布置餐桌，收拾碗筷。没有人帮他们穿衣服，或者扶他们走路。唯一的区别是，实验组的言行举止必须遵循现在时，他们必须努力让自己生活在1959年，而控制组用的是过去时，用怀旧的方式谈论和回忆1959年发生的事情。

实验结果是，2组老人的身体素质都有了明显改善。他们刚出现在朗格的办公室时，大都是家人陪着来的，老态龙钟，步履蹒跚。1个星期后，他们的视力、听力、记忆力都有了明显的改善，血压降低了，平均体重增加了3磅，步态、体力和握力也都有了明显的改善。

不过，相比之下，实验组，即“生活在1959年”的老人进步更加惊人，他们的关节更加柔韧，手脚更加敏捷，在智力测试中得分更高，有几个老人甚至玩起了橄榄球。局外人被请来看他们实验前后的照片，几乎不敢相信自己的眼睛。这个实验中老人的大脑和身体之间到底发生了怎样的交互作用还不是十分清楚。唯一可以肯定的是，在心理上，这些老人相信自己年轻了20岁，于是身体做出了相应的配合。为了维持时间感，那些“活在1959年”的老人必须付出更多的“专注力”，即更有意识地“活在当下”，因此他们的改善更明显。虽然不至于“返老还童”，但这个实验至少证明了，我们生命最后阶段的衰老并非是不可逆转的。

心理学家研究指出：当一个老年人对自己的生活有更多的控制权时，比如他能决定在哪里招待客人，玩什么娱乐节目，自己照顾房间里的植物，他会比那些被全方位照顾的老人更加快乐，更爱社交，记性更好，而且活得更久。

在社会上，一个人没退休，生龙活虎，退休了，整个人像漏气的皮球，好像马上就进入了晚年期。从整个理念上认为自己已经老了，成了社会的负担。在潜意识里，给自己埋进了衰老的信号，于是，生活、起床、衣着对照着老年人的习俗，自己将自己推向老人堆里。因此，老人做点家务事，是最好的运动，也是最好的抗衰老良药。

“我的头脑很健康、气血运行畅通，潜意识的力量促进我的神经元、脑细胞充满旺盛的生命力。”心理年龄年轻也促使生理年龄变得年轻。这就是人们的健康潜能通过潜意识激发出来，促进整体健康。

（三）激活更高层次的健康潜能

1. 生命意义赋予健康最大的活力

追求生理健康、心理健康、社会适应良好不同维度健康，也将赋予人生不同的意义。心理学家有一个共识：每个人刚开始都只想到求生、保持身体及其基本目标的完整性，这时，人们考虑的健康主要是生理健康。这时人生的意义很简单，就只是求生、求舒适、求享乐而已。当基本生理需求得到满足，身体的安全得到充分保障后，随着接触的范围不断扩大，一个人也就不断扩张他的生命意义系统，生命意义从个人延伸到家人、邻居、宗教或种族等更大范围的生命价值，把个人命运与更大团体的命运结合与融合；对自我的认识也发生了从小我到大我的转变。这些过程会提升个人的复杂性，增加个性的力度与弹性，更有利于提升心理健康。随着健康层次提升，心智的成长，我们又回到自我的反省。个人再次转向内心，从自我寻求权威与价值标准的新基础。这时，他不再盲目认同，开始发展独立自主的善恶观念，人生的主要目标变为追求成长、进步和实现潜能。前面各步骤都已臻至圆熟，最后才能展开最大的人生价值实现，体现更大而融合的人生意义，这是最后一次脱离自我，认同他人及宇宙共同的价值观。在这个阶段，人性的修炼、修行达到功德圆满，成为听任河水控制船行方向的佛陀，终于心甘情愿地让自己的利益融入大我的利益之中。

建立一套生命意义系统的过程，首先，精神能量要投注在个体的需求上，精神秩序就是享乐的同义词。这一层次完成以后，注意力就可以转移到社群的目标上，从健康角度考虑，就是建立良好的社会适应，在社群中处理好人际关系，对自己在社群中的角色定位有很好的理解，亦即在团体中做具有意义的事。这时信仰、爱国心、别人的接纳与尊敬，都成为内在秩序的变数。这套辩证过程的下一个动作又回到自我：一个人对较大的人群体系产生归属感以后，开始觉得发掘个人极限变成一项挑战，这促使他追求自我实现，并尝试不同的技巧、观念与训练。在这个阶段，乐趣已取代享乐，成为主要的“报酬”。人在这个阶段又成为追寻者，这时如不能及时做好心理调整，很好做到角色转变，改变专注力方向，就易导致心理健康问题。中年人常会出现中年危机，他的人生努力方向可能会变化，个人能力的极限也构成越来越沉重的压力。从这时起，个人已准备最后一次改变精力的方向：他已知道什么事自己能做，什么事光凭一个人的力量做不到，最终目标是跟一个超乎个人的体系，一种主义、一种观念、一个超越的整体合而为一。

健康全景下的生命意义，是随着追求健康的层次变化，进而实现不同的人生价值和生命意义。部分人永远停留在追求生理健康，即求生阶段。个人利益的合理安排也能赋予生命意义；大多数人很可能在这个阶段就觉得很安适，家庭、公司、社区或国家，就成为他们主要的意义源泉。较少的人攀升到反省式个人主义的更高层次，到达与宇宙价值观结合的境界。

中国特色社会主义进入新时代，温饱问题解决，生活安全有了保障，追求生命意义也要提升档次。健康全景下的生命意义也是按照复杂度渐次增加而显现的过程。大多数理论都承认个体与团体的对峙，以及独特化与整合不断交替发生的重要性。从这个观点来看，个人的生活包含一连串不同的“游戏”，代表不同的目标与挑战，这些目标会随着个人渐趋成熟而改变。复杂性需要人们投注精力，培养与生俱来的技巧，学习自制与自立，意识到自己的独特与极限。同时，人们也需要投注精力去认识和了解个人疆界之外的力量，并设法与之配合。当然人们大可不理会这些事情，但如果不行动，多半的情形下，你迟早会后悔的。

每一个人都面临着接触范围不断扩大，遇到更大更多人际关系和担当的角色。这时，如果能从工作和友谊中找到乐趣，并且把每一次挑战都视同磨炼自己新技巧的机会，生活带来的回报当然会超过一般的水准，但这仍然不足以保证人们会达到最优体验。不能以一种有意义的方式相互衔接的活动，只能产生支离破碎的乐趣，这时人们还是抵挡不住突如其来的袭击。即使最成功的事业，最令人满足的家庭生活，早晚也会枯竭；对工作的热情会逐渐冷却，配偶会离开人世，孩子也会长大离家。因此，人们必须完成控制意识的最后一步，也就是达到最优体验，即个人成长完善。

要做到这一步，就是要化整个生命为统一的心流体验。如果一个人决心实现一个困难的目标，所有其他目标都是为这个大目标而存在，他就会投入所有精神能量，培养实现这一目标所需的技巧，那么

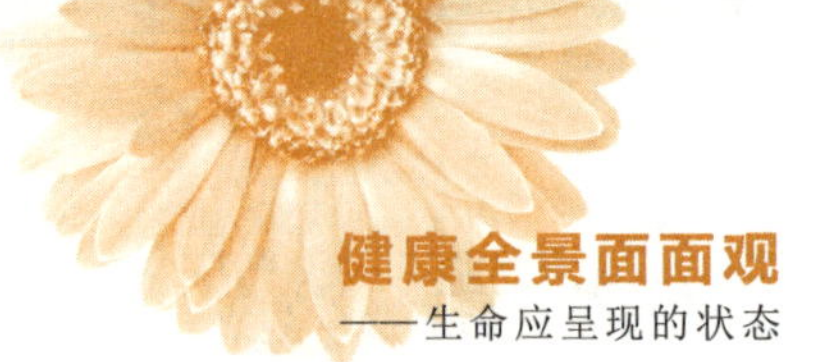

所有的行动与感受就会形成蔚为和谐的整体，人生各个不同的部分也会契合无间。不论过去、现在，还是未来，每种活动都深具意义。在这种情形下，一个人的生命就有了完整而辉煌的意义。

只要最终目标能为一生的精神能量建立秩序，它本身是什么并不重要。它可能是成为啤酒瓶收藏家、找出癌症疗法或纯属生物本能，希望儿女过得好，光耀门楣。只要方向明确，行动规则清楚，并能提供集中注意力的方法，任何目标都能使人的一生充满意义。

2. 有意义的人生是激活最高健康潜能的主要实现方式

无论一味被动地服从生物本能还是社会规范所提供的统一目标，人们都可以根据理性与自由选择，创造和谐。精神能量与人生主题结合时，意识就能达到和谐。真正有意义的人生计划乃是一个人知道自己有选择的自由后，根据经验进行理性的价值判断所选择的主题。只要选择足以代表这个人真正的感觉与信念，这就是最好的选择。好的人生计划有自发的动机，因自身的价值而被拣选。人生主题也有区分："发现性"人生主题是一个人基于个人经验和选择的自觉，自行撰写行动的脚本；"接受性"人生主题则是按照别人写就的脚本，扮演好分配在自己头上的角色。

这两种人生主题各有优缺点。接受性人生主题在健全的社会体系下，能运作得很妥善，但社会体系一出问题，个人就很可能陷入变态的目标，不能自拔。"发现性"人生主题的弱点：因为它是个人自行界定人生方向，奋斗之下的产物，所以往往缺乏社会的认可，它的创新和与众不同常被世俗视为疯狂或具有破坏性。根据我们每个人所处的时代，结合个人自身状况和成长经历，我们可选择适合的人生主题。只要我们能规避人生主题的缺点，发扬优点，我们都能赋予生命更大的意义。为最大化生命意义，我们可从以下途径做起：

（1）变苦难经历为有意义的人生

余光是一个发掘变苦难经历为有意义人生主题的人生好范例。余光在一个贫穷的家庭中长大，他的父母只认得少量字，勉强能读、能写。快节奏的生活令他们胆怯，但他们崇拜国家和一切代表这个国家的权威，并严格遵守社会道德规范。余光在 7 岁的时候，父母花了一笔积蓄，买了一辆玩具电动车送给他当作生日礼物。没几天，他在附近骑车时，被一辆不遵守交通规则的汽车撞倒，受了重伤，玩具电动车也全毁了。驾驶人是个有钱的小老板，他开车送余光到医院，求余光不要报警，承诺负担一切费用，并且买一辆新的玩具电动车赔他。余光和他的父母相信了这个人的承诺，依约行事，但不幸的是，肇事小老板离开医院后，再也没有出现过，余光的父亲只好借钱偿还高昂的医药费，玩具电动车当然也没了下文。

这件事很可能在余光的心灵里留下永远的创伤，使他变成一个愤世嫉俗的人，凡事只谋求自己的利益。事实并非如此，余光从这次经历中得到教训。他从中创造的生活主题，不仅赋予他自己生命意义，也帮助很多人变苦难经历为有意义的人生。这场意外发生后的很多年，余光和他的父母一直对陌生人抱着敌视、怀疑及困惑的态度。余光的父亲自觉是个失败者，开始酗酒，成为一个闷闷不乐、凡事退缩的人。看起来，贫穷无助已对这家人造成莫大的伤害。但是，余光十四五岁的时候，在学校读到一些法律书籍时，他把这些法律原则与法制精神跟自己的遭遇结合在一起，他渐渐认清，家人的贫穷与疏离并非他们自身的错，而是因为他们不明白自己的权利，不懂得游戏的规则，不能向有权管辖的人提出有效的抗议。

于是，他立志做一名法律工作者，不仅为了改善自己的生活，更为了确保发生在他身上的不公不义，不会在处境跟他类似的人身上重演。一旦目标确定，他的决心就毫不动摇。他努力学习，考入某政法大学就读，并担任一位知名法官的助手，最后终于成为法官。丰富的工作经历，在完善法律上发挥重要作用，对处于不利环境下的人伸出援手。他毕生的思想、行动与感情都在他十来岁为自己选择的主题下得到统一。他至死方休的努力，是一场了不起的游戏，遵守他所制订的目标与规则进行。他觉得人生极具意义，每一场挑战都充满乐趣。

“发现性”人生主题的形成有共同的原则：首先，这种主题往往是对早年遭受重大伤害的反应，成为孤儿、遭人遗弃、家人或自己身患重疾、受到不公平待遇等。伤害本身并不重要，人生主题永远不可能靠外在事件决定。重要的是，一个人对痛苦做何种阐释。如果父亲是个残暴的酒鬼，子女对这个问题可以有数种不同的见解：他们可能会告诉自己，父亲是个该死的混蛋；父亲是人，人都难免有缺点、有暴力倾向；父亲的困境是贫穷所造成的，要避免跟他一样的下场，就得设法赚钱致富；父亲的行为是无助和未受教育所引起的。只有最后一种阐释，能导向余光所选择的那种人生主题。

用哪种方式阐释遭受的痛苦，才能变苦难经历为有意义的人生，这是一个值得深思的话题。首先我们必须把苦难经历解释成一项可能的挑战。例如，余光把自己的遭遇看成少数穷苦人的无助与权利受到剥夺，不怨怪父亲，然后他才能培养适当的技巧，学习法学，以解决他眼中损害个人生活的症结。这种把伤痛的事件转变成挑战，赋予生命意义的原动力，就是从混乱无秩序的意识中发现秩序的能力。

完全从自我出发，很难实现这一转变，变苦难经历为有意义的人生很少会在应付个人问题时出现。它所涉及的挑战一定要能适用于其他人，甚至全人类。以余光为例，他所提出的无助问题，不仅适用于自己和家人，也适用于所有与他父母类似的穷苦人，不论他为自己的问题找到什么样的出路，都会惠及很多人。这种广泛利他的解决方式，是有意义人生主题的典型特征，它为很多人带来生命的和谐。

类似的变苦难经历为有意义人生的例子：人道主义的马克思主义哲学家葛兰西对近代欧洲思潮有很大的影响。他天生驼背，出生在一个贫苦的农家。幼时，他父亲曾入狱多年（后来证明是冤狱），家中几无隔宿之粮。葛兰西自幼体弱多病，据说他母亲每晚都为他穿上最好的衣服，让他睡在一具棺材里，因为她认为，一早起来他可能已经死了。由此看来，他的前途实在很黯淡。然而，葛兰西无视种种障碍，不但活了下来，还接受了良好的教育。他成为老师，生活勉强有保障后，并毫不懈怠，决心跟损害母亲健康、侮辱父亲名誉的社会状况抗争到底。他最后成为大学教授和国会议员，无畏地对抗法西斯主义。在死于墨索里尼的黑狱中以前，他不断用美丽的散文，刻画人类若能

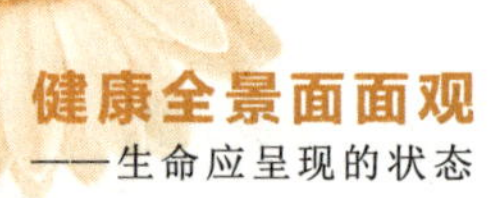

摒弃怯懦与贪婪，将会生活在多么美好的世界里。

类似葛兰西型的人格很常见，这充分证明：童年恶劣的外在环境，不见得会导致长大后内心缺乏意义。发明大王爱迪生小时候是个穷苦多病的孩子，还被老师认为是低能儿；爱因斯坦幼时生活充满焦虑与失望；罗斯福夫人从小是个寂寞、神经质的女孩，最后，他们都创造了有意义的人生。

（2）超越前人智慧

如果赋予生命意义有特别的方法可循，主要是从前人建立的秩序中汲取经验，找到一个避免自己内心被扰乱的模式。文化会累积大量的知识，可资运用在这方面。伟大的音乐、建筑、艺术、诗歌、戏剧、舞蹈、哲学、宗教，都是以和谐克服混沌的好榜样，任何人都可以仿效。我们会从老师、书本、模型中，寻求制造这些东西的资讯，从先人的知识中寻求超越，设法更上一层楼。

长大后能顺利建立一致人生主题的人，他们常记得小时候听父母讲故事或念书给他们听的情景。听一个值得信赖而充满爱心的大人讲述童话故事、先进人物的故事、历史英雄的丰功伟绩、家族的憾事，往往是一个人从过去的体验搜集有意义资讯的第一次接触。

（3）从书中获得启发

不论出身背景如何，人生稍后的阶段仍然有很多从过去汲取意义的机会。很多发掘到复杂人生主题的人，若不是以他们深为尊敬的长者或历史人物为模范，就是从书本中找到行动的新方向。例如，我们中许多人阅读前苏联作家尼古拉·奥斯特洛夫斯基所著的《钢铁是怎

样炼成的》这部长篇小说后，从书中保尔·柯察金的成长道路受到启发，在革命的艰难困苦中战胜敌人，也战胜自己，把自己的追求和祖国、人民的利益紧紧联系在一起，最后为社会、为革命事业做出巨大贡献。一位现在已成名的社会科学家，谈到他少年时读《双城记》，狄更斯笔下社会与政治的乱象给他留下了深刻的印象，这跟他父母第一次世界大战后在欧洲的经历相呼应，因此他当时就决心设法了解，为什么人类要把彼此的生活搞得这么痛苦。还有一个男孩儿，在管教严格的孤儿院长大，偶尔读到霍雷肖·阿尔杰丛书中的一个故事，书中描写一个跟他一样贫苦寂寞的小孩儿，靠着努力和运气发达起来，他就想："他做得到，为什么我不能？"今天他已退休了，是一位以乐善好施闻名的金融家。也有其他人因读到柏拉图的对话录，或科幻小说的英勇行为，一生就此发生了重大的改变。

优秀的文学作品往往包含有秩序的资讯，包括把各种行为模式、目标模式如何成功运用于有意义的目标，规范人生的典范。很多生活陷入混乱的人，得知在他们之前也有人面临类似的问题，就能重燃希望，克服困境。

（4）信仰的力量

我们仍不时遇见把内在秩序建立在过去伟大宗教启示之上的人。成功的商人抽时间到医院陪伴垂死的病人，因为他们相信，照顾受苦的人是有意义人生不可或缺的一环。很多人从祷告中获得力量和宁静，还有很多人根据有意义的信仰体系，建立心流的目标与规则。

欧美发达经济国家出现的经济危机，西方宗教内乱和教派斗争，造成许多人思想冲突不断加大。在这一大背景下，越来越多的人认为，唯有共产主义才能解决人间的混沌，它终有一天会横扫全世界。中国共产党始终坚持和发展马克思主义信念，带领全中国人民不断创造新辉煌，实现中华民族伟大复兴的梦想。这一切都充分证明共产主义思想是实现生命意义的最好选择。

以上途径不仅是生命意义最大化，也极大地激活了健康全景下最高形式的健康潜能。

（四）最大化生命意义

创造生命意义就是把自己的行动整合成一个能带来快乐的心流体验，由此建立心灵的秩序。对持有人生肯定会创造意义信念的人，通常都有一个富于挑战性、足够凝聚他们全部精力的目标，人生意义就建立在这个目标之上。我们把这个过程称为“找到方向”。行动必须有目标，如赢得一场比赛、跟某个人交朋友、用某种特定方式办成一件事。经由目标指引，达到集中注意力，投入一种实际可行而充满乐趣的活动。

痛下决心追求一个重要的目标，各式各样的活动都能汇集成统一的心流体验时，意识就呈现出一片祥和。知道自己要什么，并朝这个方向努力的人，感觉、思想、行动都能配合无间，内心的和谐自然涌现。生活在和谐之中的人，不论做什么、遭遇什么，都不会把精神能量浪费在怀疑、后悔、罪恶感及恐惧之上，精力永远用在有益的方面。

对生命胸有成竹的人，内心的力量与宁静，就是内在一致的最高境界。

方向、决心加上和谐，就能把生命转变成天衣无缝的心流体验，并赋予人生意义。达到这种境界的人再也不觉得匮乏。意识井然有序的人不需要害怕出乎意料的事，甚至也不惧怕死亡，活着的每一刻都饶富意义，大多数时候也都乐趣无穷。这种境界也就是健康全景倡导的健康状态，要实现这一目标，应从以下方面努力。

1. 培养方向感

很多人都能在生活中为每天所做的事情找到统一的方向，一个像磁铁一般，能吸引他们的精神能量，并整合所有次要目标的标杆。这个目标决定一个人必须面对哪些挑战，才能把生活转变成心流活动。缺乏这样的方向感，即使是有秩序的意识也不会有意义。

在人类历史中，努力寻求能赋予经验意义的例子很多。例如，社会学家阿伦特指出，古希腊人通过英雄式的作为，追求不朽；基督教世界里的人们则效法圣徒，追求永生。阿伦特认为，终极目标与人生有限的认知有关：它必须能给人一种延伸到死后的方向感。不朽或永生都有这种作用，但运作的方式却不尽相同。中国共产党人将全心心意为人民服务作为自己的宗旨，众多共产党员在为人民服务中找到了人生价值和意义。希腊英雄崇高的行为是为了赢得同侪的尊敬，希望个人的英勇行为能靠歌谣与故事，一代接一代，传颂千秋万世。圣徒却放弃个人的独特性，一言一行都以上帝的旨意为依归，希望借着与上帝结合，得到永恒的生命。不论英雄还是圣徒，都为一个远大的目标，奉献全部的精神能量，终身笃行，至死方休，使生命成为统一的心流体验。社会其他成员就遵照这些榜样，过着比较平凡的生活，人生也算得上过着中规中矩有意义的人生。

2. 提升对目标的认同感

目标给人方向感，我们要对选定目标有高度认同感，并与维系自我完整充分结合起来，只有这样内外一致的目标才有执行力，也能为人们的生活创造意义。每个目标都有一连串影响，如果我们不准备把它们列入行动的方向，目标就变得没有意义。登山者在决定攀登一座崎岖的山峰时，已经知道要历经种种危险，把自己弄得筋疲力尽。如果他轻易就放弃，这场追求就没什么价值可言。

任何时代、任何文化，都有不计其数的父母为儿女牺牲自己，因而使自己的人生更有意义。还有许多人为了土地和同胞，付出全部精力。数以百万计的人为国家、信仰或艺术，放弃了一切。凡是能无视痛苦和失败，坚持下去的人，他的人生就有可能成为一股涓涓不断的心流：一系列有焦点、全神贯注、表里一致、秩序井然的体验，从内在秩序中创造出无穷的意义与乐趣。

今天的社会面临多样的抉择，个人的自由因而不断扩张，这是100年前无法想象的。但吸引人的选择机会一多，不可避免地会带来方向摇摆不定的结果；方向不定，决心当然会受到影响；决心不足，选择也就随之贬值了。欲望及不协调的目标太多，竞相争夺精神能量，应付这种情况唯一的方法就是挑出最基本的目标，把无关紧要的枝节目标剔除，并为保留的目标排定先后次序。要做到这一点，对经验进行独立反省，实际评估各种选择机会及其效果，一直被视为追求美好人生的最佳途径。

3.识别终生奋斗目标

我们要培养在众多目标和选择中挑选为之奋斗一生目标的能力。经过尝试与犯错，经过努力学习，把纷乱的目标理出头绪，挑出能带给行动方向感的那一个。最理想的方法其实应该是，行动与反省相辅相成。行动本身是盲目的，光靠反省又流于缺乏行动力。我们养成良好的反省习惯，就能很容易地觉察行动过程对生命健康的意义和作用。在为一个目标投下大量精神能量之前，应该先对目标进行认真思考，对是否是自己发自内心喜欢的，为此目标持续努力的动力是否强大，在可预见的将来，我是否仍然能从中得到乐趣，完成这件事以后，我还会喜欢自己并一如既往认同自己的选择等问题进行思考。

4.坚定信心，充分发挥主观能动性

目标与决心塑造人生，能创造内心的和谐感，意识中也会洋溢着流动不息的秩序。在养成自省的习惯之前，人类意识的原始状态确实已具备内在的平静，只是偶尔会被饥饿、性欲、痛苦或危险打断。目前带给我们那么多苦恼的问题是无法满足的需要、受挫折的期待、寂寞、沮丧、焦虑、罪恶感——这些都可能最近才侵入人类的心灵。这类情绪都是大脑皮层的复杂度急速提升，加上文化象征日趋丰富的副产品，它们可视为意识黑暗面的呈现。

小孩子在自我意识介入之前，做任何事都是发乎自然、全心全意的。当他们必须在人为设限下辛苦学习时，才会知道厌倦是怎么回事。这是简单、纯真意识的基本表现。人类意识受很多因素影响会越变越复杂，小孩子做任何事发乎自然、全心全意的状态会随着人类复杂性增加而有变化，复杂性的增加也会导致更多心理问题出现。从生物物种的角度来看，中枢神经系统的演化是一个因素。当心灵不再完全受直觉和反射作用限制，就有了选择。从人类历史的角度来看，语言、信仰体系、科技发展，是心灵内涵日趋独特化的另外一些因素。社会组织从一盘散沙的渔猎部落转为拥挤的大都市，角色独特化造成个人的思想与行动自相矛盾。原来所有人都以打猎维生，有相同的技巧和利害考量的时代已成过去。农夫、磨坊工人、教士、士兵，对世界的看法各不相同，没有绝对正确的行为法则，不同的角色需要不同的技巧。从个人的角度来看也是如此，年龄渐长，接触到互相矛盾的目标越多，不能协调的行动机会也越多。小孩儿面对的选择寥寥无几，冲突也小，但他们的年龄会一年年增加。童年时快乐自然涌现的那颗清明的心，会随着纷纭杂沓的价值观、信念、选择及行为模式，逐渐变得黯淡模糊。

很少人会坚持，简单的意识比复杂的意识好，虽然前者比较和谐。一旦摘下知识树上的果实，重返伊甸园的路就永远被封闭了。

现代社会快速发展，我们如何在变化中找到心灵的宁静和安详，回归和谐的心灵秩序，这就要求我们通过激活最高健康潜能的方式，充分发挥人们的主观能动性，做人生方向及个人发展成长的主宰，努力最大化人生的意义。

第四部分 合理就医

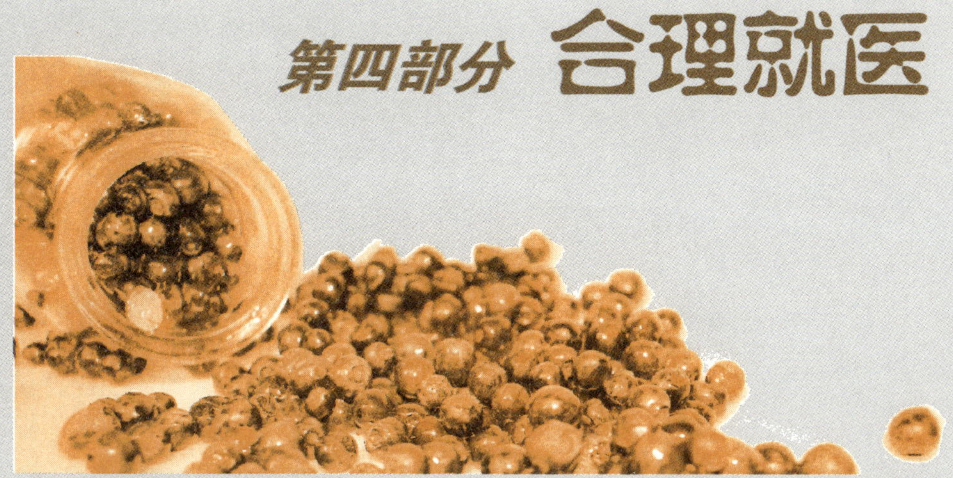

合理就医就是对健康异常状态的正确调适与修复，健康全景下的合理就医应该是全方位的、立体的调适与修复。合理就医不仅是医务人员的职责，更是患者及家属，甚至是全社会共同关注的大事。每个人都应是自己健康、疾病康复的第一责任人。做到合理就医必须做好健康自评，结合医院的各种检查化验结果和医生查明的症状，对自己的健康状况做出正确判断，进而才能实施科学的医疗决策。治疗手段上，不仅要考虑医疗机构提供的常规医疗手段，还要考虑院外的各种非常规医疗手段。对疾病康复真正做到医、养、调结合，全面处置。合理就医就是要根据辨证施治原理，从生理、心理、人际关系和谐等查明病因，采取有针对性的治疗方法，改善病症、去除病因，回复到健康状态。

一、做好健康评估与响应

（一）自评健康是合理就医的基础

健康状况的科学度量、数量化分析与评估是健康管理的先决条件，也是健康管理的基础工具和关键技术。自评健康具有较高的可靠性和稳定性，是一种易于理解和实施的健康测量方法。

自评健康，又称自测健康，是个体对其健康状况的主观评价和期望。自测健康是一种最常用的可获得个体全面健康状况的测量方法，它基于个体在对自身生理、心理、社会适应等方面的认识，将主观和客观的健康信息融合在一起，形成对自身总体健康状况的认识，是反映目前健康状况和预测未来健康非常好的指标。自评健康作为健康状况的指标，可考虑疾病及其严重程度对健康的影响。自评健康结果也可作为正确就医的指导。

基于健康全景的要求，从生理、心理和社会健康 3 个方面筛选自测健康评价指标，研制自测健康评定量表，比较全面、具体、准确地反映自测健康的真正内涵。

目前使用较为普遍的健康自评量表有 48 个条目，这些条目分别涉及自测生理健康、心理健康、社会健康 3 个维度。分别描述了过去 4 周内对自己健康状况的主观评价和期望，对每个问题下面有一个划分为10个刻度的标尺，刻度标尺就是评价的分值。根据真实情况，在最符合您的位置上打“×”做标记，得出分值。根据分值对生理健康、心理健康、社会健康做出评价，在综合3个维度分值的基础上，对总体健康状况做出全面评价。

涉及个体生理健康的有身体症状与器官功能，日常生活功能，身体活动功能等指标。反映身体症状与器官功能的有：视力、听力、食欲怎么样，肠胃是否经常不适（如腹胀、拉肚子、便秘等），是否容易感到累，睡眠怎么样，身体是否有不同程度的疼痛等。反映日常生活功能的有：自己是否能穿衣服、吃饭、梳理、做家务，能否独自上街购买一般物品。反映身体活动功能的有：是否能弯腰、屈膝、上下楼梯（至少一层楼梯）、步行1～3里路，是否能参加能量消耗较大的活动（如剧烈的体育锻炼、田间体力劳动、搬重物移动等）。与同龄人相比，从总体上说对身体健康状况如何做评价。

涉及个体心理健康的有正向情绪，心理症状与负向情绪，认知功能。正向情绪包括：是否对未来乐观，对目前的生活状况是否满意，是否对自己有信心、对自己的日常生活环境感到安全，是否有幸福的感觉。心理症状与负向情绪包括：是否感到精神紧张、心情不好、情绪低落，是否会毫无理由地感到害怕，对做过的事情反复确定才放心，是否与别人在一起时也感到孤独、坐立不安、心神不定，空虚无聊或活着没有什么意义。认知功能包括：记忆力怎么样，是否容易集中精力去做一件事，思考问题或处理问题的能力怎么样。从总体上认为自己的心理健康状况如何。

涉及社会适应良好方面有社会角色活动与社会适应，社会资源与社会接触，社会支持。社会角色活动与社会适应包括：对于在生活、学习和工作中发生在自己身上的不愉快事情，是否能够妥善处理，是否能够较快地适应新的生活、学习和工作环境，如何评价自己在工作、生活和学习中担当的角色，家庭生活是否和睦。社会资源与社会接触包括：与您关系密切的同事、同学、邻居、亲戚或伙伴是否多，是否有可以与您分享快乐和忧伤的朋友，是否与您的朋友或亲戚在一起讨论问题，是否与亲朋好友经常保持联系（如相互探望、电话问候、通信等），是否经常参加一些社会、集体活动（如党团、工会、学生会、宗教、朋友聚会、体育比赛等）。社会支持包括：是否在您需要帮助的时候，在很大程度上能够依靠家庭，是否在您需要帮助的时候，您在很大程度上能够依靠朋友，是否在您遇到困难时，您主动地去寻找他人的帮助。与您的同龄人相比，从总体上说认为您的社会功能（如人际关系、社会交往等）如何。

健康总体自测与您的同龄人相比，认为您的健康状况如何。每项理论最高分值是 10，最小值为 0；自测生理健康、自测心理健康、自测社会健康 3 个评定分子量和自测健康评定量表总分的理论最高分值分别为 170，150，120，440；理论最小值均为 0。

健康自评量表为我们比较全面了解健康状况提供了模板，如有机会在专业机构指导下，全面做一次健康自评，以后根据量表的项目内容定期开展健康自评。如果没有机会去专业机构做健康自评，也应该根据以上介绍的量表项目和自评方法定期对自己的健康状况做自评，及时了解自己的身体状况根据自评结果，做好有针对性的科学调适。

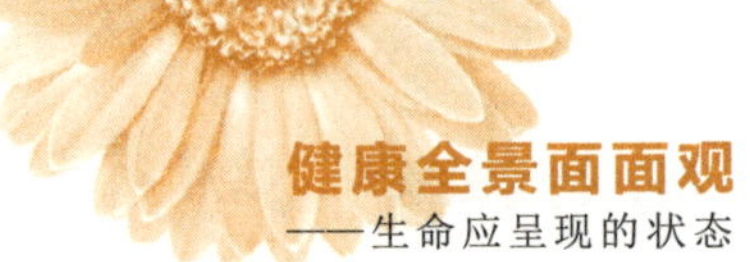

（二）响应身体健康提示

从出生到死亡的生命全程，人体受到许多健康危害因素的影响。在生命活动过程中，人体形成缜密的防御体系，对付许多健康危害因素的影响，保障人体的功能得以正常发挥。人体与健康危害因素相互作用力量的强弱变化，影响人们的健康状态。健康危害因素等致病因素强度超过人们代偿防御能力后，人体的形态和（或）功能会发生一定的变化，正常的生命活动受到限制或破坏，或早或迟地表现出可觉察的症状，种种表现就是人体与致病因素相互斗争结果给健康的提示。个体对这些健康提示信息是否做出合理反应对保障健康有着非常重要的意义。

某人突然猝死，这时家人和同事都很惊愕和悲痛，会说昨天还好好的，怎么能突然离开。诧异和不解常萦绕在脑海。难道真的会这么突然地离开而没有一点迹象吗？在现实生活中，有许多对健康状况及疾病信息留心者，在觉知到猝死的早期迹象后，早早采取措施预防了猝死的发生。为了更好地保障健康和预防意外发生，我们要积极响应身体给健康的提示，客观真实反映这些信息，结合自己的身体状况，认真总结分析，找出适合自己的健康规律，也只有这样总结的规律，才能真正意义上转化成健康的行动。

响应身体给健康的提示不仅要对这些信息做有心人，同时要掌握必要的知识和技巧，正如前面介绍的定期做健康自评，更加准确掌握健康状况。我们要全面感知身体给健康在生理、心理、社会适应等方

面的提示信息。对于任何可觉察的信息，我们要全面感知其强度和持续时间的长短，分析比较，及时正确应对。

对出现的一些症状或不适，经过休息和适当的调理后很快消失，我们就不要太在意；对于出现的一些超强度或长时间持续的症状，我们要高度警惕。特别是持续疲劳，休息不能缓解；持续疼痛难忍；持续咳嗽而无明确原因；长期易感染；身体某部位肿块或淋巴结肿大，抗炎治疗不缩小反增大；身体长期消瘦；心理异常烦躁不安及其他严重情绪反应等异常症状出现，我们就要特别留意。身体出现的超常信号常常预示着危重疾病的发生。像猝死者，其本人身体必然出现过超常信号，只是本人没有注意而未觉知。这也就提示我们要认真对待身体发出的健康提示信号，身体一旦出现超常信号，我们就要尽早检查自己的生存状况，我们的生命是否承受着超负荷的运转，我们的身心是否受到超强健康危害，我们的行为方式是否影响着人们的健康，人体的防御体系是否出现故障，等等。通过分析比较，判断人们身体健康的状态，准确找出心理行为等存在的问题及影响健康的危害因素。针对这一切采取科学的干预措施。

我们要积极响应身体给出健康的提示，采取健康行动主要靠我们自身，在不能对提示信息做出正确合理的反应时，我们要积极主动求助专业机构帮助，适当调理，积极治疗，或改变我们的不良行为，或远离各种可能的健康危害因素等，养成适合自身的健身方式，保障健康。

（三）健康全景的就医准备

健康全景下的医疗康复要求人们都应该从现代的医学模式中树立合理的治疗观念。既要关注生物医学模式下躯体疾病的治疗，也要关注心理、社会适应能力，力求疾病尽快康复。健康全景下的就医应做以下准备。

1. 医患双方共同参与医疗活动

在病人对自己生命负责理念增强及病人维权意识提高的大背景下，治疗活动中病人不再处于被动地位，而是主动地与医生合作，主动地参与到诊治活动，提供自己的各种情况，帮助医生做出正确的诊断，同时还可以与医生共同商讨诊治方案，共同做好治疗。

2. 医疗应以人为本

医务工作者的治疗观应坚持以人为本的理念，积极地和患者及其家属等进行交流，积极地给予技术上的救助，同时给以关心和同情，治疗上多加沟通，增强病人战胜疾病的信心，做好医嘱，全心全意为病人减轻痛苦。做到尊重病人权利，全方位满足病人的治病需求。

3. 病人对合理可靠的治疗方案要有信心

积极地提供病情相关情况，主动与医生交流，确保诊断正确。积极地接受可靠的治疗，认真的执行医嘱。患者家属、朋友应合理地与医生交流，认真地商讨医疗决定。做好病人的日常护理。对于无法根治的疾病，要坚持以减轻病人的痛苦为原则。

4. 如何看病更有效

首先做好看病前的准备，看病之前准备充分，能给就医带来很大的帮助。如要住院治疗要带上相关证件，如身份证、医保卡、医院特别要求的卡证等。带上历史检查资料，如非初次就医，请带齐之前的检查资料、病历等。提前挂号或联系医院，现在可以通过网络就医平台、手机软件等方式挂号，节省排队等候的时间。

清楚了解自己的病症才能准确地描述给医生，注意以下几点：

一是客观真实地告诉医生自己的典型症状，最不舒服的是什么。

二是要将具体的发病时间告诉医生，而且区分病症的急缓。

三是是否之前发生了什么特别的事情，引发了疼痛，要将这些相关的事件都告诉医生。

四是如果自己对此病有什么疑虑也要告诉医生，让医生做出科学解释，打开心结，更有利于康复。

五是看病就不要考虑过多的隐私问题了，如果看妇科、肛肠等病时，不要不好意思，也要如实描述病症。

5. 正确选择医院

现在看病可供选择的医院很多，在看病时候要结合自己的病症正确选择医院。不要迷信大医院，大医院因为综合医疗水平较高，一般小毛病反而得不到优质资源救治。坚持就近就医，一般感冒发热等小毛病，就选择社区医院，就近就医，方便又及时。大病就医一定要选择大型医院，不可在小医院耽误了诊治。专科医院能够提供更专业化的治疗方案，针对有些专业性强的疾病，最好选择专科医院，比如：妇科、儿科、精神科等。

6. 良好的医患合作会有好效果

医生和患者就像天平的两端，两边必须都站稳了，才能让医患关系平衡，才能把病看好。看病时应做到信任医生，积极配合医生的检查和沟通，不要和医生起冲突。理解医生，医生不是神，很多病症不通过检查医生也无法判断，合理的检查项目是应该的。积极配合，在尊重和信任医生的基础上，积极地和医生讨论，表达疑虑，及时反馈治疗效果。表达感谢，对于医德医术都很高的医生，我们要及时地表达感谢，良好的医患关系需要大家的共同努力。

正确认识专家，很多人看病都希望能找专家，其实医生朋友们建议首次看病时不要忙着找专家，而应该先做相关的检查，因为即使是专家也是先从检查开始，而且专家号很难挂、耗时耗力，不如先看普通医生，把前面必要的检查项目都做了，然后如果问题还是没有得到解决，那么再去看专家会更加有效。在看专家前，一定要把想问的、想说的都考虑清楚并表达清楚了，如果对自己的记忆力不放心，不妨先打个草稿。

7. 全面了解治疗方案

最好和医生沟通清楚，了解治疗方案，能够做到心中有数。同时，要有心理准备，治疗康复都需要一定时间，即使是手术也需要时间恢复，治疗效果不一定会立竿见影，正如人们常说的，病来如山倒，病去如抽丝，疾病康复是一个渐进的过程。

对于比较复杂的疾病，建议可以多看几家医院，不同的医生或者专家会给出不同的治疗方案，虽然医疗水平有局限性，但是多个治疗方案就多了治愈的可能。

二、做出正确的就医决策

在有关健康和疾病的问题上，生物医学模式很少考虑或者完全抹杀了心理方面的重要性，代之以完全的身体因素，而心理因素常常是疾病康复真正的原动力。常规医学一般以抑制疾病症状为重点，从正在使用的那些常见药的名称看，大多数都带有诸如“抗、降、镇、退、消”之类的字眼。典型的有抗痉挛药、降压药、抗焦虑药、抗抑郁药、抗过敏药、抗心律失常药、镇咳药、退烧药、消炎药，以及β受体阻滞剂和H2受体阻滞剂等。真可谓“对抗医学”啊！这种医学的本质就是消除和抑制病症。

这种医疗对于发热到了危险状况，或者过敏反应无法控制等情况，当然是必要的手段。针对非常严重的情况在短期内采取这种治疗，也是应该的。但把这种治疗当作治病的主要手段，就会造成不良影响：一是会让病人承担风险，因为药物本身效力强大而且有毒，正如人们常说的是药三分毒，常规药物导致的不良反应就是铁证。二是抑制症状的治疗非但没有治好病，反而加重了病情。一些抑制明显可见的症状的治疗可能会导致更大的危险。如皮肤瘙痒、出红疹的例子，最好使疾病显露在人体表面，这样就可以通过体表把疾病排出体外，而抑制的办法可能导致疾病向内发展，蔓延到更为重要的器官。使用抑制剂虽然可使瘙痒的皮疹消失，但是更糟糕的情况也许会出现在身体内部，那时就连最厉害的治疗方式也无可奈何了。

再如普通医生在开出这种效力非常强大的消炎性激素时，都不大考虑它们可能造成的伤害。局部外用的类固醇是消除皮疹的有效药物，多次使用，病人会对这种药物产生依赖，只要涂抹含激素的药膏，就能控制住皮疹，一旦停药，症状就会复发，而且比以前更加严重。疾病并没有完全治愈，而是暂时退却、积蓄力量，一旦外部的抑制力量消失，症状又会出现。那些经年累月服用强的松一类药物来控制风湿性关节炎、哮喘及其他自身免疫性疾病和过敏性疾病的病人，通常会被很多毒副作用（体重增加、抑郁、溃疡、白内障、骨质流失、痤疮）困扰，却无法停药，因为一旦停药，症状就会全面复发。

树立正确的就医观必须明确这些观点：

1. 身体希望自身健康。健康就是最平衡的状态，所有的系统平稳运行，能量自由循环，这就是自然状态，在这种状态下最省力；一旦身体失去平衡，它会希望恢复平衡。治疗应该而且能够利用身体这种想要恢复到健康状态的趋势。

2. 康复是一种自然的力量。患病时，病人会感到紧张。当人体康复的自然力量调动起来时，就是对希波克拉底“尊敬自然的康复力量”这句话的坚定信仰。

3. 人体是个整体，所有的部分相互联系。疾病的局部表现或多或少有全身的原因，或其他部位损害殃及导致。如抱怨背疼、脖子疼、张口呼吸，以及长期腹泻时，病因常是生理紊乱的全局情形在局部的表现，只在局部找原因，无法理解问题的实质，也就拿不出有效的治疗方案，只能开些药来抑制这些病症。

4. 身心密不可分。像心理创伤能够扰乱中枢神经系统影响呼吸一样，身体干预能够作用于神经系统，达到改善心理功能的效果。早年发生的心理创伤已过去多年，我们的头脑试图拼命遗忘创伤，身体却把人们困在过去，带来无法言喻的情绪和感受，表现为生理、心理上的诸多不适。这些内部的断裂造成社会关系的破坏，也会给婚姻、家庭和友谊带来灾难性的影响。单独治疗症状，不会有明显的效果。许多疾病的治疗与康复，都要身心同治，才能取得较好的效果。

5. 医生的信念对病人的康复力有很大影响。医生相信他治疗的病人能够好转，他对病人的康复潜力抱有简单、纯真、美好的信念，并且通过言语和非言语等多种方式传递给病人，这也是好医生吸引了患者的原因之一。对患者来说，就必须找到对自己所患疾病有信心的医生。医患双方都充满信心时，康复就会事半功倍。

（一）正确的就医决策

生病时，你必须决定采取行动来恢复健康。如果你自己不承担起这份责任，别人就会替你做决定，别人做的决定并不一定是最好的选择。对医疗决策好坏的判断标准是就医是否有助于康复系统功能提升来评判。对真正不能治愈的疾病，采取缓解痛苦及对症治疗的手段也是必需的。正确的就医决策需要了解疾病的性质，需要知道常规医学是否既能发挥效力又不会降低自愈的可能性，还需要知道是否存在其他有益的非常规医疗。对各种医疗手段和方式的作用和效果全面了解，才能做出正确的就医决定。

常规医学对处理身体创伤非常有效，如发生严重车祸，就直接去一家现代化医院的急诊室。常规医学还擅长诊断和处理各种危急情况，如出血、心脏病发作、肺水肿、急性心肌梗死、急性细菌感染、糖尿病昏迷、肠梗阻、急性阑尾炎等。你必须更早地识别出潜在的严重症状，以便及时获得必要的治疗。一般来说，异常严重的、持续的或与平时经验不符的症状需要立即就医检查。

1. 区分病情的紧急程度会促进合理就医。

患者雷某“持续一年不断加重的消化系统疼痛”，疼痛是阵发性的，自胃脘开始，向上蔓延到胸部、左胳膊、下巴两侧和背部。最近疼痛发作得越来越频繁，并出现在夜里疼得醒过来的表现。由于自己无法对付疼痛，雷某去看了胃肠科医生，医生给他做了各种检查，包括胃镜检查。检查显示他患有食管裂孔疝。医生给他开了抑制胃酸的药，雷某吃了几个月，但是症状并没有缓解。之后还做了其他一些饮食调整和药物治疗都没有明显见效。疼痛在用力及平躺的时候更严重，坐起来就好些，与吃喝毫无关系。

躺下来加重、坐起来好些的胸部灼痛是食管裂孔疝的典型症状，但食管裂孔疝的疼痛和消化系统的疼痛通常不会因为用力而加重。最后医生对他描述的用力引发胸痛进行了认真分析，认为他可能患有冠心病，而不是胃的问题。初步诊断为心绞痛，医生让他做个心电图平板运动试验，以便决定治疗。在做心电图平板运动试验期间，雷某的心脏出现非常危险的不规则节律，证实了患者是心肌严重缺血。医生直接把他送进医院做了紧急的冠状动脉搭桥手术。雷某安然无恙地做完手术，现在健康状况良好，并且认真遵循着一种对心脏有益的生活方式。

雷某的故事说明了一种危险，就是他本人及为他提供健康服务的人没有对一种异常的、持续的、本该引起警惕的症状给予足够的重视。任何能把人疼醒的胸痛或用力时发生的胸痛都应该进行医学检查。病人和医生都应该知道用力引发的胸痛源自心脏比源自消化系统的可能性要大。如果没有正确的医疗和手术干预，雷某很可能会心脏病发作，甚至可能致命。

常识和直觉能帮人分析症状，决定它们是否严重。任何人如果有出现前面讲到的严重健康提示信息时，就应该尽快寻求医疗帮助。你对自己身体正常的变化感觉越强，就越可能对超出正常范围的、预示着需要进行常规医学治疗的病症予以关注，寻求专业机构帮助。

利用常规医学对疾病做出科学的诊断，至于接受什么治疗，应该在对常规医学治疗的成功概率及风险做出评价后给出医疗决定。如果常规医疗成功率高、风险小，就坚决执行。如果常规医疗是抑制性的、有毒的，或者常规医学毫无办法，那就应该去别处寻求帮助。

常规治疗包括多种治疗方法，主要都是一些相对于特殊治疗而做出的医疗方式。常规医疗能够做的包括：

（1）诊断和治疗许多医疗外科的紧急情况及处理身体创伤，如外伤或大出血危及生命的病症；肝动脉栓塞化疗即是通过导管向肿瘤血管内注入栓塞物和抗癌药，达到精准治疗肿瘤的目的。目前甚至被视为非手术方法中的首选方案。

（2）用抗生素治疗急性细菌感染，治疗某些寄生虫和真菌感染；明确细菌、寄生虫、真菌的种型，使用有针对性的药物都会取得好的疗效。

（3）肿瘤的放射治疗及一些介入治疗等都必须在有条件的医疗机构进行。

（4）诊断复杂的、难以找到原因的疾病。由于科学技术的飞速发展，越来越多的技术手段被应用于疾病检查与诊断，使一些疑难杂症和没有认识的疾病有了更精确的诊断。

（5）修复局部受损或置换受损的身体部件、关节和器官，如关节置换、心脏瓣膜修复、动脉导管先天关闭不全修复等；获得良好的美容和整形手术效果。

（6）通过免疫接种预防许多传染病，其他需要常规医疗诊断、治疗及纠偏的病症。

常规治疗不能做的包括：

（1）治疗病毒感染。目前还没有针对病毒感染的特效药，病毒感染者的治疗大多只是对症处理而已。

（2）治愈或改善大多数慢性退行性疾病。

（3）有效地处理大多数心理疾病。

（4）治愈大多数过敏或自身免疫性疾病。

（5）治愈大多数癌症。

应该遵守的规则：不要就常规医学无法治疗的病症向从事常规医疗者寻求帮助，也不要依赖提供非常规医疗的治疗师治疗常规医学能够处理得很好的病症。

让我们再多看一些病例，这些人都在如何解决疾病方面做出了正确的决定。从这些病例康复中学习应对各种疾病的策略。

2. 保健调理也有康复作用

保健调理改善风湿性关节炎的案例：乔某患风湿性关节炎差不多有40年了。除了疼痛及手部和颈部的变形，她自信而快乐。她自己从未用过比阿司匹林药效更强烈的药物。在疼痛加剧时，她通过饮食和日常活动方面做些改变，吃些补充剂，并探索身心之间的联系，她的状况就能得到很大改善。在饮食中去掉所有的乳制品，少吃肉，多吃鱼，补充ω-3脂肪酸，清除所有部分氢化的油脂。使用了一种抗氧化配方和一种无毒的小白菊，它能够减轻风湿性关节炎的症状。她定期坚持游泳，并做呼吸练习，同时接受催眠疗法，病情得到了明显改善。

风湿性关节炎是一种典型的自身免疫性疾病（此类疾病还包括红斑狼疮、系统性硬化症和多发性硬化症）。常规医学只能提供免疫抑制药，这种治疗或许在症状严重恶化时是必要的，却不适合长期使用。

经常发作的自身免疫性炎症会导致疼痛，并最终损害身体结构，但是发炎可以通过很多无毒的方法得到缓解，尤其是改变饮食和使用草药。催眠疗法和引导想象疗法对该类疾病的好转非常有用。这个病人对天然药物迅速而富有戏剧化的反应，不考虑她的年龄和慢性病，可能与两个因素有关：一是她从未用过抑制性药物；二是她的心理和精神状态非常健康，这得益于积极的人际关系和较强的自信心。

保健调理让慢性皮炎好转的案例：南玲 45 岁，她的双手出现瘙痒的红疹，接着慢慢扩散到了全身大部分地方，皮肤变厚、干裂、粗糙，这给她带来极大的不适。她看过的几位皮肤科医生告诉她得的是不明原因的皮炎，并给她开了类固醇药膏和口服的强的松。强的松让红疹消失了，停用后，红疹马上又复发了，而且比以前更严重。医生除了开控制瘙痒的类固醇和抗过敏药物，拿不出别的治疗方案。随着病情进一步发展，南玲感到疲乏，而且由于疾病影响了她的容貌，她开始回避社会交往，陷入抑郁和孤独的状态。大部分时间她都躺在床上，或泡在缓解瘙痒的浴盆里。

她坚信一定能有解决的办法，最终找到通过饮食调理的办法，她吃低蛋白饮食，不喝奶，用黑加仑油（黑加仑油富含γ-亚麻酸，长期食用能减轻更年期不适、增进血液循环、减少脂肪在血管内壁的滞留、预防和治疗动脉硬化、降低高血压、增进皮肤健康、促进女性荷尔蒙的自然分泌）当补充剂。还用一种沙漠灌木煮茶，涂抹在起疹子的部位，并用金盏花护肤液，使用后，感觉这种茶的止痒效果非常好。6 周后，她开始察觉到一些改善，催眠师教会她一些放松的方法，持续坚持练习，结果病情不断改善，身体稳步好转，她不用抗组胺药和类固醇了，而且恢复了社交生活。

皮肤病（及胃肠道疾病）多由情感因素引起，除非能够证明并非如此，因为这些系统是压力引发的身体失衡最常表现出来的部位。身心干预结合改变生活方式，再加上没有毒性的症状控制方案，常常可以让身体从患病状态中完全康复过来。

保健调理治好溃疡性结肠炎的案例：苏珊 20 多岁时被诊断为溃疡性结肠炎，病情时好时坏，35 岁的她需要服用大量强的松类药物来控制症状。她经常肚子痛、腹泻，医生告诉她如果病情继续恶化，唯一的治疗方案就是手术切除一段被感染的结肠。尽管苏珊痛恨依赖医生和药物，却一直没能找到其他控制结肠炎的方法。她曾经尝试过心理治疗、生物反馈和几种放松训练，感觉已经仔细审视了自己生病的心理或情感根源，但还是没有找到实用的解决方案。她学习放松性呼吸练习，坚持继续探索。其后，在一次旅行时，她的结肠炎发作得很厉害，她很害怕，觉得自己可能需要住院。不过，她没住院，而是找到一位传统中医，中医师指导她熬米粥，这是她此次发病期间唯一的营养品，同时给她针灸、喝草药。几天后，无须对抗疗法干预，症状就消退了。苏珊继续针灸并用草药治疗，结肠炎开始好转，最终，她可以停掉大多数抑制性药物。

溃疡性结肠炎是由基因、自身免疫和身心方面的原因造成的复杂问题，在症状加重时经常需要使用抑制性药物，但这些治疗方法不会将病人完全治好。传统中医以其独特的疗法，能够更安全、更经济地应对此类疾病。

这 3 个典型病例都是保健调理促进康复作用的极好例证。

3. 改变生活方式会逆转慢性病

调整生活方式逆转糖尿病的案例：马文60岁时被诊断为2型糖尿病，医生让他口服降血糖药，并建议他运动减肥。他血压也升高到需要药物治疗的水平，在医生的指导下，开始服用降压药。由于药物的副作用，他总是在抱怨中吃药。他在超重并患有高血压的妻子的引荐下参加了一个机构提供的封闭培训课程，通过调整生活方式治疗心血管疾病。该课程着重于低脂饮食（来自脂肪的热量只占摄入总热量的10%）、运动、放松训练、小组讨论，以及一些帮助人们回家后将改变融进日常生活的讲座。马文和妻子参加了为期10天的课程，而且很喜欢学到的内容。回家后，他们开始按照课程的指导做饭，定期运动。马文的妻子最终体重减掉了9公斤，马文体重减了14.5公斤。不用吃药，两人的血压就恢复到了正常范围，马文的糖尿病痊愈。他们说现在觉得好多了，两个人都更有活力，对自己的康复能力更有信心。

调整生活方式已被证实能有效逆转多种常见慢性病，这些疾病包括高血压、2型糖尿病和冠心病。对病人唯一的要求就是要有持之以恒、长期坚持的决心。

（二）医疗手段选择

现代西医学被称为“常规医疗”。与此相对，常规医疗之外的医疗被称为“非常规医疗”。非常规医疗手段包括的内容范围极广，不仅包括了世界各地的传统医学、民间疗法，也包括不能适用医保的许多新疗法。现实中，享受到现代西医的恩惠人口并不多，据世界卫生组织统计，世界上的健康服务业的65%～80%归类于非常规医疗。

非常规医疗包括中医（中药、针灸）、印度医学、免疫疗法（淋巴球疗法等）、药效食品的健康食品（抗酸化食品群、免疫活性化食品、各种滋补保健食品等）、芳香疗法、维生素疗法、食疗、精神及心理疗法、温泉疗法、氧气疗法等。有些非常规医疗并未经科学证明，但作用机理和有效性得到科学证明的非常规疗法不断增加。

非常规医疗多为毒性少、对患者身体侵蚀少的疗法。特别对于那些被西医认定为疑难病的患者而言，无疑是一份喜讯。非常规医疗对于患者来说，提供了更多的有益的选择，开辟了通向康复乐园的更广阔的道路。当然，我们也应该避免那些完全否定现代西医，鼓吹超自然主义的毫无科学根据的疗法，试图回归原始社会的愚蠢做法。更要注意防止那些为了利益而过分夸大一些非常规医疗作用的谋财害命行骗的不法行为。

当你试图从常规医学的世界走出来寻找非常规医疗时，了解情况最为重要。下面简单介绍几种非常规疗法，供大家使用时参考。

1. 传统中医

传统中医是个全面系统的诊断和治疗体系，现在已在全世界确立了自己的地位。中医的诊断建立在望（主要是舌苔）、闻、问、切（把脉）的基础上，这是一个精细的过程，需要相当多的技巧和经验。治疗方案包括改变饮食、针灸、按摩、茶剂和其他主要是植物性成分的

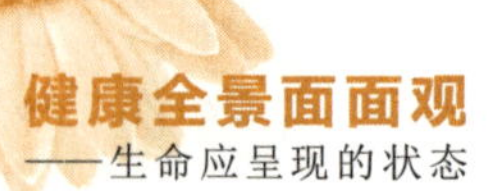

药物。中国的药用植物非常丰富，西方的药理学家正在对其中的许多植物进行详细研究。许多中药制剂显示出重要的治疗价值，有些还对西医无药可治的病症有效。

传统中医的适用范围很广，过敏性、自身免疫性、传染性和慢性退行性疾病都值得一试，包括哮喘、溃疡性结肠炎、克罗恩病、慢性气管炎、慢性鼻炎、骨关节炎、慢性疲劳综合征、艾滋病病毒感染和其他免疫缺陷病、性欲缺乏或一般性的身体虚弱。

针灸是传统中医特有的治疗疾病的手段。它是一种“内病外治”的医术，是通过经络、腧穴的传导作用，以及应用一定的操作法，来治疗全身疾病的。针灸治疗的适用范围很广，举凡内、外、伤、妇、儿、五官、皮肤等各科的许多疾患，大部分都能应用针灸来治疗，世界卫生组织也公开宣布针灸对一些疾病确实有帮助。

世界卫生组织公布的针灸治疗有效的病症，包括呼吸系统疾病有过敏性鼻炎、鼻窦炎、鼻炎、感冒、扁桃腺炎、急（慢）性喉炎、气管炎、支气管哮喘等；眼科疾病有急性结膜炎、中心性视网膜炎、近视眼、白内障等；口腔科疾病有牙痛、拔牙后疼痛、牙龈炎等；胃肠系统疾病有食道、贲门失驰缓症、呃逆、胃下垂、急（慢）性胃炎、胃酸增多症、慢性十二指肠溃疡（疼缓解）、单纯急性十二指肠溃疡、急（慢）性结肠炎、急性（慢性）细菌性痢疾、便秘、腹泻、肠麻痹；神经、肌肉、骨骼类疾病有头痛、偏头痛、三叉神经痛、面神经麻痹、中风后的轻度瘫痪、周围性神经疾患、小儿脊髓灰质炎后遗症、美尼尔氏综合征、神经性膀胱功能失调、遗尿、肋间神经痛、颈臂综合征、肩凝症、网球肘、坐骨神经痛、腰痛、关节炎、小儿脑瘫。

对中医和西医要有正确的认识。选择看中医还是西医，还是要根据病症决定。中西医各有特点，在治疗上中医治本、西医治标；在疗效，中医疗效慢、西医疗效快；在副作用大小上，中医很少或没有副作用，西医有副作用。在选择上，必须根据病情特点正确选择。

不要什么病都盲目地选择中医，觉得中医没有副作用，还要看到中医的效果比较缓慢，对于很多危重、急性的病症不能很好地治疗，比如：心脑血管疾病、恶性肿瘤等。当然了，如果是需要根治调理的病选择中医还是很合适的，比如：身体亚健康需要调理、颈椎病需要中医针灸按摩、妇科疾病需要中医内在调理等。

2. 生物反馈

生物反馈训练是一种运用电子设备放大身体反应，直到可以感知到它们的放松技巧的一种治疗。经过认证的治疗师才能提供这种训练，其中很多人都是临床心理医生。在最普通的训练里，病人学习提高手部温度的方法，来放松控制着许多非自主功能的交感神经系统。生物反馈训练令人愉快，而且几乎人人都能掌握。它对减轻雷诺病、偏头疼、高血压、磨牙症（不由自主地磨牙，尤其是在睡眠中磨牙）、颞下颌关节炎，以及由压力引起的疾病方面疗效明显。脑波生物反馈训练需要更复杂的技术，对患有癫痫、嗜睡症，以及其他中枢神经系统有问题的人有帮助。

生物反馈让你知道身体内部组织放松的感觉是什么样的，然后由你在日常生活中复制这种感觉，并使其成为自己生活方式的一部分。

3. 身体疗法

身体疗法是心理治疗方法的一种。人是心身统一的整体，在心理治疗中不仅要注重心理活动，也应注重身体活动，关注身体活动在心理冲突产生和消退过程中所起的重要作用。这一切将有助于通过身体的规律性活动来缓解紧张的情绪并减轻心理压力。

这种疗法使用的技术较多，主要包括自生训练、松弛训练、亚历山大技术、生物能量法、生物反馈、再生疗法、原始疗法、结构整合法、舞蹈疗法以及推拿按摩等方法。主要用于治疗心身疾病和神经症，也可用于正常人减缓心理压力，恢复心理平衡。

肌肉按摩是指对皮肤、肌肉、韧带等自体组织的推拿，为的是减轻肌肉的紧张，增加肌肉组织及周围环节的舒适。按摩疗法不仅能帮助人们放松肌肉，还能满足人类的本质需要，即接触。接触对于人们的幸福感获得非常重要。

按摩类型多种多样。瑞典式按摩在西方最广为人知，指压按摩法、罗尔夫按摩法、肌筋膜松弛术和运动按摩法在其他国家比较受欢迎。香薰疗法、水疗法、宠物疗法以及接触治疗都算是接触疗法的一种。

对各种按摩疗法的研究发现，按摩不仅能带来肌肉的放松，还可以获得情绪方面的益处。按摩疗法是一种能够减轻急性或慢性疼痛的方法。

4. 整脊疗法

整脊疗法，是一门新兴的绿色医学——无药疗法整脊术。整脊医学是根据生物力学的原理，应用特殊的手法，并结合针刺、温灸、刮痧、刺血、拔罐、小针刀、点穴按摩以及理疗等手段，对颈、胸、腰椎和骨盆的骨关节，椎间盘以及脊柱相关软组织的劳损，紧张僵硬或退行性改变进行调整，以恢复脊柱内的生物力学平衡关系；解除脊柱周围软组织（肌肉、韧带、筋膜、神经、血管等）急慢性损伤的病理改变，来达到调节其外在生物力学平衡及气血、阴阳平衡。以此来治疗脊柱错位，脊柱周围软组织及继发的脊柱相关疾病，以恢复正常功能，达到“调节平衡脊柱，治疗病因根本”的目的。

本疗法对损伤性脊椎病变，如颈椎病、腰椎间盘突出症、某些损伤性截瘫等均有较好的疗效。此外，对由脊椎病引起的高血压、心律失常、脑外伤后综合征、视力减弱或失明、耳聋等疾病也可在整复过程中获得一定的疗效。

对颈椎病、外伤后头晕、脑外伤后综合征、耳目失聪及肩臂疼痛、麻木等，其表现为以头、面、颈、臂部位症状为主者，应在颈椎段检查和确定病椎部位，并施以相应的整复手法。对心律失常、胃脘痛、肋间神经痛，腹泻等表现为以胸、腹部症状为主者，应在胸椎段检查和确定病椎部位，并施以相应的手法。对腰痛，下肢疼痛麻木、大小便异常等患者，检查及整复手法应侧重于腰椎段为主。

年老体弱者，妇女妊娠，月经期，伴有急性感染性疾病或严重心、肺、肝、肾等器质性疾患、肿瘤及骨结核等患者慎用本疗法整复手法。

5. 顺势疗法

顺势疗法是一种使用高度稀释的天然药物开展诊疗的医学手段，该体系拥有 200 年的历史，现在又重新流行起来。它主要的价值在于

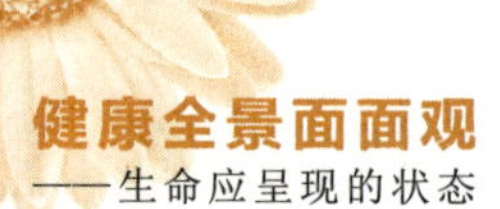

不会造成伤害，因为使用的药物经过高度稀释。顺势疗法治疗师认为，稀释的物质可以作用于身体的能量场，催生自愈反应。

顺势疗法的药物在很多药店和保健食品店有售。顺势疗法对一些健康问题有效，包括过敏、皮肤病、消化系统疾病、风湿性关节炎、儿童耳部和上呼吸道感染、妇科病及头疼。顺势疗法治疗师通常反对将该疗法与其他疗法结合使用，尤其是对抗疗法中使用的药物、草药、维生素和补充剂。他们认为咖啡、樟脑、薄荷，以及其他一些物质具有解药的性能，一旦开始使用这种疗法，就必须避开它们。

6. 催眠疗法

催眠疗法通过鼓励病人进入精神恍惚状态，提高他们接受暗示的程度来利用身心联系治疗疾病。在这种状态里，言语暗示通常可以从内心传递到神经系统，以在清醒状态下看似不可能的方式影响身体。这种疗法对许多疾病产生了良好的效果，这些疾病用常规医学方法治疗效果都很差，其中包括多种皮肤病和胃肠疾病、过敏和免疫系统疾病，以及慢性疼痛。有些人害怕催眠治疗，把它看作思想上的控制。实际上，催眠治疗只是设置一种情境，使病人可以自行进入自然的精神集中状态，类似白日梦或看电影，然后让病人学习重新整合自己的经历。非常重要的是，要四处寻找、比较，找到你信任的、感觉舒服的治疗师。许多催眠治疗师缺乏想象力，把自己的工作限定在放松、控制疼痛和克服坏习惯上。如果是患有非常难治的身体疾病的人，比如多发性硬化症或溃疡性结肠炎患者，治疗师很可能认为这些问题超出了他们的专业范围，不愿意接收病人。因此，除了要做个能让人信任的人，一个好的催眠治疗师还应该具有创造性，乐于尝试通往自愈的新途径。

7. 自然疗法

自然疗法源自欧洲古老的保健矿泉疗养地，强调使用水疗、按摩、营养素和草药进行治疗。年轻的自然疗法治疗师受过良好的基础科学训练，并学习过常规医学课程表上遗漏的课程，比如营养学和草药学。除了坚持利用人体的自愈力、避免使用常规医学的药物和手术这个基本原则，自然疗法治疗师的执业风格表现出极大的个体差异。一些人使用针灸，一些人运用身体疗法，一些人将草药学原理融入实践，另一些人则施行顺势疗法。

作为一种职业，自然疗法比其他主要的非常规医疗影响要小。对于儿童疾病、反复发作的上呼吸道感染和鼻炎，妇科疾病，以及所有常规医学只能用抑制性药物治疗的疾病，都值得向好的自然疗法治疗师咨询。自然疗法治疗师在帮助人们设计健康的生活方式上有很大价值。

8. 整骨疗法

整骨疗法的核心理念是通过手法使人体移位变形的结构恢复正常的自然状态，从而使人体的功能恢复正常。整骨疗法的适用范围包括全身各部位的软组织慢性损伤和骨关节移位，以及由此造成的人体功能异常。整骨疗法的适应证：肩背腰腿疼痛、颈椎病、退行性骨关节炎、特发性脊柱侧弯、关节移位引起的 O 型腿、X 型腿等，且疗效都非常可靠。

整骨医生与常规医生在依赖药物和手术方面没什么区别，只有一小部分把整骨作为基本的治疗手段。与整脊疗法不同，整骨疗法的推拿不仅限于脊椎，而是涉及身体的所有部位，手法通常很柔和，不像整脊治疗师那样喜欢快速挪移。由于整骨医生与常规医生具有相同的教育背景，他们比整脊治疗师更有能力评估普通的健康问题。熟练的整骨医生能够缓解各种急慢性肌肉骨骼问题，消除创伤后遗症（如车祸），协助治疗头疼和颞下颌关节炎。颅骨疗法作为整骨疗法的一个专门分支，有益于治疗哮喘、儿童反复发作的耳部感染、睡眠障碍，以及其他源于神经系统失衡的疾病。

9. 治疗性抚触

治疗性抚触是主要由护士传授、实践的能量康复形式，是一种简单易学、非常有用的治疗手段。它能缓解疼痛却没有药物的副作用，能加速伤口复原，识别和消除可能妨碍康复系统的能量阻滞。就像祈祷一样，治疗性抚触不会造成伤害，值得尝试。许多不属于治疗性抚触领域的治疗师也使用按手疗法，并取得了很好的效果。而且，你可以用这种疗法为自己治疗。找个放松的姿势，试着用手掌感觉和传输能量，然后把能量导向身上感觉疼痛的部位，达到舒缓疼痛，治疗疾病的效果。

（三）处理一般性疾病

了解一些能够强化康复系统的治疗手段，在患病时非常有用，尤

其是改变饮食，使用特定的补充剂、中草药，以及其他一些非常规医疗。本书不可能对所有的疾病提供完整的治疗计划，治疗必须因人而异，因此，这里只提出一些处理有代表性一般性疾病的建议。这些建议不能用来完全代替正规医疗。下面概括的治疗方案确有人验证安全有效，不同人吃的东西会有不同的反应，吃任何中草药或补充剂都可能会有特异体质产生不良反应，如有反应就应立即停用那些造成问题的药物。另外，还要对非常规医疗有耐心，它们通常比猛烈的抑制性药物见效慢，如果你改变饮食，或实施非常规医疗，一定需要些时间才能看出改善。这种改善是逐步、稳定和稳固的，因为它代表了康复系统持久的活动，而不只是抑制症状。下面介绍部分疾病处理方法，提供人们寻找疾病康复的新思路。

1. 自身免疫性疾病

在自身免疫性疾病里，免疫反应指向了自身的组织，导致炎症，最终损坏身体结构。自身免疫性疾病的易感性可能是遗传的，可能由感染、其他身体压力，或心理创伤等引发。许多组织和器官都可能成为这种异常免疫反应的攻击目标：神经（多发性硬化症）、关节（风湿性关节炎）、内分泌腺（重症肌无力症和某些甲状腺炎）、肌肉（多肌炎）、全身的结缔组织（系统性红斑狼疮）、肾脏（肾小球肾炎）等。所有这些疾病的病史都记录着病情加重和好转的交替变化，因为它展示了康复系统遏制自身免疫性疾病的潜力。这种疾病的常规医疗方法效果大多不太令人满意，因为它依赖毒性很强的抑制性药物。

自身免疫性疾病有多种根源，包括遗传、压力和环境的交互作用等。好的治疗方案应该针对每个病人整体的生活方式，除了帮助康复系统调节免疫力外，旨在减少炎症的饮食调整也很有用，因为炎症的减轻会降低疾病对组织的损害。

改变饮食：低蛋白饮食，尽量少吃动物性食物，尤其是牛奶和乳制品；摄入大量有机种植的水果、蔬菜和谷物；清除多不饱和脂肪酸植物油和人工氢化油脂；吃鱼或其他含有ω-3 脂肪酸的食物，比如亚麻籽。补充抗氧化维生素和矿物质。

使用保健食品包括姜，取其消炎作用（胶囊装的干姜粉末效果最好，开始时每天 2 次，每次 1 粒）；小白菊，对治疗自身免疫性关节炎有效（推荐每天 2 次，每次吃 1～2 个冻干小白菊叶胶囊）。另一种可行的药物是姜黄，它是制作咖喱和黄芥末的香料，从姜科植物姜黄的根部提取，有消炎作用，可以直接加进食物中。更好的办法是服用姜黄素，这种色素是姜黄中的有效成分，每天 3 次，每次服用 400～600 微克。把姜黄素与菠萝蛋白酶结合在一起。菠萝蛋白酶是一种从菠萝中提取的酶，能促进姜黄素的吸收，本身也有消炎作用。

非常规医疗有极大的益处，尤其是传统中医和顺势疗法治疗自身免疫性疾病效果不错。自身免疫性疾病的病情起伏常与情绪起伏相关，心理因素是其主要影响因素，身心干预疗法、心理疗法、催眠疗法和引导想象疗法对这类疾病都很有用，值得尝试。

2. 消化系统疾病

消化系统疾病是一大类主要与生活方式有关的疾病，尤其是与不良的饮食习惯和应对压力的习惯有关。常规医学对此类疾病的控制效

果并不理想，非常规医学可提供许多安全有效的治疗方法。引起胃食管反流、便秘及消化系统疾病的一个根本原因是，胃肠肌肉组织的内在运动与指挥整个系统的自主神经调节力量之间产生了不平衡。上消化道有太多神经输入，非常容易受到压力引发的失调影响。事实上，消化系统疾病与皮肤疾病一样，发病原因很多与压力有关。

治疗应该着重于改善消化系统的健康和消化功能。首先去掉咖啡因（尤其是咖啡）、烟草和其他兴奋剂。注意什么食物或食物组合会导致不适，相应地调整饮食习惯。少食多餐的饮食有时会让你的消化系统运行得更平稳。

治疗消化系统疾病的草药非常有效。如洋甘菊和薄荷对单纯性烧心和呕吐有效，但由于薄荷能松弛食管与胃相连处的括约肌，可能会使胃食管反流更严重。食用任何形式的姜都对呕吐有效。对于严重的胃炎、反流、消化道溃疡，可以试试甘草制剂，它能增加胃壁的保护性黏膜。薄荷油胶囊对治疗肠易激综合征、憩室炎及其他肠道疾病效果好。角豆树粉是一种治疗腹泻和肠炎的天然良药，开始时吃 1 汤匙，与苹果酱和蜂蜜混合更美味可口；也可跟嗜酸乳杆菌一起空腹服用（在饭前 1.5 小时或饭后 3 个小时）。

放松对疾病康复也很重要。呼吸练习、生物反馈和瑜伽对消化系统疾病都有效，必须要经常坚持练习。催眠疗法和引导想象疗法等有放松作用。

对消化系统疾病治疗效果最好的非常规医疗有自然疗法、顺势疗法、传统中医，如果这些疗法法效果不佳再使用对抗疗法的药物和手术。

3. 男性健康问题

前列腺是男性易受伤害的身体部位，常常因年轻的时候反复藏匿顽固的感染，会导致年老时前列腺肥大到影响排尿功能。前列腺主要的刺激物是咖啡和其他形式的咖啡因、酒精、烟草、红辣椒、脱水，以及太频繁或太不频繁的射精。久坐及反复震动（如骑马、骑自行车、骑摩托车）也会压迫前列腺。

我们要注意对前列腺的保护，避免长时间静坐、骑马、骑车，可以用温水冲洗或坐浴会阴部，促进前列腺血液循环。此外还可以吃对前列腺有保护作用的食物。

番茄也就是西红柿，其含有的番茄红素可以去除前列腺中的自由基，有保护前列腺的作用。成年男性每天食用 100～200 克番茄就可以保证每天所需的番茄红素。需要指出的是，番茄红素加热后更容易被人体所吸收，所以最好吃做熟的番茄。南瓜子油富含类胡萝卜素和 ω-3 脂肪酸，可以防止前列腺细胞增生，降低前列腺癌风险。深海鱼类，特别是三文鱼富含 ω-3 脂肪酸，可以预防前列腺癌，有研究表明每周吃 1 次三文鱼可以降低患前列腺癌的风险。适当多吃这几种食品有保护前列腺作用。

中国营养学会推荐男性每天摄入锌 15 毫克，女性则为 11.5 毫克。这是因为男性精液里含有大量的锌，体内锌不足，会影响精子的数量与品质。此外，锌不仅是雄性激素合成的必需品，同时也负担着保护前列腺的重任。2～3 个牡蛎就可以为一个正常男人提供全天所需的锌，是保护前列腺的最佳食物之一。适量补充维生素 A、维生素 C、维生素 E，特别是维生素 C 具有让精子再度充满活力的功效，多吃富含维生素 C 的食物，比如橘子、芦笋等。多吃含高蛋白的食物，如鸡肉、黄豆、奶制品等。多吃利尿食物，患者应该多补充利尿的食物，有助于排水，比如绿豆、冬瓜、赤豆等。患者可以把绿豆熬成粥，待到冷却后食用，可缓解尿涩痛的症状。

对所有性和生殖问题，身心疗法都值得尝试，催眠疗法和引导想象疗法尤其有用。

4. 女性健康问题

月经问题（包括痛经和经前期综合征）都可以减轻，只要你戒除咖啡因和引发炎症的脂肪，在饮食之外补充 γ-羧基谷氨酸、维生素 E 和维生素 B_6。当归是对相当多女性非常有用的滋补品。另一种有用的草药是贞节树，可以服用酊剂，也可以服用胶囊，它有助于调节女性的生殖周期。定期适量的有氧运动也很重要。

为了避免雌激素代谢失衡，重要的是避免吃含有雌激素的食物，如商业性养殖的家畜肉和家禽肉可能添加一定的激素，避免接触有雌激素作用的污染物，最大限度地减少酒精的摄入量，采取低脂饮食，增加含有保护性雌激素的大豆食品的摄入量。

更年期综合征用非常规医疗就可以控制住，但是那些骨密度降低或罹患冠心病风险高的女性可以选择激素加非常规医疗。有效减少或消除女性潮热症状的植物配方有当归、贞节树和透纳树叶。

身心疗法对所有女性的生殖系统疾病都非常有价值。催眠疗法和引导想象疗法的效果更好。

5. 肌肉骨骼类疾病

患急性和慢性肌肉骨骼疼痛的病人应该将常规药物和手术当作最后的选择，只有在积极尝试了自然疗法和非常规医疗且仍然无法缓解之后才使用。

改变饮食的主要方法是控制饮食中的脂肪，从而减少炎症的发生。这意味着要清除多不饱和脂肪酸和人工饱和脂肪酸，提高ω-脂肪酸的摄入量。补充B族维生素烟酸对骨关节炎非常有用。

治疗肌肉骨骼疼痛的草药包括姜，尤其是干姜，以及植物树脂乳香或者乳香提取物，按产品推荐的剂量服用。姜和乳香可以缓解纤维组织肌痛，以及其他“浑身疼”的状况。还可以考虑姜黄素，它有消炎作用。对于创伤后导致的大面积淤伤和血肿，有一种非常好的治疗药物是菠萝蛋白酶，菠萝蛋白酶能促进受伤组织康复，但是若有人吃了过敏，就不要再吃了。

催眠疗法教人们如何远离慢性疼痛，有助于快速解决疼痛问题。其他减压方式包括引导冥想，在所有常规方法失败后，对于缓解慢性疼痛症状有效。

对于这些疾病，非常规医疗值得尝试，尤其是整骨疗法、整脊疗法、治疗性按摩和其他形式的身体疗法。对于骨骼肌肉疼痛，针灸能够提供暂时且有效的缓解，并促进某些疾病的康复。与中草药结合，针灸可以在关节炎和其他慢性肌肉骨骼疼痛的患者身上创造奇迹。

6. 皮肤疾病

皮肤上有很多神经末梢，所以是许多与压力有关的疾病外在表现

的地方。治疗皮肤病的许多常规方法，尤其是外用的类固醇制剂，本质上是抑制性的，而且具有潜在的毒性。

改变生活方式能对皮肤健康产生巨大的影响，特别要防止暴露在强光线的太阳下造成的损害；减少用肥皂洗浴的次数，这会除去皮肤天然的保护性油脂；在洗澡或淋浴后要立即涂上保湿产品；清除含有染料和其他粗劣化工品的化妆品。

改变饮食是为了除掉引发过敏和炎症的食物，为皮肤、头发和指甲的健康提供营养。总的来说，要按“自身免疫性疾病”一节下面推荐的方法改变饮食，确保提供足够的ω-3 脂肪酸。

补充抗氧化的维生素和矿物质，以及γ-羧基谷氨酸，最好的来源是黑加仑油和月见草油。经常食用你就会看到皮肤、头发和指甲好的变化。

身心干预对于所有皮肤病都适用，如催眠治疗和引导想象治疗等都有疗效。非常规医疗在控制皮肤病方面比常规医学更有效，毒性却更小。最大的成功机会存在于顺势疗法和传统中医里，即使是牛皮癣及其他严重的慢性病也是如此。

7. 泌尿系统疾病

改变生活方式对预防泌尿系统疾病非常关键，危害肾脏的最常见因素有烟草、高血压、脱水、酒精、咖啡因及其他兴奋剂、高蛋白饮食等。如果你知道自己的肾脏异常或过去得过肾病，你能采取的最重要的预防措施就是低蛋白饮食，而且永远都不要让自己脱水。

由于泌尿系统从血液中过滤毒素并将其集中在尿液里，所以它非常容易受毒素伤害，毒素可能引起恶性病变，尤其是在膀胱里。遵循本书的健康建议，定期服用抗氧化补充剂对肾脏都有保护作用。

女人比男人更容易患上尿路感染。要想降低易感性，应该戒除或最小限度地使用烟草、酒精和咖啡因，避免创伤性或过度的性生活，喝大量水以保持良好的排尿。蔓越莓含有一种物质，可以使细菌难以附着在膀胱壁上，如果尿路频繁感染，可以经常喝蔓越莓汁，或者用不加甜味剂的蔓越莓浓缩汁，根据自己的口味用水稀释。饭后服用液状或胶囊的嗜酸乳杆菌也有助于提高膀胱的抗感染能力。

有一种对尿路有帮助的草药叫熊果，可以治疗多种泌尿疾病，这种草药的酊剂或熊果叶提取物胶囊，都可服用。值得注意的是，这只应作为短期的治疗方法，因为长期使用可能导致发炎。

身心疗法在处理泌尿系统疾病时非常有价值。第一选择是找一位受过训练的引导想象疗法治疗师。非常规医疗也会有帮助，尤其是自然疗法、顺势疗法和传统中医。

8. 心理、精神和神经疾病

对于焦虑，甚至是最严重的焦虑，最好的治疗方法是做呼吸练习。慢慢改变自主神经系统的状态，就可以获得心理的深层放松，促进情感康复。其他放松训练对康复也有帮助。推荐草药有卡瓦，它是一种胡椒科类植物，属多年生灌木，主要生长于南太平洋岛屿。当地人将其榨汁作为情绪饮料。卡瓦有酊剂也有片剂，不但能放松肌肉、安抚情绪，而且没有毒性，可以作为抗焦虑的处方药苯二氮类镇静剂的天然替代品。缬草是治疗失眠的强效镇静剂，如果是小剂量，如放 10

滴酊剂在一点温水里，也可以用于平时的镇静。

对于抑郁，最好的治疗方法就是定期做剧烈的有氧运动，每天至少 30 分钟，每周运动 5 天。尽量避免用酒精、镇静剂、抗组胺药物及其他抗抑郁药物。改变饮食，少吃蛋白质和脂肪，多吃淀粉、水果和蔬菜。还可选用补充剂：DL-苯丙氨酸、维生素 B_6、维生素 C、1 片水果或 1 小杯果汁，至少 1 小时之内不要吃早餐。（如果你有高血压，使用这个方子时要特别小心，因为 DL-苯丙氨酸可能会让病情暂时恶化，开始时要降低服用剂量，而且要经常量血压。）

治疗抑郁的草药是贯叶连翘，这是一种在民间医学中长期使用的野草，用于缓解情绪问题和其他疾病。可使用这种植物的标准提取物金丝桃素。持续使用 2 个月以后才会出现明显的抗抑郁效果。贯叶连翘无毒，又能提高身体对阳光的敏感度。

9．过敏

正常的情况下，当外来物质进入人体后，如果被机体识别为有用或无害物质，则这些物质将与人体和谐相处，最终将被吸收、利用或被自然排出。如这些物质被识别为有害物质时，机体的免疫系统则立即做出反应，将其驱除或消灭，这就是免疫应答发挥的保护作用。免疫应答是人的防卫体系重要的功能之一，但是如果这种应答超出了正常范围，即免疫系统对无害物质进行攻击时，这种情况称为变态反应。变态反应是一种疾病，因为无端的攻击也会损害正常的身体组织，甚至损伤免疫系统，有时对机体自身组织进行攻击和破坏，产生严重的健康损害。常见的过敏性疾病有过敏性哮喘、过敏性鼻炎、花粉病、某些皮炎等。

治疗过敏的好方法是安抚过度反应的免疫系统，使你可以忍受过敏，不打喷嚏、不咳嗽、不感觉瘙痒。常规治疗多少都有毒性，而且由于它们纯粹是抑制症状，时间长了可能会提高免疫系统的活跃度。过敏会突然出现，又突然消失，它表明习得反应模式不是固定的，免疫系统也能忘掉学会的东西。过敏的自愈并不少见，要提高过敏自愈最好从以下几个方面着手：

改变饮食可以降低过敏反应。建议采取低蛋白饮食，从整体上减少动物蛋白的摄入量，尤其要清除牛奶及其制品，因为牛奶中的蛋白质对许多人来说是一种免疫刺激物。过敏患者应尽量吃有机种植的食物，因为农用化工品残留物常会引起免疫系统过度反应。

服用槲皮素作为饮食的补充。槲皮素是一种从荞麦和柑橘属水果里提取的天然产品，能稳定那些分泌组胺的细胞膜，可以减轻很多过敏反应的症状。服用槲皮素是一种预防性治疗，而不是抑制症状的治疗，因此最好定期使用。如果过敏是季节性的，那么在你觉得要过敏之前的几周就开始服用；还可以吃上 2～3 个月，然后慢慢降低剂量，确保症状持续改善。

对付花粉热，尤其是过敏性打喷嚏，以及眼睛、耳朵和嗓子发痒的好草药是刺荨麻，用这种植物的叶子做成的冻干提取物效果更好，且没有毒性。最安全的常规药物是色甘酸钠气雾剂，它的工作机理与槲皮素类似。

改变环境，如安装空气过滤器，降低免疫系统的过敏负担，使其平静运行。在春秋季节，要做好防护，避免接触环境中可能的过敏原。

身心干预很重要。一些对玫瑰强烈过敏的人看见塑料玫瑰也会有过敏反应，这表明更高级的大脑层面也参与了免疫系统的错误反应。交互式引导想象疗法对慢性蜂窝组织炎和湿疹一类的皮肤过敏状况有很大帮助。

10．疼痛

汉语的“疼”是指余痛；“痛”是指病人身体内部的伤害性感觉。现代医学所谓的疼痛，是一种复杂的生理心理活动，是临床上最常见的症状之一。它包括伤害性刺激作用于机体所引起的痛感觉，以及机体对伤害性刺激的痛反应（躯体运动性反应和/或内脏植物性反应，常伴随有强烈的情绪色彩）。痛觉可作为机体受到伤害的一种警告，引起机体一系列防御性保护反应。但另一方面，疼痛作为报警也有其局限性（如癌症等出现疼痛时，已为时太晚）。在不影响对病情的观察的条件下，医生有责任帮助病人消除疼痛。特别是某些长期的剧烈疼痛，对机体已成为一种难以忍受的折磨。因此，镇痛是医务工作者面临的重要任务。

疼痛有两个层面：身体结构和功能受损时引起的物理感觉和心理感知。后者可以用几个方法加以改变，如催眠疗法、引导想象疗法、冥想和针灸。

只要疼痛由身体组织的炎症导致，就可以通过改变饮食、草药治疗，以及在“自身免疫性疾病”和“肌肉骨骼疾病”两节里列出来的非常规医疗手段进行干预。

治疗性抚触和其他能量康复形式在缓解疼痛方面也有效。

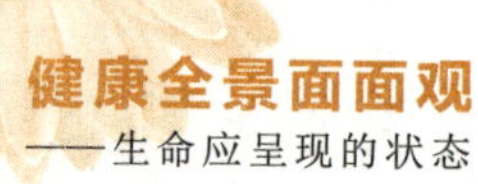

11. 与压力有关的疾病

所有疾病或多或少都与压力有关，除非能够证明并非如此。压力即使不是主要的致病原因，也常常是使病情加重的因素。如果身体上的病痛与压力有关，在减压和放松训练上花时间对于缓解病情来说非常值得。一些最常见的与压力有关的病痛包括头痛、失眠、肌肉骨骼疼痛（尤其是背部和颈部）、各种胃肠病、各种皮肤病、性能力低下、月经问题，以及易感染等。在所有这些疾病里，首先推荐做呼吸练习，使用身心疗法，运用能太到放松作用的治疗手段，使康复系统功能提升达到治愈目的。

（四）正确应对癌症

所有有机体生命都可能患上癌症，有机体越复杂，患癌症的风险越高，癌症一直与人们同在。施加在人体的各种致癌因素会促使细胞发生恶性病变。恶性变细胞非常危险，因为它们在应该死去的时候不会死去，待在不应该待的地方，也不限制自己的生长。

正常细胞与癌细胞有本质区别。当细胞转为恶性时，它们的新身份将通过细胞膜表面出现的异常抗原公之于众。免疫系统不断进行的一项工作就是扫描细胞，辨认和清除那些不属于自身的细胞。由于细胞不断分裂，恶性病变随时有可能发生，癌症的种子肯定会不停地产生，同样可以肯定的是，免疫系统也在不停地清除它们。清除恶性细胞的免疫监控功能是康复系统的一个重要功能，是机体在进化过程中

发展起来的癌症防御能力。当今世界，癌症的发病率正在急剧增长，因为人们的防御系统已经不堪重负，除了一直存在于身体中的天然致癌物质，还有环境中大量人造的致癌物质。通过各种健康保健手段，就能增强人的防御能力，降低罹患癌症的风险。由于目前对这种疾病缺乏有效的治疗方法，预防就显得尤为重要。

一旦癌症在体内生成，特别是当它从最初的地点扩散开来（转移），就很难治愈了。人们害怕癌症，是因为它在身体内部悄然滋长、暗中为害，对机体健康造成极大的破坏潜力。要理解为什么癌症向人们提出了这么严峻的挑战，癌症一旦在体内出现，即使尚处于早期阶段，就表明机体与癌症斗争的力量对比处于劣势，也代表了康复系统的重大失败。一个恶性变的细胞长成检测到的肿瘤，它一定逃脱了免疫监控和杀灭，不受干扰地进行了多次分裂，产生了无数代的子细胞。对于大多数其他疾病，即便如冠心病和多发性硬化症这样严重的疾病，仍有理由对康复系统抱有很大期待，对于癌症，等到发现一个肿块时，康复机制的失败已成定局。

目前各种治疗癌症的方法都远不能令人满意。常规医学有 3 种主要的治疗方式：手术、放疗和化疗。如果癌症只出现在一个部位，外科医生的手术刀又可以触及，就可以把它永久切除。不幸的是，只有部分癌症符合这些标准，主要是皮肤癌和宫颈癌等。在太多的情况下，等到发现时，癌症已经扩散到不止一个部位，或者是位于手术刀无法触及的地方。

放疗和化疗是野蛮的治疗方式。它们都通过杀死正在分裂的细胞起作用，因为医生假定癌细胞分裂得比正常细胞快。遗憾的是，只有部分癌症符合这种情况，主要是儿童期癌症，以及白血病、淋巴瘤、睾丸癌等几种。多数情况下，癌细胞比最活跃的机体正常组织分裂得要慢，如皮肤、胃肠道黏膜、骨髓和其他免疫系统的癌细胞。放疗和化疗最为人熟知的副作用是脱发、厌食、恶心和呕吐，出现这些症状，表明皮肤和消化道受到损伤。对免疫系统造成的伤害更让人担心。

最终，希望治愈癌症等同于希望获得免疫反应，因为免疫系统有识别和清除恶性变细胞的潜力。未来的癌症治疗方法不是更大、更好的细胞毒素疗法，而是即将出现的免疫疗法，用它唤醒沉睡的免疫系统，使其行动起来。

免疫功能的正常发挥，对癌症自愈有着重要作用。一些癌症的自发好转都是免疫功能提高的结果，展示了免疫系统应对恶性细胞的潜力。有时这种力量非常大，能使大肿瘤在大约几小时或几天内消散。大量癌症自愈者都是通过真正找到致癌因素及导致免疫功能下降的原因，采取有针对的措施减少致癌因素的危害，提升免疫功能识别和清除恶性组织的潜力实现自愈。

非常规医疗中，治疗癌症的方法非常丰富，大多数比放疗和化疗的毒性小得多，但是还没发现哪一种方法对大批病人具有可靠的疗效，这可能与致癌因素及导致免疫功能下降的原因多种多样、千差万别有关。许多疗法似乎在某些人身上引发了好转，但在更多的人身上却只在一段时间内提高了生活质量，癌细胞仍然存在、继续生长。

不断会有细胞发生恶性变，通常康复系统可以清除它们。由于促使细胞发生恶性病变的环境压力日益增长，治疗癌症的方法又不够有效，预防癌症首要的任务就是让人们的康复系统保持良好的工作状态，你应该知道怎样减少癌症风险。癌症会自愈，但是远不如其他疾病的自愈那么常见，好转发生之日，必是免疫功能被激活之时，因此，在决定是否使用细胞毒素疗法（放疗和化疗）时一定要万分谨慎，一些疗法对免疫系统的损害影响了康复。

如果有人得了癌症，在做医疗决策时，第一步肯定要决定是否或怎样使用常规治疗方法，下面给出一些指导原则：

1. 如果手术切除肿瘤可行就切除。即使是部分切除一个大肿瘤，也可以减轻肿块对其他脏器的压迫从而恢复其功能，也可以帮助康复系统控制癌症生长。

2. 找寻所患癌症有没有较好疗效的免疫疗法。如果你的肿瘤科医生不知道，可通过其他权威机构了解。

3. 如果医生劝你放疗和化疗，要先知道所患癌症成功率如何，及5年无癌症生存率等。如果你正努力做出明智的决定，一定希望了解准确的细节。指导病人做出这些困难决定的知识和信息很少，我们要努力寻找。

4. 记住放疗和化疗本身会导致基因变异并致癌。可以了解一下接受这些疗法的病人，如果他们生存的时间够久，看看有多少人患上了直接由治疗导致的另一种癌症，比例有多大。

5. 化学疗法药物，如长春花中提取的长春新碱，紫杉中提取的紫杉醇并不比合成的药物更安全。所有化疗中天然的或化学的，新的或旧的，单方或复方的药物，都是细胞杀手，能够损坏DNA、伤害分裂活跃的细胞，包括免疫系统的细胞。

6. 如果没有免疫疗法可以选择，如果常规疗法对所患类型和阶段的癌症来说成功率不低，不要担心风险，去做吧！那些疗法可以让你有时间探索别的选择，通过努力优化康复系统，你可以减轻它们的副作用。

7. 如果你决定接受放疗和化疗，治疗期间就不要吃抗氧化补充剂了，因为它们在保护正常细胞的同时也保护癌细胞。治疗一结束就马上恢复服用补充剂。

8. 在仔细审查放疗和化疗对你所患那种类型和阶段的癌症有效性的结论后，如果你决定不接受这些治疗，接下来你就应了解癌症的非常规医疗。

对癌症的非常规医疗建议：

1. 搜寻使用非常规医疗的效果方面的统计信息同样重要。要查看你感兴趣的疗法的所有公开数据。

2. 确定这种疗法有没有毒性或危害。

3. 索要一些你可以联系接受过这种疗法的病人姓名，进一步了解更详细的情况。

对癌症治疗的普遍性建议：

1. 因为癌症代表康复系统失灵，所以即使处在癌症早期的局部阶段，也是一种系统性疾病。病人必须在身体、心理、情感、精神等各个层面做出改变，从而提高整体的健康状况和抵抗力，这也是健康全景下癌症康复的必然要求。

2. 建议至少要做到：应尽量做到按照本书总结的健康原则改变饮食；坚持定期运动；服用抗氧化补充剂；使用合理的滋补保健食品，尤其是那些能提高免疫力的食品；学习想象或引导想象技巧帮助康复系统控制癌症；努力修复亲密关系（例如与父母、孩子及配偶的关系）；在生活方式上做出能带给你康复的任何改变。

3. 找到从癌症中康复的人，尤其是那些与你患同一种癌症的人。阅读关于康复的报道和书籍，提高你对自己康复的信心。

4. 如果康复系统无法完全清除癌症，它也许能做些别的事情，放慢或控制恶性细胞生长，让病人享受一段相对健康的时光。癌症已成为慢性病，提示人们对癌症的治疗不要太猛烈，要平和面对，合理治疗。越来越多的人认可带瘤生存，以提高癌症患者后期的生存质量。

癌症一直与人们同在，预防仍然是应对它的最好策略，这就需要有一个完好的康复系统。随着导致细胞恶变性的环境压力不断增加，知道如何优化你的康复潜力将比以前更加重要。更好的治疗癌症的免疫疗法越来越近，这些方法将充分利用天然康复机制识别和杀灭恶性细胞，却不伤害正常细胞的潜力。同时，努力发现和研究自愈的病例，可以帮助人们理解这种现象，增加自愈的发生率。要在使用现有的癌症疗法方面做出明智的决定，你必须就它们的利弊获得可靠的信息。无论病人决定采用哪一种疗法，他们都必须尽心尽责地改善自己的整

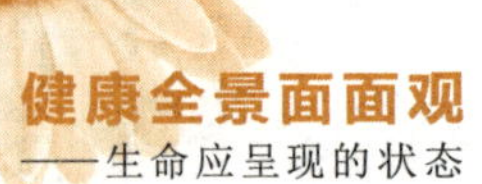

体健康状况，从而使康复系统拥有阻止癌症扩散的最大机会。

三、成功康复的决策

除了前文讲过的那些病例，还有许多有过自愈体验的病人。总结他们的故事，发现了一些共同策略，可以造福所有难以做出决定的病人。如果更多的病人采取这些策略，疾病自愈的概率就会显著上升。

（一）成功康复的建议

1. 坚信疾病的不同阶段和状态都有较好的处理办法

大多数成功康复的病人，都经历了从医生那里听到过让人灰心丧气的话，医生告诉他们没有希望、再没有什么事可做、没有好转的可能性。他们不相信这些话，相反，他们从未放弃希望，相信一定能在某个地方找到帮助。正是这种对疾病康复或好转的信心，使他们走向康复之路。

疾病发生的原因多种多样，康复的手段也千差万别。心身疾病的相互关联也提醒人们生理疾病可能有心理原因，心理疾病也有生理表现，好的治疗必须辨证施治。即使到了不治之症，我们也有较好改善症状的手段。常规医疗手段的有限性与患者康复需求的不平衡矛盾永

远存在。我们说健康及康复掌握在每个人自己手里，就是要坚信疾病的不同阶段和状态都有较好的处理办法。常规医疗手段不能很好地解决，我们就积极寻求其他非常规医疗方法，只要努力总能找到较好的办法。前文中列举的大量案例，如区分病情的紧急程度会促进合理就医，保健调理也有康复作用，保健调理让慢性皮炎好转，保健调理治好溃疡性结肠炎，改变生活方式会逆转慢性病等许多病例都证明了这一观点。

2. 积极寻求帮助

成功康复的病人积极寻求治疗和康复的各种可能性，不放过遇到的每一个线索。他们提问题，读书看报，去图书馆，给相关书籍作者写信，向朋友和邻居讨主意，还长途跋涉去会见可能治愈他们的治疗师。正是这种行为促使这些病人所患疾病更有可能好起来。患者要明白这一道理："不同的人可能有不同的康复方法，不过总会有办法。继续寻找吧！"

3. 与病友建立康复联盟

消除医学悲观主义最有效的办法之一，是找到一个与你患相同疾病但已康复的人。现在，许多已建立的病友联盟、抗癌俱乐部在提振患者康复信心，促进有效康复，提高生活质量方面发挥了重要作用。如有一个案例：有一个年近40的人，15年前患上了风湿性关节炎，他一直靠服用抑制性药物来减轻病痛，剂量越来越大，还做了几次手术矫正一只手的不断恶化变形。后来他注意到自己病情的起伏周期与

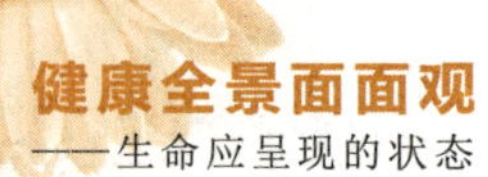

情绪的起落一致，于是有意识地努力养成健康的生活方式，培养平和的心态，结果成功阻断了关节炎的发展，摆脱了药物治疗。他的主治医生介绍其他患风湿性关节炎的病人去找他，采用同样疗法，也都取得较好的效果。这一患者的亲身经历使其他病人相信，不用完全依靠药物，他们也能够改变自己的疾病，走上通往康复的道路。

4. 与医疗专业人员形成建设性伙伴关系

成功康复的病人常常与支持他们寻求更有效的治疗方案的医疗专业人员结成同盟，一个同盟者有可能就是说这句话的医生："我不知道你在做什么，但不管是什么，继续做下去吧！"或者可能是一个主动向你提议进行试验的执业医生。你需要的就是一个相信你，相信你有自愈能力的专业人士，一个在你寻觅治疗方案的过程中给你力量、提出一些专业建议，让你感觉不孤单的人。好医生愿意说"我不知道"，而且无论你决定使用什么方法，他都会在看见你康复时极为高兴。医疗专业人员对患者在寻求更好治疗方法的肯定，一定会带给患者莫大的鼓舞。

5. 疾病是上天另一种形式的爱

我们常说"气死我了""压力好大""心有不甘"，这正是情绪在作祟。生气让人情绪失控，身体会释放出大量有害健康的因子。焦虑让人的身体进入到空铁壶干烧的状态，一点点消磨掉人的心力。压力让人沮丧，像一只看不见的手，捂住了人的鼻子，让人感觉像看得

见五指透过灰色的天空，却摸不到。

身体是不会说谎的，它忠实地帮人们储存所有的情绪，而生病其实是在提醒人们，要去真实地面对自己真正的需求，妥善地去处理，并相信身体的能力。人体有很强的自我修复能力，如果没有这个能力，所有医生的治疗都会有作用。我们需要唤醒身体内在的自愈力，让康复自动发生。

疾病只是一种现象，一定不要恐惧这些现象，我们可以透过现象去找背后的本质。疾病是上天另一种形式的爱，它提醒人们从错误中醒来。

病症是能够引发改变的强烈刺激，或许是唯一能成为迫使某些人解决身体和心理深层冲突的动因，成功康复的病人通常把它当作个人成长发展的最大机会——一份真正的礼物。把疾病看作不幸，特别是不应得的不幸，会阻碍康复系统作用的发挥。学会把疾病看作让你成长的礼物，则更能激发康复系统的作用。

6. 培养自我接纳的态度

接纳自己，包括接纳使自己与众不同的所有不完美、局限和缺点，代表了一个人向更高的境界迈进。在做出让步而不是在与世界对抗的情况下，改变生活方式似乎更有可能发生。当你生病时，这种让步并不意味着放弃恢复健康的希望，相反，它意味着接受生活中出现的一切状况，包括现在的疾病，以便超越它们。回忆一下悲伤的几个阶段，唯有接受失去，悲伤才有可能结束，情感才有可能康复。再想想一个体验过自愈的人说过的话：“秘诀是把你的自我意识抛于脑后，让身体自行康复，它知道该怎么做。”

7. 为康复做出重大改变时不要犹豫

许多成功康复的病人都与疾病初起时的他们大不相同。探索康复的过程会使人们明白，自己必须在生活中做出重大改变：包括亲密关系、工作、住所、饮食、日常习惯等方面的改变。回头看时，他们认为这些改变是个人成长必要的步骤，但当时却很痛苦。改变总是很困难，重大的改变会非常痛苦。疾病通常迫使人们审视自己生活中一直被忽视、只是希望它们会自行消失的问题和冲突，若继续忽视这些问题，往往会阻碍自愈的一切可能性，唯有愿意改变会预示着成功康复。

（二）疾病康复及健康展望

想象一个未来世界，在那里，医学以追求健康为导向，而非疾病发生；在那里，医生相信人类的天然康复能力，强调预防，而非治疗。除了紧急救护设施，那个世界的医院可能更像疗养院，在那里，病人能够学习和实践健康生活的原则，学习健康食品的制作和享用，学习满足身体的生理需求，学习运用心理及精神卫生知识为健康服务，从而更少而不是更多地依赖保健专家。即使在紧急救护机构里，技术也将被用来帮助康复系统，刺激受损的器官再生；在那些机构里，常规医学和非常规医学最好的理念和方法都将呈现给病人，供他们选择。在那里，医生和病人将成为朝着同一个追求健康的共同目标努力的伙伴；保险公司会乐于偿付预防性教育和自然治疗方法产生的费用，使他们的利益最大化。

为了实现这一美好愿景就要改变现有的医学教育。让未来的医生学习关于医学科学和保健的非常规医学，鼓励他们研究自愈力，允许他们把自己培养成病人的健康楷模。他们会知道如何接纳病人给予他们的信任，以及如何用提高自愈力的方式回馈病人。

除了在医生这一方引起改变，还应该从国家层面做到：调查所有的康复现象，包括癌症和其他疾病的自发好转、安慰剂反应和信仰导致的康复。这些信息应该对所有保健专家和病人开放。如一个人得了系统性硬化症，就能得到一个他所在地区的患该病的人员名单，当然这其中也要包含保护个人隐私问题。其中有些康复人员乐意与其他病人分享成功的康复经验，以帮更多人康复。他们都是康复的系统性硬化症病人，你和医生可以联系他们，了解他们采取了什么措施。这些信息不仅能够让研究人员对最有希望治愈某种特定疾病的疗法的相关数据进行汇总，而且还能提高患者的自愈率。

对广大群众来说，提升全民健康素养，打牢健康根基，使广大人民培养科学的健康理念，掌握正确的健康知识，践行良好的健康生活行为方式，实现健康全景倡导的良好健康状态，过上健康有意义的生活。真正意义上实现让全体人民做自己健康的主人。

附：健康之歌

健 康 之 歌

女声独唱

1=^{b}B $\frac{2}{4}$

杨海峰词
许森林曲

♩=59 抒情地

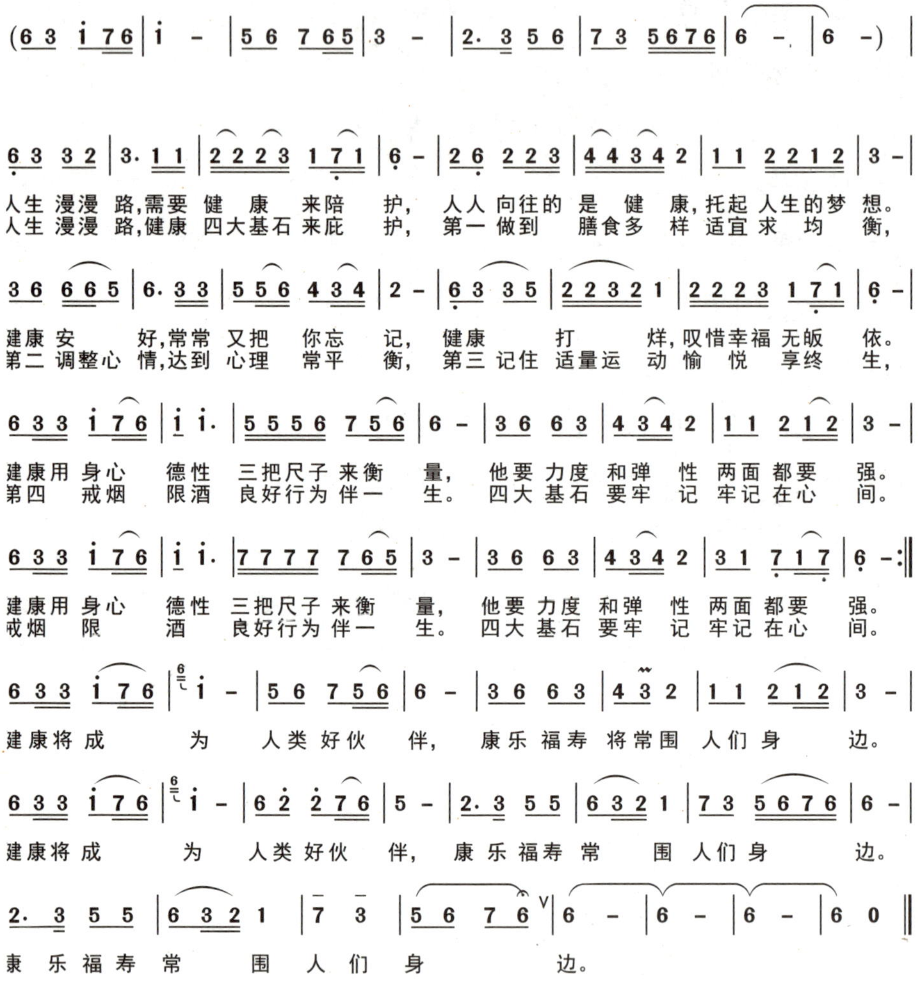

(6 3 i 7 6 | i – | 5 6 7 6 5 | 3 – | 2. 3 5 6 | 7 3 5 6 7 6 | 6 – | 6 –) |

6 3 3 2 | 3. 1 1 | 2 2 2 3 1 7 1 | 6 – | 2 6 2 2 3 | 4 4 3 4 2 | 1 1 2 2 1 2 | 3 – |

人生 漫漫 路，需要 健 康 来陪 护， 人人 向往的 是 健 康，托起 人生的梦 想。
人生 漫漫 路，健康 四大基石 来庇 护， 第一 做到 膳食多 样 适宜 求 均 衡，

3 6 6 6 5 | 6. 3 3 | 5 5 6 4 3 4 | 2 – | 6 3 3 5 | 2 2 3 2 1 | 2 2 2 3 1 7 1 | 6 – |

建康 安 好，常常 又把 你忘 记， 健康 打 烊，叹惜幸福 无皈 依。
第二 调整心 情，达到 心理 常平 衡， 第三 记住 适量运 动 愉 悦 享终 生，

6 3 3 i 7 6 | i i. | 5 5 5 6 7 5 6 | 6 – | 3 6 6 3 | 4 3 4 2 | 1 1 2 1 2 | 3 – |

建康用 身心 德性 三把尺子 来衡 量， 他要 力度 和弹 性 两面 都要 强。
第四 戒烟 限酒 良好行为 伴一 生。 四大 基石 要牢 记 牢记 在心 间。

6 3 3 i 7 6 | i i. | 7 7 7 7 7 6 5 | 3 – | 3 6 6 3 | 4 3 4 2 | 3 1 7 1 7 | 6 –:‖

建康用 身心 德性 三把尺子 来衡 量， 他要 力度 和弹 性 两面 都要 强。
戒烟 限 酒 良好行为 伴一 生。 四大 基石 要牢 记 牢记 在心 间。

6 3 3 i 7 6 | i – | 5 6 7 5 6 | 6 – | 3 6 6 3 | 4 3 2 | 1 1 2 1 2 | 3 – |

建康将 成 为 人类 好伙 伴， 康乐 福寿 将常围 人们 身 边。

6 3 3 i 7 6 | i – | 6 2 2 7 6 | 5 – | 2. 3 5 5 | 6 3 2 1 | 7 3 5 6 7 6 | 6 – |

建康将 成 为 人类 好伙 伴， 康 乐 福寿 常 围 人们 身 边。

2. 3 5 5 | 6 3 2 1 | 7 3 | 5 6 7 6 | 6 – | 6 – | 6 – | 6 0 ‖

康 乐 福 寿 常 围 人 们 身 边。